U0303451

疲惫的真相

The Energy Paradox

[美] 史蒂文·R. 冈德里 著
（Steven R. Gundry）

马若飞 李矫 译

中信出版集团 | 北京

图书在版编目（CIP）数据

疲惫的真相/（美）史蒂文·R.冈德里著；马若飞，
李矫译. -- 北京：中信出版社，2022.7（2024.2 重印）
书名原文：The Energy Paradox
ISBN 978-7-5217-4323-4

Ⅰ.①疲… Ⅱ.①史… ②马… ③李… Ⅲ.①饮食营
养学－普及读物 Ⅳ.① R151.4-49

中国版本图书馆 CIP 数据核字 (2022) 第 071049 号

疲惫的真相

著者：　　　[美]史蒂文·R.冈德里
译者：　　　马若飞　李矫
出版发行：中信出版集团股份有限公司
　　　　　（北京市朝阳区东三环北路 27 号嘉铭中心　邮编　100020）
承印者：　　嘉业印刷（天津）有限公司

开本：880mm×1230mm　1/32　　　印张：10　　　字数：250 千字
版次：2022 年 7 月第 1 版　　　　印次：2024 年 2 月第 7 次印刷
京权图字：01-2021-5746　　　　　书号：ISBN 978-7-5217-4323-4
定价：59.00 元

致世界上所有工作的人。

让我们给你更多能量吧！

目录

第一部分
疲劳的流行

第二部分
能量悖论计划

·前言·
"我实在没精力"

坦白地说，我没想过要写这本书。写关于能量的书不在我的计划之列。但 2020 年接到一个电话之后，我就一直在想关于身体能量的事，然后一切都变了。

当时，我正开车去加州奥兰治县（Orange County）的一个电视演播室，我被安排去那里做我最喜欢的业余活动之一：参加公共电视台的筹款节目。当我快到达目的地时，有车载电话打了进来。节目制片人告诉我，本来要对我进行直播采访的美国公共广播公司（PBS）主持人凯西不能来了。"发生什么严重的事情了吗？"我问道，一方面关心凯西，另一方面有点好奇我们将如何完成筹款环节。制片人回答说："她真的很抱歉，凯西说她最近一直觉得自己的精力就像蒸发了似的，今天就像被卡车撞击了一样。她想重新安排时间——她今天实在没精力工作。"

"她实在没精力。"制片人这句简单的话在我的脑海里回荡了好几天。作为一名康复医生，我已经习惯了我的大多数病人向我抱怨疲劳对他们的影响——通常在一连串更紧迫的抱怨之后。目前，在我位于加州圣巴巴拉和棕榈泉的康复医疗中心，大约有70%的病人是来治疗自身免疫性疾病的，这些疾病已经困扰了很多医生和专家。这些人感觉身体像被掏空了一样，对此我一点都不感到惊讶。我将永远感激他们，因为他们启发我写了我"悖论系列"的第一本书——《饮食的悖论》(*The plant Paradox*)。毕竟，自身免疫性疾病本身就会令人疲劳，因为猖獗的炎症——既是自身免疫性疾病的原因，也是自身免疫性疾病的结果——令人精疲力竭。我已经帮助很多这样的病人从根本上恢复了健康，并在这个过程中恢复了他们失去的能量。我理所当然地认为消除潜在的病因是恢复能量水平的关键。恢复能量是解决烦恼的一个自然副产品。能量恢复了，内心的活力就回来了。我是个乐观主义者，但我一直把更多的注意力放在能量反弹上，而不是放在不可避免的低能量起点上。

但是关于凯西的那个电话帮助我澄清了一件让人顿感振奋的事情。我已经做了几十年的能量医生了！我只是没有从那个角度看待能量问题，因为它已经被更引人注目的东西——昂贵的心脏病学、心胸外科、自身免疫以及衰老和长寿等项目掩盖了，这些在我们当前的健康话题中占据了更多的时间。问题是，所有这些健康问题都是密切相关的，你不能将你的能量基线、你对抗疾病的韧性，以及你长寿和健康的能力分开来看。正如新冠肺炎大流行所证明的那样，我们不能再把我们的韧性视为理所当然。

所以，尽管凯西不知道，但她启发了我开始更多地思考能量以及我们是如何失去它的。随着调查的深入，我清楚地发现，几乎每个人都在某种程度上经历过这种不幸时刻。我指的不是照顾新生儿一晚后的睡眠不足，不是跨时区旅行时的困倦，也不是大运动量锻炼后的体能消耗，这些都是特殊情况下出现的特定结果。我也不是在说那些患有慢性疲劳综合征、直立性心动过速综合征或者癌症的病人所遭受的极度疲惫——尽管对许多人来说，疲惫确实是潜在疾病的一种迹象。

我所关心的疲惫是一种持续不断的体验，在日常的生活中，我们应有的精力、能力，有时甚至是清醒意识都被耗尽了。这是一种难以摆脱的日常疲惫，我们很多人都熟悉，但往往不愿提起，而是把它掩盖起来。这是一种长期缺乏活力的表现，我称之为"非病"，或者用功能医学中一些人的话来说，他们是"正常行走"的人。"正常行走"的人指的是那些自认为没有任何疾病的人——没有什么病症驱使他们去看医生——但他们可能仍然感觉自己不在最佳状态。今天，这些"正常行走"的人已经习惯了这种沉重的包袱。疲惫在很多方面对他们造成了伤害——从他们个人的满足感和成就感，到他们处理人际关系的能力、工作能力，以及他们长期的健康。

我开始注意那些为了让身体保持良好状态找我做一般保养的病人的能量问题。他们代表了这种新的、正在缓慢推进的浪潮。幸运的是，他们本身并没有被诊断出疾病。从大多数评估来看，他们的表现还不错。然而不可否认的是，他们中越来越多的人承认，他们萎靡不振、身心疲惫。这种疲惫感不仅仅存在于那些你可能会想到的人，比如小孩的父母、忙碌的企业家或者体力劳动者。疲惫感在人群中普遍存在，只是程度不同。

这种现象的范围和影响在不断扩大。除了来我诊所的人，我也注意到，有时在比我的病人年轻得多的人群中也存在这种现象。有个朋友取消了周中的晚餐，因为一天的工作又让她精疲力竭。我孙女学校的家长取消了玩耍的约会，因为他没有精力去做这些了。两个母亲在邮局的停车场谈论着她们感到多么疲惫。各位，我们正处于一场能量危机中——一场细胞能量危机。

我了解到的是，我们觉得自己"没有精力"是因为我们真的没有能量了。现代生活方式——从营养、习惯到运动和睡眠模式——使我们消耗的能量比恢复的多。结果就是我们总是感觉精疲力竭。如果经常能量消耗殆尽，却没有适当地补充能量，我们的身体迟早会垮掉。

通过这本书，我想把"能量"还给读者。我要告诉读者的是，疲惫并不是虚构的想象，而是一种非常真实的身体状态，并且与人们的整体健康密切相关。毕竟，是能量驱动着身体的每一个细胞，是能量让人们有活力。当能量降低时，细胞、器官和组织——包括大脑——就有危险，因为此时它们缺乏发挥正常功能所需要的资源。尽管疲惫可能不受欢迎，而且具有破坏性，但它是身体的信使，传递着关于身体内部状态的信息。

正如我有时告诉病人的那样，总是感到疲惫就像在一个下坡螺旋的第一个弯道上。现在想转身跑到坚实的地面上并不难。正如我接下来将在本书中向大家展示的那样，我们对自己能量的控制比想象的要多得多。我们将从轮胎和道路接触的那一刻开始，来看看你发动机的运转情况，也就是你的细胞能量系统的状况。

让我们先从理解影响能量产生的三个基本原则开始，看看如何才能更好地利用它们来获得一生的健康和活力。

1. **吃得过多，但动力不足。**想想，我们可以获得比以往任何时候都多的燃料，但我们却觉得没有能量。这怎么可能呢？你很快就会知道，我们每天吃的食物可能看起来和吃起来都很"正常"，但实际上，这些食物所含的维生素、矿物质和其他营养成分比我们的曾祖父母吃的要少得多。此外，我们几乎一整天都在不断地摄入和集中"促进能量"的食物，实际上给我们的细胞能量系统增加了负担，使其疲于应付热量的不断冲击。我们将看看为什么会这样，以及如何修复能量系统，这就把我们带到了第二点。

2. **$E=M^2C^2$。**受爱因斯坦的启发，我创建了一个方程来简单地说明我们的能量（E）是如何最大化的。这在后面会详细讲到，但在这里，我们要理解 M^2 代表微生物群系（microbiome）——主要寄生在肠道的复杂菌群，以及线粒体（mitochondria）——细胞内将食物中的营养物质和氧气转化为能量的微小细胞器，也就是三磷酸腺苷（ATP）。如果你一直关注我的研究，你就知道我赞同希波克拉底真理，即所有的健康和疾病都始于肠道。你很快就会知道，能量也是从肠道开始的，因为肠道内数万亿的微生物实际上影响身体产生多少能量，以及这些能量是如何消耗的。人体内的微生物群系和几乎所有细胞内都有的产生能量的线粒体有着长期的关系。肠道微生物和线粒体之间的信息传递告诉身体如何制造和消耗能量。

方程式中的 C^2 代表的是时间饮食，也就是控制饮食时间并选择正确的食物。在适当的时间内吃适当的食物可以使线粒体和微生物获得最佳的恢复和再生能力。结果呢？能量产生了！这就引出了第三点。

3. 你已经听说过益生菌和益生元，现在来认识一下后生元。 肠道微生物和细胞（包括细胞内的线粒体）通过一种叫作后生元的化合物传递信息。这些气体和短链脂肪酸是某些纤维食物被肠道细菌消化时产生的。后生元在肠道微生物群和线粒体之间构成了一个新发现的信息传递系统——由于环境化学物质的攻击、营养不当和不良以及压力，这个信息传递系统正处于巨大的压力之下。为了恢复能量水平，我们需要恢复这个脆弱的生态系统的平衡。

但现在来看好消息——我就是能量医生！你完全可以通过关注公式中的 M 和 C，来扭转你的能量生产方式，使你的能量方程对你有利，而且这样做不会压抑你疲惫的大脑。简单地说，我要分享的这个计划是一个为期 6 周的过程，它会让你了解你现在的状况，并帮助你一步一步地恢复健康。无论你的饮食和生活方式是怎样开始的，总有一些方法减轻对你能量系统的攻击，恢复肠道内的平衡，安抚免疫系统，将你的能量预算重新分配到合适的地方，照顾好你最重要的健康盟友——肠道微生物和线粒体——这样细胞能量系统才真正开始为你工作，而不是与你作对。

我的人生使命就是让我们人类宿主更好地照顾和喂养我们的微生物菌群（我经常称之为我们的"肠道伙伴"），这样这些微生物就能不知疲倦地工作，确保我们的健康。我会教你如何做。你还将学习如何修复和加强肠壁，这将有助于永远消除剥夺能量的炎症。此外，我们将努力为线粒体创造必要的条件，将食物和氧气转化为"能量载体"，为身体和大脑的活动提供能量。通过减少过多的食物摄入，遏制一些环境攻击，它们将得到非常必要的喘息时间，而不是被推到悬崖边缘。然后你将面临一种独特的挑战——控制饮食时间，我自己和我的病人在过去二十年里一直是这么做的。这将进一步帮助治疗肠漏，激发你的微生物群和线粒体达到最佳状态，相当于给了你的细胞和肠道伙伴一个助推器。

现在你知道了获取能量的方法。听起来不会很累人吧？我知道，当你精疲力竭的时候，改变生活方式的能力就会大大减弱。你需要做出一些简单的、平淡无奇的改变（但是能带来更多的改变！），并让自己获得许多小的成功。你最终会获得成功。这不是权宜之计——这是一个可持续的计划，能带来持续的能量和活力。能量悖论计划旨在帮助你认识那些缺失的环节，让你达到最佳状态，并恢复你与生俱来的能量水平。在这个过程中，它甚至可以帮助你重拾希望和信心。

所以要振作起来。如果因为能量水平低而感到沮丧，或者你觉得这是你的错，我在这里提醒你，身体有自己的智慧和非凡的自愈能力。你很快就会发现，如果给你的身体它需要的，拿走它不需要的，身体就知道该怎么做。我们来一探究竟吧！

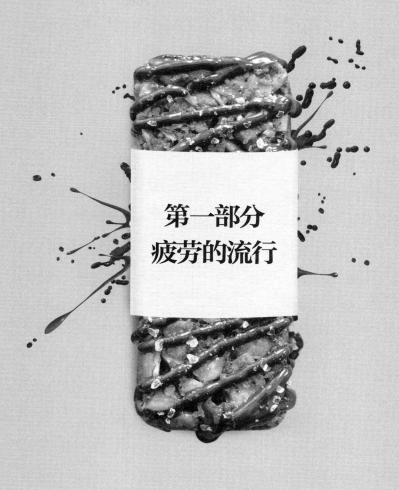

第一部分
疲劳的流行

— 第一章 —

我们何以如此？

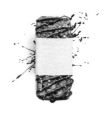

多年来，我们内心已经默认，疲劳已经成为现代生活的一部分。这不就是咖啡存在的原因吗？作为一个高级物种，我们天生就能适应变化，即使面对艰难的处境。另外，我们还有坚强的意志。当我们感觉能量即将耗尽的时候，我们就会努力汲取能量，比如，摄入咖啡因、糖或更健康的"提神"食物和补充剂。我们浴室的柜子里有很多化妆品用来掩饰我们的疲惫。（男士使用遮瑕膏是美容行业的一大趋势，这一点也不奇怪。）有了这些能量储备，我们就能勇往直前，把事情做好。二十多年来，我一直研究和评估我们是如何应对低能量的，我从疲劳的病人和各行各业的读者那里了解到，他们已经学会忍受疲劳。他们告诉我，经常感到疲劳就是当今社会的一个事实。

我想说的是：无法摆脱的疲劳不是时代的标志，疲劳也不是我们在忙碌或成功之路上必须付出的代价。不管你的同龄人或者医生怎么说，疲劳都不是伴随衰老的自然现象。不是自夸，虽然我现在已经 70 多岁了，但是我每周的行程安排得非常满。我每周坐诊 6 天，即使星期六和星期天也不例外。另外，我每周五去 GundryMD 公司上班，这家公司是我创立的，主要提供在线健康信息、食品和补充剂。以我的经验来看，如果一个人总是觉得累，这未必是衰老或者忙碌引起的。其实，我并非特例，我们本就可以在忙碌、任务繁多的一天拥有持续稳定的能量，晚上酣然入睡，第二天早上以满满的热情开启新的一天。

我已经邀请各个年龄段的成千上万的人加入了我的悖论计划（他们当中的许多人比我更忙碌，因为我的孩子都已经长大了），看到他们重启了自己的能量系统，我更坚决地否定"疲劳是理所当然的"这种说法。疲劳绝不是理所当然的，问题在于我们不知道如何去谈论疲劳，并对其加以界定，或者像医疗从业者那样对它进行检测并治疗。我们似乎对疲劳习以为常了，不肯承认为此付出的代价。因此，我得重申一下：不能因为你能克服疲劳就认为它是正常的，你也不是必须要忍受它。正如诗人玛丽·奥利弗（Mary Oliver）所说，你应该拥有"狂野而珍贵的人生"。

翻开这本书时，也许你也准备摒弃"疲劳是现代生活的必然结果"这个错误观点。也许你在饱受失眠困扰的深夜阅读这本书，或者在通勤的路上听这本书，穿过精神的迷雾去完成自己需要做的事情。也许你对能量很好奇——大多数时候感觉自己精力充沛，但希望自己能拥有更多曾经有过的旺盛精力。也许就像我的一些病人一样，你已经精疲力竭，听到自己内心一直呼唤：我受够了！

有些人觉得自己太年轻，感觉不到这种老态，或者极端情况下，这种感觉完全被忽略了。你感觉自己处于疲劳的哪个阶段并不重要，一旦出现身体疲劳，你就是这个非常普遍的现代现象的一部分。虽然医疗界的大多数人都没有注意到这一现象，但疲劳确实对个人和社会造成了重大影响。

二十多年前，当我开始从事康复医学工作时，我在病人病历上写得最多的医疗诊断是"身体疲劳，精神萎靡"，现在仍是这样，这并不令人惊讶。在少数情况下，这些症状是由严重的、影响生活的疾病造成的，但更多的病人正遭受轻微的疲劳，有时会反应迟钝、情绪低落，这会让人们的生活质量下降。可能让你吃惊的是，经常来我们这里做全面检查的是第二类人，他们没有任何明显的疾病症状，但与第一类人相似，他们的血检单中有可识别并且可测量的不健康指标——尽管程度不同，但这些指标确实存在。

重病患者和感觉"疲惫不适"的人分别处于疲劳的两端。我很高兴地告诉大家，我制订的恢复计划已经帮助了这两个群体以及这两端中间的人找回了他们失去的东西。我的病人在康复计划进行到一半的时候，总是对他们重新焕发活力感到惊讶，就好像他们突然从我所说的"能量失忆症"中逐渐恢复了过来。在"能量失忆症"状态下，他们的能量系统勉强运转了很长时间，以至他们都已经忘记了充满能量是什么感觉。这正如理查德·法里纳

（Richard Fariña）20 世纪 60 年代那本令人狂热的小说《沉沦后的觉醒》（*Been Down So Long It Looks Like Up to Me*）中描述的那样。也许你知道那是什么感觉。

痴迷疲劳研究

如果你已经疲劳有一段时间了，你可能会感到惊讶，我怎么会花这么长时间来解决这个问题。毕竟，我毕生的工作就是揭示人们在健康方面的异常——那些让我们大多数人摸不着头脑的难题。在我的前一本书《长寿的科学》（*The Longevity Paradox*）①中，我解释了为什么尽管现代人类的寿命明显延长了，但我们的健康寿命却急剧缩短。在《长寿的科学》之前，我写了《饮食的悖论》，我在书中阐述了为什么食用了很多看似健康、丰盛，以全谷物和其他植物为主的食物，许多人仍在与炎症和自身免疫疾病做斗争。（其原因在于不恰当地摄入了一种叫作凝集素的植物化合物，这种植物化合物伤害肠道，与有毒化学物质和药物等干扰物形成完美风暴，导致肠道渗漏。在接下来的章节中，我将讲到更多这方面的内容，或给出总结性陈述。）

尽管自身免疫性疾病和长寿的愿望在医学研究中往往比疲劳更受关注，但我还是要强调，我们失去和获取能量的方式的确是

---

① 该书简体中文版已于 2020 年 7 月由中信出版集团出版。——编者注

我们身体健康与否的根本原因。早在我们创造出更科学的方式来描述它之前，医学之父希波克拉底就将它称为 *veriditas*，大意是驱动所有生物的"绿色生命力能量"。在听到所有人都抱怨疲劳之后，我不再认为这种生命力是理所当然的。事实上，我已经将这个被长期忽略的健康因素，即细胞能量系统的功能，从一个默默无闻的辅助角色变成了受人关注的核心角色。

我意识到有一个我还没有确认的明显的悖论，这个悖论是健康、长寿和疾病的核心：尽管我们这个时代比以往任何时代摄取的能量都多，但我们却感到缺乏能量。与我们的祖先相比，我们的生活方式对体力劳动的要求低得多，但很多人感到体力衰竭。想想就会觉得不可思议。我们生活的时代确实物质富足，然而，我们却很累。

坦率地说，传统医学培训不重视人的日常疲劳。这并不是因为医生们对此不关心——大多数的医生和医疗保健提供者，每天也带着疲劳努力工作。然而，目前的医学体制不是为了解决不符合范式的问题而设计的。医学喜欢可以测量和跟踪的东西，然而能量水平不像血压和胆固醇那么容易量化。同样的情况下，有人感到疲劳，有人觉得正常——没有标准的能量参考范围（虽然血液指标与你的能量水平高度相关，后面会讲到）。对平时非常忙碌且缺乏经验的从业者来说，很难确定能量损失。鉴于大量病人的抱怨，一些医生可能会得出这样的结论——症状是病人想象出来的或者被夸大了，换句话说，"都是病人臆想出来的"。

在这里，我不想让我的医学界同事背黑锅。但实际情况是：在现代医学实践中，如果没有治疗疲劳的药物，我们往往就不想治疗它。如果我们不能确定疾病的名字，怎么给它开药呢？由于大多数医生要看的病人数量太多，他们给出的建议就是"当情况严重到需要进行药物治疗或者手术时再来就诊"。可悲的是，这意味着疲劳、消化不良、持续性的轻微焦虑或情绪低落等亚临床表现，以及许多其他精力耗尽的症状无法得到解决。医生说"别担心，没什么问题"，大家也就不再理会了——毕竟，疲劳不会传染，至少从字面意义上来说，不会造成严重后果。

医学命名

当然，医疗机构对这一问题缺乏关注并不是疲劳没有得到应有重视的唯一原因。我们生活的时代充满了前所未有的期望，但真正保证我们健康的安全网却很少。这迫使许多人在低能量的迷雾中咬紧牙关，奋力前行，用毅力战胜困难——因为如果我们不承担家庭责任、不工作、不为社区服务，那谁去呢？在我们的竞争文化中，疲劳也会被抛在脑后。当社交媒体上的其他人似乎都洋溢着快乐和活力时，半睁着眼浏览自己手机里的动态，承认自己被困在一个远不如照片完美的地方，你会感到羞耻。更糟糕的是，很少有人会诚实地分享正在发生的事情。我们都太忙太累了，以至无暇顾及别人抱怨又忙又累。

但这并不是疲劳的必然结果。首先，我向你保证，疲劳并不是"你臆想出来的"。它可能会让你的大脑出现脑雾、情绪低落，失去你往日的神采，但追根溯源，疲劳实际上始于你更容易影响的地方——肠道。你很快就会发现，肠道炎症和微生物群系变化是导致亚临床表现的关键因素，因为它在医学教科书上没有很长的名字，所以我给它取了一个长名字"When your get-up-and-go has got up and gone"（当你的精力消耗殆尽），或简写成"get-up-and-gone"（精疲力竭），或者以首字母缩写成 GUAG。如果医学界不把它当回事，我们不妨给它取个有意思的名字。

这种精疲力竭的现象广泛存在，尽管遵循了看似合理的饮食和生活习惯，但仍出现从轻度疲劳，到不可预知的"你快完蛋"的感觉，再到完全的精力衰竭，严重扰乱你的身体机能。疲劳可能不会导致其他明显症状，但也可能伴随一些烦人的问题，比如消化不良、便秘、脱发、皮肤过敏或季节性过敏、全身僵硬或行动不便、性欲低下、头痛、睡眠中断或难以入睡、感染念珠菌或霉菌等。所幸的是，我治疗过各种各样的病人，甚至那些面临长期和严重的能量困扰的病人也能够通过能量悖论计划恢复他们的精力。

压力，咖啡，压力，咖啡

如果你觉得许多你认识的人都有疲惫的现象，甚至你也有，事实可能确实如此。我相信这种被忽视的疲劳流行病是一个大问题——也许是我们这个时代最大的健康问题。最近的一项调查显示，超过一半的美国成年人在任何一个工作日都感觉休息不好。（我调查自己的网站 GundryMD.com 的访问者，问他们是什么驱使他们访问我的网站，发现排在第一位的答案是"需要更多的能量"，排在第二位的答案是"疲劳"。）

从收集的数据来看，压力发生的概率似乎比疲劳发生的概率更大。这个情况非常重要，因为压力和疲劳就像一对孪生兄弟，哪里有压力，哪里就有疲劳，反之亦然。压力、倦怠以及由此产生的心理健康问题在医疗专业人士中得到了比疲劳更多的关注，可能部分原因是它们给雇主和我们的经济带来了损失。55%的美国人每天都有压力，83%的美国从业人员曾面对与工作相关的压力（其中女性报告的压力水平要略高于男性）。盖洛普最近的一项大型调查显示，公司正面临着员工疲倦危机，近1/4的员工经常或总是因为工作感到疲倦，另外有44%的人有时会感到疲倦。《哈佛商业评论》估计，每年因这种现象造成的医疗保健支出高达 1250 亿~1900 亿美元。[1] 这并不意外，有 75%~90%的疾病被认为与压力相关（压力产生炎症，从而导致疾病[2]）。数以百万计的美国人因为与压力直接相关的问题寻求医疗帮助[3]——在因新冠肺炎疫情实施隔离政策数月之后，远程工作环境以及随之而来的焦虑肯定使这一数字上升了。

我发现所有参与调查的人有一个共同特点——他们都累坏

了。但根据我了解的情况，在我的病人中，超过95%的人在工作或家庭中感到有压力，并且超重或者肥胖，他们将他们的疲劳、睡眼惺忪、不能入睡以及减不了肥归咎于"压力激素"皮质醇。然而他们的血液检测结果显示，他们的空腹皮质醇水平完全正常。我不想打击他们，但这个问题确实与他们血液中这种单一激素的循环水平几乎没有关系。我敢打赌，大多数认为他们的问题与"皮质醇高"或者"肾上腺疲劳"有关的人事实上都不存在这两个因素。（如果你也不同意，请翻到本书第三章"能量迷思3"，我解释了这些问题为何会被如此误解！）

疲劳和压力的诡异之处在于，它们看似不致命，但会产生广泛的连锁反应。疲惫不堪和压力过大的人往往会选择不合理的饮食和生活方式，而这些无意中的选择又加剧了疲劳。这些选择包括持续地吃东西，从而对产生能量的线粒体造成负担，而不是给予支持；吃那些"安抚性"的加工食品，让肠道密友无法获得需要的食物去产生更多能量；晚上，他们在各类电子设备上寻找分散注意力的东西，无意中干扰了他们的自然睡眠周期；回避一些广为人知的减压方法，比如锻炼和与他人交流。我们越疲惫，做出的选择就越糟糕，我们的选择越糟糕，又会变得越疲惫。这是一个很难突破的循环。

为了解决这个问题，我们已经变得非常善于应对疲劳了。我们已经找到一系列的东西来提升萎靡不振的能量水平。最明显的当属咖啡因。咖啡因是一种味苦的生物碱，在自然界中可以帮助植物驱虫，使植物免遭虫害，而在人体内，咖啡因有助于抗疲劳。毫无疑问，咖啡因是地球上使用最广泛的精神活性药物。一些数据显示，美国有 90% 的成年人 [4] 和 73% 的青少年每天都要饮用这类兴奋剂 [5]。更不要说那些正在迅速增加的像咖啡因一样提神的茶叶和其他植物，巨大的全球巧克力市场，以及十多年来康普茶的火爆（你知道吗，人们对这款饮料如此上瘾，是因为它是由含咖啡因的茶叶制成的？）。康普茶是减肥苏打水和能量饮料的经典替代品。你们也不用紧张，我并不是天生就反对咖啡因。问题是，依赖这些快速修复能量的辅助物质掩盖了潜在的问题——细胞能量系统无法满足身体的需要。但是如果习惯于用冷咖啡或红牛来补充能量——我们都知道它们让我们有多兴奋——你就不会停下来看看问题产生的真正原因。值得高兴的是，现在这些正在发生积极的变化。

全球都在寻找能量

我痴迷于找出我们的能量到底去了哪儿，这让我重新审视了对哈扎人（Hadza）健康状况的研究，他们生活在坦桑尼亚北部的大草原和森林地带。哈扎人是世界上最后的狩猎 – 采集者，因此，他们的饮食和生活方式被广泛研究。他们的生活方式与更新世（Pleistocene）的祖先有着惊人的相似之处：他们使用弓、箭和斧头步行狩猎，没有交通工具，也没有枪支；男人们打猎通常每天走 6~10 英里；女人们采集食物，平均每天走 3.5 英里。哈扎人吃的都是土生土长的东西，一年中有一段时间，他们的饮食中富含块茎、浆果和蜂蜜，而其他时候，他们会吃大型狩猎动物。他们的身体苗条而且健康。

关于哈扎人的最引人注目的见解来自一项研究，该研究旨在了解体力消耗对哈扎人整体健康水平的影响。[6] 研究人员想要验证一个假设——这群狩猎 – 采集者比久坐不动过着现代生活的人每天消耗的能量更多，这就是他们如此健康的原因。当然，所有这些行走、狩猎和采集活动都会消耗大量的热量，从而促使身体能量的产生，这似乎是合乎逻辑的。所以，想象一下研究人员对他们收集到的违反直觉的结果会感到多么惊讶：哈扎人的能量消耗竟然几乎和那些办公室工作人员一样。

你可能和我一样疑惑：对那些整天坐在办公室的工作人员来说，这些能量消耗到哪里去了？现在，作为研究人员，当一项研究没有得出我们期待的数据时，我们仍然需要做出一个结论，即使这个结论不是非常令人满意。这项特别的研究的结论是，所有人每天消耗的能量都是一样的，无论他们的需求和活动如何。这个结论能让一些人满意，但我觉得事情没那么简单。办公室工作人员的脑力活动消耗的能量可以与狩猎者的体力劳动消耗的能量相当，这种观点站不住脚。我怀疑有另一股力量在起作用——某种无法解释的导致办公室工作人员能量消耗的东西。

我回想起我的先辈们。我在美国中西部的曾祖父母和他们的邻居身边长大，他们的生活节奏是每天早上4点起床，喝一杯福杰仕（Folgers）咖啡，然后开始一天的体力劳动，或者在家里勤奋地工作，在没有现代便利设施的条件下养活家人，一切都靠手工完成。没有人整天坐在椅子上打字或者打电话，然后感叹道："我累死了！"

在我多年研究长寿的过程中，我也观察到了类似的现象，与我的家乡内布拉斯加州相比，那些长寿老人多的地方更有田园风味，阳光更充足。在意大利的小山村，我遇到了一些世界上最具活力的90岁老人和百岁老人。在这些地方，老年人基本上仍然过着传统的生活，吃着他们从小吃到大的食物，遵循着古老的习惯。打动我的不仅仅是他们令人印象深刻的健康长寿，还有他们非凡的精力；我在利古里亚（Liguria）和阿西亚罗利（Acciaroli）碰到了一些八九十岁甚至上百岁的老人，他们一天沿陡峭的山坡上下几个来回完全没问题，前面还经常赶着一群羊，而在美国，大部分人到了这个年纪，基本就离不开椅子了。

那么，为什么在美国国内的情况如此不同，不仅是老年人，还有我看到的更年轻的患者都经常抱怨疲劳？我们相对静止不动的生活怎么会消耗这么多能量呢？这可以归结于饮食和生活方式的巨大变化，以及从暴露于自然力量（如全光谱日光）到暴露于非自然和破坏性的力量（如化学物质和人造光）——所有这些共同改变了我们的能量系统优化运转所需要的条件。我认为，现代人的平均能量水平就像一辆失去一半动力的V型8缸跑车——

只有 4 个气缸而不是 8 个气缸在工作，达不到设计要求。相比之下，哈扎人不仅 8 个气缸完好无损，工作起来井然有序，他们还在发动机上安装了增压器，以及备用的涡轮增压器。他们的能量系统工作起来非常精细，而且得到了良好的维护，他们消耗的能量相同，但所做的事情却多得多。他们的能量效率首先源于他们的生活方式，这种生活方式使得他们身体的发动机——微小的被称为线粒体的能量工厂，保持良好的工作状态。其次是清洁燃料（绿色饮食）——富含纤维的植物和动物瘦肉。最后，他们一直在避免那些标准西方生活方式下的人通常会经历的能量持续损耗——这种情况通常以炎症的形式发生。

　　　　　　　　　　　　　　　疲惫的真相

过去，使人衰弱的慢性疲劳综合征被认为是由 EB 病毒（一种疱疹病毒）引起的。许多来找我治疗这种疾病的人都有他们的理疗师、脊椎指压治疗师和医生所做的血液测试的诊断"证明"。因此，来诊所找我时，他们正在服用大量的抗病毒酊剂和处方抗病毒药物，并进行复杂的排毒治疗，但就是无法摆脱疲劳。虽然以单核细胞增多症等疾病形式出现的活跃 EB 病毒感染确实会让你卧床休息几个月（就像我在大学时所经历的那样），但这种情况相对少见。事实上，95% 的成年人的白细胞中都含有 EB 病毒，大多数人体内都存在可检测到的病毒抗体。在关注这些抗体时，这些好心的专业人士忽略了导致慢性疲劳的更典型原因——肠道渗漏引起的慢性炎症。幸运的是，这种症状很容易逆转。

慢性疲劳综合征并不是持续性疲劳的唯一常见误诊，因为"疲劳"的症状很模糊，许多临床医生经常做出误诊。自然产生的真菌念珠菌经常被误认为是过度生长和导致疲劳的罪魁祸首；接触有毒霉菌或霉菌毒素也一样；慢性莱姆病（Lyme）也被归咎于莱姆病螺旋体的长期活跃感染，为了消除感染，人们需要一轮又一轮地长期服用具有破坏性的抗生素。虽然所有这些问题的指标都可能存在（病人已经花了数千美元来测量它们），但我可以明确地告诉你，有关系并不意味着因果关系。相反，我帮助那些相信 EB 病毒、念珠菌、霉菌或莱姆病是他们昏睡的罪魁祸首的病人转移注意力。我们开始修复和治疗受伤的肠壁，改变肠道微生物群系，从而抑制炎症，重新培养他们的免疫系统，这通常会永久性地扭转他们的症状。更重要的是，这些年来，成千上万的人告诉我，他们仅仅通过阅读和遵循我书中提到的方法，就解决了上面这些以及许多他们认为是慢性的和不可治愈的类似疾病。

第二章

身体上火
——炎症是如何偷走能量的?

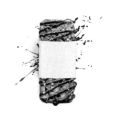

40 岁出头的康斯坦斯来找我看病的时候，说她大部分时间都感到疲惫不堪。她的妇科医生和初级保健医生都很肯定地跟她说，作为两个十几岁孩子的职业母亲，每天精疲力竭是很正常的事。但是当我给她做血检时，发现她的多项炎症指标都高。难怪她疲惫不堪，她的身体就像着了火一样！不幸的是，她的医生之前没给她做全身炎症指标检测。许多（甚至是大部分）医疗从业者仍然对这些检测一无所知，而且坦率地说，即使检测了这些炎症指标，他们也很可能不知道如何解决这个问题。然而，有了这些信息，康斯坦斯就能按照能量悖论计划，在几周之内解决这个因炎症而导致的问题。结果，她的精力和活力又回来了，而那个她曾经担心的问题已经消失了。

　　炎症的经典定义是"身体为保持组织稳态而对微生物入侵或组织损伤做出的关键反应"。这是一种古老的、拯救生命的免疫反应，简单点说可以追溯到 8000 万年前，远早于智人的出现。

免疫系统的主要功能是保护身体免受潜在的致命细菌、真菌、霉菌或病毒的侵害。炎症的存在是为了使身体在入侵者突破边界时迅速发现它们，然后发起防御性攻击。这种攻击以炎症的形式出现。虽然你知道一些急性炎症，例如扭伤脚踝的肿胀，但你可能对许多对健康危害最大的炎症毫无察觉。

炎症真的就像火一样，我们需要它才能生存，但是如果不加以控制，它会伤害身体。矛盾的是，我们现在明白了，造成最大伤害的并不是大规模的、十万火急的火灾警报（比如身体对严重感染的求生反应），而是现代饮食和生活方式造成的慢性、低度炎症。事实上，最近的研究已经将炎症与几乎所有困扰我们的慢性疾病联系起来，从心血管疾病到肥胖和糖尿病等代谢紊乱疾病，再到癌症、自身免疫性疾病和神经退化。有证据清楚地表明，炎症会让我们生病，炎症也会使我们疲惫。

记得那些和哈扎人消耗同等热量的办公室职员吗？怎样才能解释这种现象呢？产生炎症会消耗大量能量。在对没有感到特别不适的病人进行了 20 年的炎症标志物检测后，我得出了这样的结论：在办公室职员还没有来得及吃上晚餐时，他们的身体已经被炎症的火焰点燃了，而维持这种火焰需要能量。

细胞因子，一种调动身体炎症反应的化学信使，拥有一种"行政特权"，可以把能量用在它们认为最需要的地方。这是有道理的，因为毕竟身体必须将生存置于其他功能之上，如果免疫系统的防御力量发现了威胁，需要动员，它们会得到尽可能多的能量！事实上，大量研究已经表明，体内的炎症因子实际上协调了能量的分配。[1] 这意味着当身体将大量的能量用于防御预算时，可以用来做其他事的能量就会减少。对患有慢性疲劳的人来说，炎症是一个被严重忽视的病因。有证据表明，即使是炎症的轻微增加也可能是持续疲劳的罪魁祸首。[2]

不可否认的是，身体发炎会导致身体疲惫不堪。所以，你可能在想，这些炎症从何而来？如果你读过我悖论系列的书，你可能已经预感到答案是什么了。是的，答案就是我说的"3L"。

慢性炎症的"3L"

"3L"中的第一个"L"是指肠漏症（leaky gut）。我们稍后会更详细地讨论这种情况，但基本是这样的：由于加工食品、某种植物食品、杀虫剂和其他化学物质，以及过量的处方药物的持续摄入，我们肠道的保护层（也就是我们的肠壁）必须经受相当大的风暴。所有这些因素结合在一起会破坏肠壁的完整性，导致肠壁出现微小的孔，细菌和其他的有害分子就会从肠道泄漏出来，进入血液和周围组织。因为免疫系统的 70%~80% 存在于组成肠壁的组织层和肠道周围的脂肪中，哪里有肠漏，哪里就有炎症。

15 年前，在我写第一本书时，如果你问我对肠漏症的看法，我会非常诚实地告诉你，那是伪科学。但是，多亏了现在的复杂测试和许多研究人员——比如哈佛医学院的阿莱西·法萨诺

（Alessio Fasano）博士——的工作，我可以非常肯定地说，肠漏症是一种流行病，今天大多数人都有这种病。事实上，我的疲劳病人都被检测出一定程度的肠漏。

第二个"L"代表凝集素（lectins）。凝集素是在某些植物中发现的蛋白质，是植物的防御系统，保护植物和其种子不被包括人类在内的捕食者吃掉。谷蛋白是一种众所周知的凝集素，也许你已经在日常饮食中避开了它。然而，在豆类和谷物中也含有凝集素——主要存在于全谷物的外壳；还存在于一些蔬菜中，比如茄属植物；也存在于一些被我们称为蔬菜的水果（如黄瓜和南瓜）的果皮和种子中，以及反季节的水果中。传统的牛奶和奶制品是凝集素的另一个来源。坦率地说，我们的现代饮食实际上是建立在这些带来麻烦的蛋白质的基础上的（而且，大多数的无麸质食物都含有这些蛋白质！），除非你按照我的悖论食物计划做，否则它们是很难避免的。

作为它们攻击策略的一部分，凝集素会在捕食者的肠壁上制造洞孔，所以想象一下，当它们接触到已经脆弱或渗漏的肠道时，会是什么场景。凝集素不仅会刺激肠道，引起炎症，还会通过肠道壁进入血液，我们的免疫系统将其识别为外来蛋白质，从而引发更大范围的炎症反应。在之前的书中，我对凝集素及其与自身免疫性疾病的关系有更详细的介绍，但这里要讲的关键是，凝集素也同样在炎症性衰竭这种低级别流行病中发挥作用。

最后，第三个"L"是脂多糖（lipopolysaccharides）。脂多糖是细菌细胞壁的碎片，即使肠道没有渗漏，它们也能穿过肠壁并引发炎症。当肠道内这些微小的细菌细胞壁处在微生物群系生态环境中时，它们就不会捅什么娄子，但当它们穿过肠壁进入血液时，就会引发免疫系统的局部甚至是系统性的防御性攻击。大多数时候，炎症发生在肝脏，这严重影响能量的产生，但脂多糖也能进入血液和淋巴，进而激活全身（包括大脑）的免疫细胞。这样，炎症和疲惫永远不会停止。

不幸的是，脂多糖还会用另一种阴险的方式潜入血液循环系统。研究[3]表明，脂多糖，甚至活的细菌，都可以附着在一种叫作乳糜微粒的饱和脂肪运输分子上，穿过肠道内壁进入另一边的淋巴系统，循环到淋巴结（白细胞在此聚集，捕捉病原体并加以摧毁）和肝脏——产生能量三磷酸腺苷最重要的部位之一。脂多糖进入血液循环的能力使人们对为什么常规的西方饮食（饱和脂肪含量高）会如此容易导致炎症有了新的认识。

疲劳是正在遭受炎症之火的身体发出的警告，绝不是能够挺过去或对其不予理会的。炎症是一个信号，表明身体正勇敢地试图遵循其固有的程序使你免受伤害，但在很多情况下，你是那个无意中对身体造成伤害的人。与其再喝一杯双份浓缩咖啡，不如停下来倾听自己身体的声音。

免疫系统不惜一切代价保护你

显然，免疫系统是身体能量平衡的最终仲裁者。为了充分理解这个复杂系统在我们整体健康中的作用，我们暂且停下来，仔细看看免疫防御系统是如何工作的。

免疫系统是一个覆盖范围广泛的网络，包括器官、腺体、淋巴液、淋巴组织，以及一系列令人印象深刻的免疫细胞，比如大家最熟悉的白细胞。肠道是 70%~80% 免疫细胞的宿主。因为肠道是大部分外来分子（包括潜在病原体）进入身体的地方。显然，这些分子可以随着我们摄入的食物和液体进入，但它们也会通过其他惊人的方式——通过眼睛、耳朵和鼻子甚至是肺（肺纤毛将这些外来分子倒推到我们的喉部，然后再把它们吞咽下去）进入我们的身体。

这些防御系统会做什么呢？首先，它们会扫描即将到来的麻烦。如果你读过我前面四本"悖论系列"图书中的任何一本，你可能记得"星球大战早期预警系统"的条形扫描仪 TLR，我称之为"微型雷达"（Tiny Little Radar）。它们存在于身体内所有细胞（包括被称为"T 细胞"的白细胞）的细胞膜中，其目的是找出外来者入侵的方式，这些入侵者主要是细菌和病毒，但也包括从肠道渗漏出来的凝集素和脂多糖。它们还可以扫描友好的信息和蛋白质，并充当激素的对接端口。"微型雷达"不断扫描经过它们的每一种蛋白质，就像超市收银台扫描仪读取顾客购买的每一件商品的条形码并立即识别出商品及其价格一样。

"微型雷达"有一项重要工作就是确定它们是否识别出了蛋白质或其他外来物质，并评估其威胁级别——轻微、严重或不存在（又名"朋友"）。如果一种蛋白质被认为对身体有威胁，"微型雷达"就会立即向炎症细胞因子发出信号，让它们追击。这些化学信使发现外来蛋白质，就会锁定它们，然后召集一拨又一拨的白细胞来攻击这些入侵的敌人。这是一个令人惊讶的复杂但又悄然发生的过程，在这个过程中，免疫系统学会了读取进入身体的所有物质的代码，并给前线的免疫细胞提供精确的指令，让它们做出适当的反应。这就像管理当局决定某个东西的威胁级别是1（一个看起来可疑的包裹）、5（一枚迎面飞来的导弹）还是绝对无害的（无须报告）。

假设我们得了普通的流感。我们的"微型雷达"会读取病毒条形码，识别出它是具有潜在危害的外来病毒，然后报告："这是个坏家伙，集结攻击部队！"这时，促炎性细胞因子大量涌入血液，定位这些入侵者，并触发第一波防御流——源源不断的黏液可以捕获病原体，通过咳嗽和打喷嚏排出任何可以排出的东西。与此同时，信号通过细胞因子传递，细胞因子开始召集强大的攻击力量，如吞噬细胞和淋巴细胞——免疫系统的战斗机和导弹，直接攻击病原体。当这一切发生的时候，我们可能觉得非常疲惫，会感到肌肉酸痛、身体沉重，能量消耗殆尽，除了看电视和打瞌睡，什么都不想做。简而言之，我们觉得自己像个废物。但当我们在咒骂该死的流感病毒把我们搞垮时，事实是我们怪错了对象。病毒本身并没有引起疲劳和疼痛，这是我们的自身免疫系统作用的结果。

在这些应对性措施迅速到位的同时，另一项更为基础的指令也在发挥作用——重新分配能量。免疫系统希望我们看自己喜欢的节目或在沙发上打盹。身体处于战争状态，前线部队白细胞，需要它们能获得的所有能量，这意味着后方人员只能定量配给能量。由于肌肉通常是大的能量消耗者，自身的炎症信使会让我们在运动时感到疼痛。于是，我们不会过多地让肌肉运动，这样就有更多的能量分配到前线部队。高效率、高强度的脑力劳动也是如此，也需要消耗能量。炎症发生时，大脑会变得模糊，思维会变得迟钝（我们将在第五章中谈到这些）。我们会感到今天打开笔记本电脑毫无意义！我们的身体需要休息。但这是在援助一项有价值的事业——前线部队得到了尽可能多的能量供应。免疫系统主宰这一切。

因缺氧精疲力竭

我们个人能量危机中一个很少被讨论的细微差别是：慢性炎症会使细胞能量系统缺乏产生能量的氧气和营养，炎症会使血管收缩和硬化，限制那些重要的供应物质流向细胞，从而剥夺了制造能量的线粒体所需的资源。我用 EndoPAT（无创血管内皮功能检测的新技术）测试方法来测量我的疲劳患者血管的弹性，用血压袖带暂时限制手臂内的血液流动，然后检测到袖带松开后血管扩张得更宽了，让更多的血流量来弥补血液的不足。当存在慢性炎症时，血管就丧失了扩张能力，也就没有了弹性。

我们通过一个比喻来了解这个过程是如何发生的，假设一场车祸造成了州际公路瘫痪，形成了交通堵塞。在事故处理完毕后，如果神奇地将四车道的高速公路增加到八车道，让所有的车子行驶得更快，是不是很棒？当需要更多的血液时，我们的血管通常就会那样做。（顺便说一句，如果医生告诉你，你需要血管扩张药物——包括伟哥，他们应该告诉你，你体内有炎症，要找出原因。）动脉周围的炎症和由此引起的缺氧导致了能量运输通道的严重堵塞。好消息是，按照本书给出的计划，加上服用一些简单的补充剂来减轻炎症，我们就可以帮助血管重新获得输送能量所需的弹性。[4]

身体与病毒的短暂战斗往往会持续几天时间，直到病原体基本上被吞噬和摧毁。随着入侵者得到控制，抗炎细胞因子会关闭警报，将部队召回基地，并让身体知道，战斗已经结束，身体又基本恢复到平衡状态或者说稳态。对身体其他部位来说，这是个好消息，因为能量定量配给已经结束，可以恢复正常的能量生产和分配了。渐渐地，身体又"复苏过来"了，开始重新找回自己。这是一段疯狂的旅程，但会安全结束。

体内平衡紊乱，随之而来的是一系列活动，同时伴随着疲劳，最后恢复到原来的样子——这就是免疫系统发动炎症攻击的过程。然而，今天流行的慢性炎症却大不相同。4 天的战斗变成了一场无休止的战争——能量舱口紧闭，疲劳、麻木和脑雾现象持续存在，就像是一场无法摆脱的流感一样。（事实上，我们现在在一些感染了新冠病毒的患者身上看到了这种现象，这些患者被称为"长托者"，他们会出现病毒后综合征，包括疲劳、抑郁和脑雾。）随着时间的推移，慢性炎症会成为我们的"新常态"。我们可能会习惯于无精打采的生活（有时还伴有脑雾、头痛、焦虑加剧、体重增加、食物过敏等症状）。通常这是个隐性的过程，我们会咬紧牙关，尽最大的努力继续前进，同时会为阻碍我们前进的东西感到困惑，有时甚至非常痛苦。但是从临床角度看，这并不神秘。

我的病人琳达是众多解决隐性炎症难题的人之一。琳达第一次来我的诊所时 50 岁出头，我必须得承认，她的炎症相当严重。有趣的是，她在就诊时并没有抱怨有疲劳感。然而，在她严格按照能量悖论计划的要求做了三个月之后，再来复查血液指标时，我几乎认不出她了，一个全新的人站在了我的面前。"医生，这到底是怎么回事？"她大声感叹，"突然之间，我觉得每一天都很棒——我精力充沛，甚至都不用再喝咖啡了！"当我看到他的复检结果时，我发现她的 hs-CRP（超敏 -C 反应蛋白，一种普遍的炎症标志物）水平为 2！ hs-CRP 水平理想情况下应该低于 1，琳达之前是 10。我经常把 CRP 称为"废物"，这不是没有原因的——当 CRP 升高，炎症猖獗时，你确实感觉自己像废物。

看到纸上记录的戏剧性变化，琳达笑着说："我想我只是有了某种神奇的心态调整。但很明显，这种变化是真实的！"琳达的案例证明了，当炎症减轻时（根据 CRP 指标的下降来衡量），我们会感到更加快乐。

像琳达这样的转变总是值得庆祝的。因为如果炎症不加控制，就会导致严重的问题。在最糟糕的情况下，由慢性肠道渗漏引发的抗炎战争风暴可能导致自身免疫系统的紊乱，这一病症如今十分常见。自身免疫是一个总称，指的是免疫系统过度激活，以至开始无意中瞄准"错误的目标"——例如，相当无辜的食物，或组织中在分子组成上与那些食物相似的蛋白质——攻击并破坏它们，以致造成毁灭性的结果。我的同事洛伦·科丹（Loren Cordain）将免疫系统识别错误的现象称为分子拟态（molecular mimicry），这是遭友军炮火攻击的极端例子——身体进行自我攻击！随着时间的推移，这种混乱会对关节、组织、神经和大脑造成间接损害。在这个过程中，身体的免疫系统会消耗能量。我的观点是，一旦我们能够在临床上识别出一些更具体的炎症标志物，那么许多人患有的慢性、低级别的系统性炎症也会被归类为自身免疫性疾病。

现在，你可能想知道如何在身体里创造条件来抑制炎症并控制它，这些内容我们在后面会讲到，但首先我们需要深入研究为什么这种隐性的、使人疲惫的炎症在今天如此普遍。因为炎症几乎总是始于肠道，我称之为"根和土壤"。

许多病人都告诉我，他们已经开始实施"抗炎饮食"，在厨房里摆满草药、香料、补品、骨汤和胶原蛋白粉，所有这些都号称能消炎。当炎症症状似乎没有缓解时，这些患者就会感到困惑。他们问我，为什么他们一直努力地吃补品、做肉汤和冰沙，身体还是会发炎？

事实上，在对抗慢性炎症的过程中，在下午的拿铁中加入姜黄，或者在奶昔中加入生姜，就有点像用花园浇水用的软管去扑灭野火。当周围的土地被烧焦时，它只能让小区小角落的火焰平静下来。如果你有肠漏症，再多的药粉和药水也无法改变一个事实——至关重要的肠壁在疾呼"封闭和愈合"以使免疫系统的炎症反应自动关闭。治愈肠道渗漏和恢复微生物群系平衡是我们抑制炎症需要努力的方向——这需要对你的营养和生活方式进行更全面的检查，而不是简单地在食物中添加一些草药和香料。坦率地说，几乎没有文献支持这些抗炎物质能够治愈肠漏症。无论如何，在饮食中添加这些美妙的"额外之物"对健康有很多好处，但不要仅仅依靠它们来阻止炎症。

— 第三章 —

根系受损、土壤退化和后生元难题

令人担忧的事实是，如今的食物——水果、蔬菜和谷物——被种植在数百万英亩没有足够养分的土地上，无论我们吃多少这种食物，仍会缺乏必要的营养。

——美国参议院文件 74—264（1936）

给美国的医生讲课时，我喜欢放一张引用上面文字的幻灯片，不标出处和日期，然后问听课的人这句话出自什么年代。大多数人猜测在 21 世纪，有人猜测可能要追溯到 1980 年。但没人猜到会是 1936 年！也就是说在 85 年前我们就知道种植食物的土壤有问题。由于现代农业耕作方式——包括常规化使用杀虫剂和集约化单作——我们的土壤已经耗尽了养分，原本复杂的微生物生态系统也遭到破坏，而正是这些微生物赋予了土壤生命属性。我们在土地上种植的作物变得越来越没有生气，越来越没有韧性，营养成分也越来越少。

这些问题也反映在我们身体的内部生态系统中。正如土壤退化正在剥夺食物中的重要营养成分一样,我们的微生物群系及其结构支撑——肠壁正在消耗我们身体健康和能量生产所需的基本成分。

写到这一章时,我眼前浮现了一个完美的例子。在我房子外面的院子边上,两道树篱紧挨在一起。每一道树篱接受等量的阳光,面向相同的方向,接受的水分也是等量的。然而,一道树篱结实,生机勃勃,碧绿的叶子闪闪发光,而另一道则枯萎了,掉了叶子,看起来着实令人伤感。我和妻子用尽一切办法想扭转这种不幸的局面,用了我们能找到的所有天然土壤调节剂。直到有一天,我看着树篱,仿佛它是我的一个病人。啊哈!我突然想到,我忽略了显而易见的东西,我得拨开藤蔓,检查根部。果然,在小心翼翼地四处查看之后,我发现一群饥饿的地鼠在那些枯萎的植物下面挖了洞,啃食了植物埋在地下的根。由于根部不断受到侵害,这道可怜的树篱无法从土壤中吸收养分和足够的水分。此外,根围(根部周围复杂多样的细菌群落)固有的保护作用也消失了。从本质上讲,树篱的免疫系统和根系都受到了严重的损害,不仅营养不良,还无法抵御土壤中共存的病原菌和真菌。

这和我们体内发生的事情没有太大不同(当然除去地鼠)。在我们的肠道中隐藏着一个看不见的世界,我们有一个复杂的肠道"根系"来吸收营养和产生免疫反应。这个庞大的系统——后文会告诉你它有多么庞大——虽然构造很精细,但是它也非常容易受到伤害。肠道"根系"发挥作用的一个前提就是肠道每一个角落和缝隙周围都有许多健康的"土壤"。当然，肠道里并没有土壤，但确实有一个非凡的微生物生态系统，包括至少100万亿个细菌，生活在肠道周围，直接为身体的能量和健康提供支持。就像我在树篱中发现的那样，当园丁没有照顾好根或土壤，或者让它们遭到了破坏，植物就会像人的身体一样，开始凋萎，失去力量，最终衰落。

拿树篱来说，一切很快就解决了。一旦找出原因，出点汗把土挖一挖，在地底放一卷铁丝网，然后用额外的堆肥"重塑土壤"，就可以战胜这些讨厌的地鼠，土壤就会变得更肥沃，更有保护作用，树篱的健康状况也会开始好转。

从植物王国中学到的这一课很重要。和我们周围的植物朋友一样，我们也完全依赖我们的"地下"生态系统（我们的"土壤"）的情况来成长和壮大。在这一章中，我们将学会把自己看成某种植物（一种会走路的植物，但我们不需要在一个地方扎根！）。我们会了解到肠道微绒毛，这些根状突起明显增加了肠壁的表面积。我们将学会亲切地照料它们所嵌入的土壤，也就是由生活在肠道内的微生物以及与微生物混合的适当食物（我们可以称之为你的护根物）组成的丰富的有机物，它们每天都在变化。

肠道伙伴：土壤的超级有机体

几十年来，大多数医生认为肠道只是一个作用平平的中空的管道，它摄入蛋白质、脂肪和碳水化合物，消化并吸收它们，然后将废物从肛门排出。（顺便说一句，这种想法助长了"摄入的热量＝消耗的热量"的说法，虽然这种说法已经被否定，但在人们的思想中仍然根深蒂固，为"少吃多动"的无用减肥策略奠定了基础。）

现在我们知道情况并非如此，胃肠道系统并不是作用平平或中空的，它包含了一个繁荣的物种宇宙，这些物种占据了这个安静的、受保护的家，并且每天工作，确保身体（它们的家）处于最佳状态。胃肠道系统集合了数万亿微小微生物——细菌、病毒、酵母菌，以及其他的真菌、原生动物，甚至蠕虫！这些形成了全息生物群（也叫微生物群系）。虽然我们几乎没注意到，但这些微生物有机体存在于我们的身体与外界接触的所有地方：不仅存在于肠道，也存在于嘴巴、鼻子、皮肤、泌尿生殖器中，还存在于女性的阴道和乳房导管中。有些甚至占据了身体的直接领空，在身体周围形成一种无形的云！就像《花生漫画》（Peanuts）中的猪圈（Pig-Pen）一样。总而言之，你的全息生物群总质量约为 5 磅①，这使得它成为一些人所说的"虚拟器官"。

你可能会问，为什么它是虚拟的？因为，令人惊讶的是，这个非常重要的生理组成部分实际上不是由你自己的细胞或基因组成的。它是一个庞大的生物群落，拥有与你截然不同的 DNA（脱氧核糖核酸），并与你的细胞和基因形成共生关系。这让它们在

---

① 1 磅约等于 0.45 千克。——编者注

生理上形成了某种神圣的地位。由于不同微生物种类和惊人的菌株数量，你的全息生物群的累积基因组数量实际上比你自己相对微不足道的人类基因组要大得多，也更活跃。事实上，全息生物群现在被广泛认为是"第二个基因组"，加强并从根本上放大了第一个基因组的工作。我把它想象成随时可用的"云计算"，发送和接收来自你所处环境和你的身体的信息，不断处理各种正在发生和变化的以及生存所需要的数据，并将信息发回人体细胞。虽然听起来很奇怪，但真正决定你能量和健康的是你的全息生物群。

在构成全息生物群的所有微生物中，我们对细菌了解最多。得益于人类微生物组计划——一个由美国国立卫生研究院发起的致力于了解生物群系及其在健康和疾病中的作用的计划——我们已经能够识别大约 100 万亿个微生物，仅细菌就有 1 万种。细菌种类真的很多！大多数（高达 70%）细菌生活在肠道里，其中，我们对大肠（结肠）中的细菌了解得最多。（研究人员之所以能够研究大肠中的微生物构成，是因为粪便样本非常容易获取。要想进一步往上，获取小肠中的微生物，并不是件容易的事。这是下一个前沿领域。）这些细菌组成了通常被称为肠道微生物群的生态系统，正如我们已经讨论的，肠道微生物群的健康对人体健康和能量生产至关重要。

互利共存关系

在肠道中安家的细菌和真菌需要彼此的存在，就像花园土壤中的细菌和真菌一样。它们共同存在于一个复杂的生态系统中，这个生态系统比地球上最丰富的雨林还要复杂得多，物种之间相互依存。当微生物群健康时，发挥最大效益的菌株——肠道伙伴——就会占据肠壁的大部分区域，蜷缩在肠壁的一层黏液中。当有益的肠道伙伴兴盛时，它确保可能伤害人体的寄生菌（如酵母念珠菌），以及可能导致严重感染甚至致命的细菌（如难辨梭菌）得到控制。其实，微生物群系中没有一种细菌或真菌天生会伤害你。肠道中大多数微生物都有自己的作用，并在生态系统中有一席之地。但为了保持良好的秩序，最有用的肠道伙伴就会"排挤"那些不太有用的菌株，使菌株在肠道生态系统中只占一小部分。这确保了肠道中的有害细菌不会大量存在或者主导肠道环境，甚至控制肠道并造成混乱。这对作为"宿主"的生物体来说意味着，如果你能够维持微生物群生长所需要的条件，这个复杂的微生物生态系统就会回报你，照顾好你。

当微生物群得不到好的生长环境时，问题就会发生，使微生物群生态系统失去它所需要的营养，或者用它不需要的东西轰炸它（比如第六章中提到的能量干扰源），曾经让你精力充沛的微生物群就会失去能量。即使你体内微生物种类比例的细微变化也会影响你的健康。研究表明，两种常见细菌（厚壁菌和拟杆菌）比例的改变会对新陈代谢产生负面影响，并导致 1 型和 2 型糖尿病、结肠炎和肥胖症。[1]当微生物生态系统的平衡完全被打乱，有害细菌占主导地位时，就会出现真正的混乱。例如，肠道伙伴会产生一种叫作琥珀酸的代谢物，它在产生能量方面起着至关重要的作用。[2] 当不那么理想的细菌占主导地位时，琥珀酸就会在某种意义上改变菌群，变得具有破坏性。当琥珀酸生成过量时，它就开始作为一种对抗剂发挥作用，向免疫系统发送维持炎症状态的信息，同时增加脂肪储存。

当你想象许许多多的菌株都在你肠道内相互作用时，就更容易理解为什么我们这些研究发达国家健康和能量水平下降的人，在过去几十年里对我们微生物群落自然多样性的崩溃深感担忧。（与那些研究农田和全球食物供应的人的担忧类似，多样性和繁盛的土壤微生物的消失正在使曾经的沃土变成"死"土。）我们知道，在各种生态系统中，当一个物种灭绝时，另一个物种就失去了存在的基础。这种连锁反应是毁灭性的。例如，哈扎人以及其他被研究的狩猎−采集者身上体现了微生物平衡的最佳状态：他们的内部生态系统已经被证明是极其多样化的，而且是"动态"平衡的，也就是说生物群落的组成随环境的变化而变化，如季节的变化会带来不同的食物。相比之下，普通西方人的微生物群是在加工食品中形成的，缺乏我们倡导的肠道伙伴茁壮成长所需的纤维食物，反而含有过多化学物质并造成压力，就像沙漠一样贫瘠而没有活力。[3]

肠道伙伴和你的爱情故事

让我们回顾一下我们人类是如何成为微生物朋友的宿主的：

大约20亿年前，某些细菌被其他生物体（整体）吞噬，它们以三磷酸腺苷的形式产生能量，以换取食物。这些被吞噬的细菌变成了线粒体。于是，真核细胞——所有动植物生命的基础——形成了。

现在地球大气层富含氧气。而许多细菌是专性厌氧菌，它们不能够忍受氧气（就像吸血鬼无法忍受阳光一样）。最终，这些细菌搭上了我们和其他动物的顺风车，并达成了协议。为了在我们的结肠里获得一个舒适安全的家——一个没有氧气的环境（想象一下没有阳光的供吸血鬼存在的地方）——和稳定的营养食物供应，它们将为我们带来一整套健康和长寿福利。我们与这些微生物形成了共生关系。

在微生物研究开始后的短短十年里——在科学界仅仅是一毫秒——我们已经发现了大量由肠道微生物群介导的活动。解释每一个功能都需要大量的篇幅，所以我们重点关注最能影响人们能量水平和整体健康的几个功能。

鉴于它们所处的位置，你可能会猜到，肠道伙伴在消化过程中起着重要的作用。它们的一个重要贡献是分解消化系统消化不了的食物，包括某些植物纤维。令人难以置信的是，只有微生物能够消化生叶子和蔬菜中坚硬的外细胞壁，消化酶无法完成这个看似简单的壮举。（就好比白蚁也不能消化木头，它需要自己的微生物群来消化！）勤恳工作的肠道伙伴还帮助从食物中提取宝贵的能量，并帮助我们提取和制造包括K_2、叶酸和B_{12}在内的维生素。它们的活动还会降低肠道内的pH值（酸碱值），从而增加钙、铁和镁等基本矿物质的溶解和吸收。

除了这些了不起的消化工作，微生物还调节和提供基质（材料），用来生产激素、代谢氨基酸，例如从饮食中吸收色氨酸，从而形成激素血清素的前体——一种帮助调节情绪和健康状况的神经递质。更重要的是，肠道伙伴可以帮助分解环境污染物和药物，但遗憾的是，我们会有意无意地摄入大量化学物质，使它们不堪重负。[4]作为最后的友好接触，当你的肠壁老细胞脱落时，它们从这些细胞中回收蛋白质，供身体再次用来构建组织，效率极高！

这只是沧海一粟，但在所有的这些工作中，最令人印象深刻和最重要的是制造一种被称为后生元的消化副产品，用来传递身体系统之间的信息。后生元是微生物群系的信号物质，对这些肠道衍生信号化合物的新兴研究相当惊人。后生元会影响激素水平、食欲和情绪，影响大脑结构、功能和发育以及我们是否能增重或减肥，影响我们的睡眠质量、是否会焦虑和患有更严重的心理疾病——简直涵盖人的方方面面！虽然我们对全息生物如何指导我们全身的了解还只是皮毛，但我们已经知道，我们的肠道伙伴通过细胞制造的化合物，包括后生元，不断地与我们的细胞分享各种关键数据，甚至给产生能量的线粒体发送指令。

值得注意的是，肠道伙伴也会影响细胞中的基因表达。我们从新兴的表观遗传学中得知，我们的基因密码不是一成不变的。事实上，我们的基因在很大程度上受环境的影响，这意味着我们都有一定的权力决定我们的健康基因或致病基因是否被激活。微生物产生的信息控制了大部分的基因表达——它们发送的信息数量之多令人难以置信。你绝对意想不到的是，我的一个微生物群落研究的同事最近分享说，他们公司（Gusto Global）使用超级计算机来跟踪粪便样本中的微生物活动。要检测哪些微生物产生了哪些信号，使得哪些基因被激活和失活，这需要超高水平的数学能力和非凡的处理能力。这项工作的复杂性堪比外太空探索。[5]

对从生物群系到基因这种看不见的数据共享，我们仍处在"破解密码"的早期阶段，但我们知道，当生物群系受到破坏时，其处理能力丧失，信号丢失，基本的化合物不再合成——这是疲劳、疾病和衰老的开始。这种潜在损害的起点将我们带回能量吸收以及能量经常丢失的地方——我们的根和土壤。

追根溯源

姬莎第一次来见我时我就在想，她怎么会这么疲惫。毕竟，她是一个虔诚的素食主义者，非常注意自己的饮食。她不吃盒装或罐装食物！她每天的食物都是现做的。然而，20 多岁的她看起来像 50 多岁，比她想要的更瘦，皮肤黯淡无光，头发干燥。她的血液检测结果显示她有炎症、肠道渗漏症和甲状腺功能低下。难怪她疲惫不堪！像今天大多数人一样，姬莎的肠道也有炎症。

上一章讲到，体内系统性炎症的关键原因之一是肠道渗漏。考虑到炎症会造成的能量消耗，能量悖论计划的重中之重就是修复和愈合肠壁。修复之后，并不意味着什么东西都不能通过——如果这样，我们会饿死的。修复了脆弱之处，我们就可以很好地防御有害物质。一个坚固的肠壁允许被许可的物质——食物分子、微生物和水——穿过肠壁进入身体循环系统，但将那些会导致免疫系统进入攻击模式的无用物质挡在外面。换句话说，肠壁让细胞需要的营养物质（作为燃料，以及生长、修复和构建组织）进入体内，同时阻止任何引发炎症和疲劳的物质进入体内。肠壁是营养物质的进入点，又是保护屏障，可以说是终极"海关检查站"，所有要进入的物质都要在肠壁接受评估，然后才能够"入境"。

　　这就是"根"的由来。肠道内壁有一层不同寻常的表面，不像动脉内壁那样平坦光滑。它的表面形成小小的手指状的突起（专业术语叫绒毛），这些突起外面覆盖了超细的丝状微绒毛，被覆盖在黑暗的"充满土壤"的肠道腔管中（这里的土壤是肠道内的物质——穿过的食物和大量居住在那里的微生物），并起到显著增加肠道主要吸收面积的作用。微绒毛在小肠的前 20 英尺 [①] 最明显，大部分的食物吸收发生在这里。可以把肠壁上的突起想象成 20 世纪 70 年代那种粗毛地毯上的无数绒毛。在肠管最后 5 英尺左右是大肠，也叫结肠，这里吸收的食物较少，但吸收的水分较多，突状物就变得不那么明显，肠壁突起接近绒头地毯。从某种意义上说，你拥有的 25 英尺长的根系，其面积大约有一个网球场那么大。

———————————

① 1 英尺等于 30.48 厘米。——编者注

在每个"根"或绒毛的底部有一个小腺窝，里面有一些特殊的东西——肠道干细胞（帮助在需要的时候增殖新的肠道内膜细胞）和一小部分有益微生物。为什么这一点如此值得注意？你的肠道内壁组织代谢非常快——每周都会自我再生——一个细胞死亡，需要被替代时，来自腺窝的干细胞就会从其他的细胞中分离出来，沿着微绒毛往上"爬"。你的肠壁就是干细胞再生的地方。这些干细胞对维生素 D 非常敏感，维生素 D 会刺激它们主动转化为肠壁细胞。我总是惊讶于充足的维生素 D_3（这种维生素可以通过晒太阳获得，也可以从一些动物来源的食物中获得，或以补品的形式获得）几乎具有逆转疲劳的超能力。[6] 维生素 D_3 确实对我的自身免疫患者产生了神奇的效果，他们第一次来找我时总是缺乏这种维生素。自身免疫系统和全身疲劳的改善是不是因为维生素 D_3 有助于治愈肠道渗漏，从而平息炎症？我相信是这样的，而且我的研究也表明情况很可能是这样的。因此，补充充足的维生素 D_3 是能量悖论计划的关键组成部分。

停！谁去守护？

现在让我们进一步来看。这些微绒毛"根"的整个表面覆盖着一层肠细胞——这些细胞构成了肠道内壁，食物分子通过肠道内壁被循环系统吸收。由于肠壁只有一个细胞那么厚，每个肠细胞都通过一种紧密连接的结构与邻近的细胞相连，"锁"在一起，这样就没有任何东西（比如病原体、摄入的有毒化学物质、大蛋白质或者是一个微生物群系的成员），在没有得到允许的情况下，偷偷地在它们之间移动。如果这种连接开始变弱，肠壁变得可渗透，一定要小心！外来物质会受到阻击，免疫细胞散布在整个内层（它们实际上产生了一层略低于表面的组织）迅速行动。这就是前面提到的令人印象深刻的事实——免疫系统 70% 的部分驻留在肠道中，包括 T 细胞和 Tregs 细胞（调节性 T 细胞）、自然杀伤细胞、吞噬细胞和 B 细胞，其中许多是安装了"扫描仪"的"微型雷达"细胞（上一章有提到）。还记得它们是如何认真对待工作的吗？一旦感觉到有异物要从肠壁中挤进来，它们很快就会发出警报。

我们再来看引起炎症的第二个 L——凝集素（lectins），看看为什么即使是看似健康的全食物饮食也会导致肠漏症和过度的免疫反应，以及为什么选择正确的饮食和生活方式会对我们的肠道伙伴产生如此大的影响。凝集素是一种存在于大多数谷物、豆类以及一些水果和蔬菜的皮和种子中的黏性蛋白质，它有一种不可思议的能力，能在肠壁细胞中催生一种叫作连蛋白的蛋白质。反过来，连蛋白会激活一个开关，打破肠细胞的紧密连接，形成肠道渗漏。这给不需要的物质"打开了一扇门"，例如凝集素，甚至是活的细菌，使它们越过边境，产生炎症。现在，凝集素要越境得穿过四重防御——口腔唾液和黏液、胃酸、微生物群系中能将它们分解并吃掉的肠道伙伴，以及肠壁中能很好地限制它们的肠道黏液，这样它们就不会激活连蛋白。黏液越密集，身体就越能更好地抑制并捕获饮食中的凝集素，这就是那些肠道健康的人可能不会有大的消化问题的原因。

致密黏稠的黏液还有更多的好处，除了防止连蛋白被触发，它还会让产生消炎作用的副产品（后生元）的肠道细菌舒适地依附在肠壁上，有助于营造一个更平静、炎症更少的肠道环境。是什么让肠道细胞分泌大量黏液？是一种叫嗜黏蛋白阿克曼菌（Akkermansia muciniphila）的肠道伙伴。我们可以把肠道黏膜看作一个非常复杂的防火墙系统的一部分。"根和土壤"是共生的完美例子，一个健康、繁荣的肠道生态系统帮助我们分泌更多的黏液，而黏液反过来又帮助根和土壤共生，并保持稳定。

然而，今天的饮食充斥着全谷物和其他含有凝集素的食物，这些食物没有经过适当的加工以降低它们的危害，它们迫使这些保护性黏液工作超时，拼命地捕获凝集素。当黏液的产生无法满足饮食的需求时，黏液就会变得稀薄，使肠壁变得脆弱，从而导致紧密连接细胞层断裂，产生更多的炎症。现代人摄入的从农药到非处方的非甾体抗炎药（如布洛芬）等各种化学物质也会破坏肠壁。好在我们许多人已经掌握了治疗肠道渗漏的食谱。

如果你像姬莎和我的许多其他聪明的病人一样，你可能会对碎干小麦、燕麦和豆类等传统食物可能会导致肠道渗漏，从而导致炎症疲劳的观点半信半疑。正如我告诉姬莎的那样，尽管这可能不公平，但是保护我们的祖先免受连蛋白引发的凝集素伤害的完整防御系统已经被我们现代饮食和生活方式的不断攻击削弱了，不过有一种办法可以帮助我们找回失去的东西。在去除凝集素并修复她的肠壁和微生物群系之后，姬莎有了巨大的转变（第二部分将讲到如何做）。几个月之后，她的精力以惊人的速度得到了恢复。随着肠道吸收能力的提高，她的体重达到了健康水平，尽管她不得不放弃一些她最爱的食物。她分享了我从许多病人那里听到的一个感慨——身体从未感到这般精力充沛！

现在，如果你想知道我们喋喋不休的微生物和黏液覆盖的根与我们普遍的疲惫和炎症到底有什么关系，答案是：有很大关系。

肠道伙伴和免疫系统：前线盟友

微生物生态系统的多样性在我们的免疫健康中扮演着重要的角色。一个多样化和动态的肠道生态群包含多种细菌菌株，让免疫系统不仅要容忍存在于肠壁附近的异类微生物，而且要相信它们发出的信号和信息，从而了解外面的世界是什么样的。（记住，它们是我们的云计算机，发送关于环境变化和潜在危险的实时数据。）相反，如果由于我们的饮食、生活方式和压力，生物群系的平衡偏向不那么有益的菌株，那么这种信号传递就会被切断。当白细胞和巨噬细胞上的"微型雷达"感知到这些更加有害的微生物的存在，诱发炎症的战斗就开始了。如果肠道黏膜变薄，那肠道就已经变得具有渗透性，我们就会面临双重打击——免疫细胞发现了外来入侵者，于是派士兵去守卫肠壁，在试图杀死侵略者的过程中，它们也杀死了我们自己的细胞。这使得肠壁变得更脆弱、更容易渗透，意味着更多的炎性微生物颗粒（脂多糖），甚至是活的细菌和真菌，可以通过循环系统到达远处的器官，在我们的全身引发炎症。这些逃逸的微生物会进入我们的脂肪组织（使其发炎，让我们产生更多脂肪）、肝脏和心脏（导致脂肪肝和心肌病等问题），甚至大脑（造成认知障碍）。肠道细菌的一个简单改变就能够让我们从一个和平、安宁、充满能量的状态落入一场遭受全面攻击、完全耗尽精力的熊熊炎症之火。

这并不奇怪，因为它们"紧密相连"，肠道伙伴和免疫系统一直相互依存。[7]肠道伙伴教会免疫细胞在遇到外来物质甚至是微生物时如何做出反应（对免疫反应进行调节）。反过来，免疫系统通过培养微生物多样性，并从表面上选择它想容忍哪些外来物质，不想容忍哪些，来促进微生物群的稳定，即使所有这些带有外来 DNA 的微生物并不是我们自身的一部分。[8]自从我们出生以来，甚至我们还在子宫里的时候，这种依存关系就存在。微生物群实际上促进了免疫细胞的发育。即使在胎儿时期，微生物群也对正在发育的免疫系统产生影响。对于那些通过母亲的产道来到这个世界并接受母乳的人来说，母亲的微生物帮助微调其免疫细胞应对潜在威胁（从花粉到花生再到病毒）的方式。微生物群让免疫系统成熟，于是它就不会随便发起攻击，并学会保持稳定。

如果将这些点联系起来，你可能会为此感到惊讶。是的，这就是为什么鼓励母乳喂养，因为母乳中含有大量的细菌和真菌，而且母乳中有肠道伙伴生长所需要的糖类。这就是直到最近仍不鼓励劝阻小孩在泥土中玩耍以及从地上捡零食的原因——生命的前三年是塑造肠道免疫系统的关键时期，从自然界摄入的越多越好。随着时间的推移，这种塑造会一点一点地继续下去，直到一个庞大的免疫系统把什么是"好"什么是"坏"存入档案。

这种塑造和建档的过程是理想的场景。多样性的、繁荣的生物群系想要与免疫系统和线粒体进行持续的"交流"，这种"交流"被称为"跨界通信"。（很像《星球大战》，对吧？）只是今天我们的信号经常被干扰。由于微生物群系和肠壁的破坏，以及我们出生和度过童年早期的方式的改变，这些信息并不总是按照它们应有的方式被发送或接收。这样信号传导错误就出现了！由于微生物群系不能很好地发出消炎的信号，免疫系统接收到太多的"攻击"信号，但没有足够的信息来"停止"攻击。（这种沟通不畅的一个不幸的例子就是最近对花生和蜜蜂叮咬的过敏急剧上升。）更糟糕的是，正如我们后面要讲到的，混乱的免疫系统会开始攻击它产生能量所需要的东西——线粒体！因为线粒体是一种古老的细菌。被过度激活的免疫系统攻击细菌，遇到线粒体也会无差别攻击。

修剪根系必然导致疲惫

如果肠壁经常发炎，就会遭到损坏，这样根系就会遭到破坏。当炎症肆虐时，肠壁突出的绒毛就会发育不良。这大大减少了肠道吸收蛋白质、糖类、脂肪酸、矿物质和维生素（所有这些都是能量生产系统所需要的）的表面积。身体很聪明，它会从肌肉中窃取蛋白质来满足这一需求。但当这成为常态时，它就会侵蚀肌肉组织，导致肌肉萎缩，让身体骨瘦如柴。这种肌肉萎缩和筋疲力尽是非常典型的乳糜泻和炎性肠疾病（如克罗恩病）导致的，都是由肠道主要吸收表面损伤造成的。

如果疲劳伴随着肌肉重量下降和无缘无故的体重削减，那么就亟须看医生，因为你可能患有严重的肠道紊乱症。好消息是，在过去的二十年，通过悖论计划，我已经治愈了许多有这些问题的患者，我很高兴地说，94%的患者已经康复。他们的"根"被治愈了，开始吸收营养，肌肉留住了，能量得到了恢复。希波克拉底的实践证明，身体有自我修复的能力。所以如果你是老年人，有人告知你你的蛋白质低、肌肉偏少，甚至是体重下降，要你吃更多的蛋白质，我想对你说，你不需要更多的蛋白质，你需要增长一些新的根系，阻止破坏现有的蛋白质。

纤维悖论

我们体内的 5 磅益生菌和我们一样需要吃东西，它们最喜欢吃的是益生元食物。肠道伙伴通过"堆肥"提供这些食物。我们发现，在这个过程中，会产生一些特殊种类的脂肪酸和气体，将信息从微生物群传递到细胞，以及细胞内的线粒体。在今天这个时代，虽然你没有意识到益生菌的作用，但实际上益生元和后生元是应该受到关注的，因为如果没有益生元去制造这些极其重要的化合物，益生菌本身并没有多大的作用。

那么，促进后生元产生的重要的益生元食物的最佳来源是什么？答案是：纤维。我发现这种营养素在美国人的食物中被严重忽视了，我的大部分病人都不知道他们一天摄入了多少纤维。更糟糕的是，他们中的许多人甚至不知道什么食物含有纤维！

"纤维"指的是多种复杂的碳水化合物，包括抗性淀粉和其他在小肠中不能被分解的非消化性糖。小肠中有酶来消化简单的淀粉（大量糖分子穿成的一条链），但它缺乏分解抗性淀粉复合物的酶，这种复合物紧密结合了糖分子或完整细胞壁，或两者兼而有之，因此纤维可以相对无损地经过小肠。当我们吃"不消化"的碳水化合物时，通常会把它们和饮食中可消化的蛋白质、脂肪和单糖一起吃。莴苣、酸菜或芦笋中难以消化的植物纤维混合物会减缓这些食物的运输，保持对单糖缓慢而稳定的吸收，更重要的是，这样我们的身体中产生能量的线粒体可以缓慢而稳定地吸收营养。最终，随着已消化食物的成分进入血管，为血液提供能量，剩余的纤维（其中一种叫作可溶性纤维）继续向下进入大肠，与它的制造者——微生物群相遇。

有一个令人震惊的统计数据。我们狩猎－采集的祖先每天的饮食中含有大约 150 克纤维（哈扎人今天也有类似的纤维摄取量）。现代美国人平均每天的饮食中含有约 25 克纤维。[9]（即使是蔬菜和其他植物性食物摄入量高的，每天的纤维摄入量最多也只有 60 克。）如果你进行生酮饮食，你可能不摄入纤维。我们生活在一个纤维缺乏的时代，我们吃的纤维越少，身体就越虚弱，[10] 反之亦然。当我们的肠道伙伴缺乏它们需要的制造消炎和产生能量的信号分子（后生元）的食物时，很可能出现严重的炎症和疲劳。一天下来，当我们精疲力竭时，坐在沙发上吃包薯条比起身亲自去做一份沙拉更有诱惑力。

"好的，医生，我知道了，"你可能在想，"我要多吃些纤维！我会买一些高纤维的谷物或烤一批麦麸松饼，解决这个问题。"好吧，虽然我很高兴你愿意支持你的肠道伙伴，对你的饮食做出一些改变，但恐怕这些改变完全是错误的。

当你在吃一碗麸皮纤维麦片或麦麸松饼时，你实际上并不是在按我所描述的方式喂养你的生物群系，因此也得不到你认为的健康。整整一代人都是在坐下来吃一顿全谷物"好"早餐的观念下长大的，这是因为人们对纤维的作用方式有根本的误解，甚至这就是个谎言。说来话长，但足以说明的是，早期的纤维科学家过分强调了全谷物纤维的重要性，没有意识到它们的负面影响（富含凝集素）。一个以谷物为基础的食品系统就是建立在这个观念之上的。这个长期存在的误解催生了一个大规模的产业，包括杂粮面包、麸皮谷物、纤维棒等。

与此同时，在过去的 25 年里，纤维科学领域取得了巨大的进展。我们现在知道，平衡和促进能量产生的富含纤维的饮食，包含的是来自植物叶子、茎、块茎和根部（而不是谷物外壳）的可溶性和不可溶性的纤维。这些纤维会被肠道微生物群系中的细菌吃掉，而不是被你吃掉。因为纤维有很多种，所以我们把它简单化，这样你就会觉得在饮食中加入益生元是可行的——就像个好的园丁一样，我希望你在为你的土壤施用复合覆盖物时感到舒适。

我们可以把纤维大致分为两类：可溶性纤维（溶于水）和不可溶性纤维（不溶于水，比如麦麸）。可溶性纤维可以被肠道伙伴发酵，产生能量，让它们繁殖并产生后生元。一些不可溶性纤维，比如纤维素，也可以被肠道伙伴吃掉，这就是为什么有蔬菜的饮食对健康和补充能量是如此重要，因为大多数植物性食物包含不同比例的两种纤维。但其他类型的不可溶性纤维，如麦麸，对肠壁有强烈的刺激作用。[11] 难怪它会让我们拉肚子。

你可能已经知道一些水果富含可溶性纤维，比如脆梨（脆的，不要熟过头，以保持低果糖含量）和鳄梨。然而，某些可溶性纤维为发酵提供了最多的能量，它们是我们的肠道好友真正喜欢的，比如：菊粉、果寡糖和低聚果糖以及其他的果聚糖。耶路撒冷洋蓟、菊苣根、洋葱、韭菜、大葱、绿香蕉、蒲公英根和芦笋中富含这些纤维。菊粉是研究得最充分的益生元纤维之一，存在于成千上万种植物中，比如菊苣根和菊苣科蔬菜，其中许多都是我们祖先狩猎–采集食物的一部分！事实上，研究墨西哥北部干燥洞穴沉积物的研究人员判断，早期人类每天摄入的多达135克的纤维来自沙漠植物中的菊粉！[12] 这听起来对他们的肠道伙伴而言是一场绝对的盛宴。然而，在今天的饮食中，即便你每天摄入的纤维中有菊粉，也不过寥寥几克。

与菊粉相近的一类纤维是抗性淀粉，它们存在于你可能已经熟悉的食物中，比如小米、欧洲防风草、芜菁、红薯、山药、青木瓜和芜菁甘蓝，以及绿色车前草、木薯、豆薯、芋头根和老虎坚果。（有趣的是，煮熟的淀粉类食物在冷却后再加热时，比刚刚煮熟时含有更多的抗性淀粉。）前面提到，抗性淀粉能够部分"抵抗"小肠中的消化酶，并相对完整地进入结肠。由于结肠内是无氧环境，抗性淀粉通过发酵被分解。啤酒和葡萄酒爱好者可能知道，发酵是一个被称为糖酵解的无氧过程，用糖或者氨基酸生成三磷酸腺苷。在你吃了抗性淀粉后，肠道内也会发生同样的事情——当益生菌使淀粉发酵时，就会产生能量，给它们提供复制的燃料，这增加了它们的多样性和丰富性，反过来，它们可以产生更多的后生元。

如果你采用低纤维饮食——一种不含天然纤维却富含精致碳水化合物的饮食，或者一种含有比植物类物质多得多的脂肪和蛋白质的饮食——大部分糖、脂肪和蛋白质在肠道上游，即在小肠的顶端就开始被吸收，这会造成三个方面的问题。

首先，这些食物一到小肠就立即被吸收，身体不需要做任何实际的工作来消化它们。这意味着，在消化过程中，你燃烧的热量远不如消化富含纤维的食物多，因为富含纤维的食物需要能量才能被分解。[13]（消化过程中消耗能量的现象有个奇怪的名字，叫食物热效应）。在消化过程中不燃烧热量的结果就是，你的净热量增加了，于是你的腰围和体重也增加了。也就是说，你吃的食物加工得越精细，把它们分解成可吸收小块所需要的工作就越少，你吸收的净热量就越多。

其次，这种精致食物会导致能量"高峰时间"，在这段时间里，你的能量工厂——线粒体，同时受到许多糖、脂肪和蛋白质的冲击。这超过了线粒体有效安全地处理燃料来源的能力，尽管这一点很少被讨论，但它是现代线粒体功能障碍的核心，也是现代疲劳和胰岛素抗性的关键驱动因素。我将在下一章对这一点做更详细的讲解。

最后，正如你可能推断的那样，没有纤维的饮食剥夺了你结肠下游的肠道伙伴（你的土壤的超有机体，它们拥有难以置信的处理能力）实现其应有的功能所需要的原料。这看起来是小事，实际上却有着巨大的影响。在西方世界，随着加工食品和快餐越来越多地取代天然食品，我们的肠道微生物正在挨饿。事实上，新的研究表明，我们的饥饿感实际上可能来自微生物向我们的大脑发送的信息——它们需要进食了！实际上，我们正在让支撑我们健康所需的至关重要的"虚拟器官"挨饿，我们正在为此付出慢性疾病和长期精力不足的代价。[14]

当你摄入适量的纤维时，你就会发现，结果会有明显的不同。我的好朋友和同事特里·华尔斯博士（Dr. Terry Wahls）通过遵循一个包括每天吃 9 杯蔬菜的综合方案，逆转了她的多发性硬化症。她描述说，当你吃大量的纤维时，大量的能量就会在下游的结肠中产生。能量的产生来自肠道中生长的大量细菌，它们饱食了纤维中的糖分。如果你已经开始采用植物丰富、高纤维的饮食——你可能有过这样的经历——你会惊讶于自己的排便量突然变大了。然而，这可不是什么坏事，相反，这一迹象表明你的肠道伙伴得到了很好的喂养，开始大量繁殖，在这个过程中，它们为你的身体制造了强大的后生元化合物，现在它们的工作完成了，这一代的肠道伙伴正在排出。

如果单靠视觉打动不了你，你可以这样思考：每吃一磅这些纤维，就会产生 1/3 磅的新细菌。也就是说，如果吃了正确的食物，你摄入的 1/3 的潜在热量是用来喂细菌的，而不是喂你自己。这就好比你多吃了 30% 的食物，却一点体重都没有增加。更重要的是，喂养它们，你将经历肠道健康和整体能量水平的巨大改善，因为它们产生的许多后生元化合物将帮助你治愈肠道，促进线粒体健康。没错，它们帮助渗漏的肠壁繁殖强壮的新细胞，从而减少炎症，减少疲劳……所有这些都来自正确喂养你的肠道伙伴。[15] 最后一点，你知道阿特金斯饮食法（Atkins）、生酮饮食法或食肉饮食法最常受到的抱怨是什么吗？答案是便秘，因为没有"食物"来喂养肠道伙伴，产生不了下一代肠道伙伴。按照我的计划，你会很高兴地知道这样做的两个好处是排便量增大和产生更多的能量！这样你的脚步就会变得轻快起来！

那么，当你喂养了肠道伙伴它们需要的东西，并创造了一个让它们生长的环境时，到底会怎样呢？它们所做的最重要的工作是生成"信息"，向你身体的各种活动发出开启或关闭信号。这些后生元信息有很多种形式（我相信，比我们现在知道的要多得多），为了让事情（相对）简单，我们将它们分为两类——已经被充分研究了的短链脂肪酸和新发现的气体递质（也叫气体信使），这两类对能量和健康影响最大。

激活短链脂肪酸

短链脂肪酸是真正的后生元中的超级明星。肠道伙伴产生三种短链脂肪酸，但说到生产能量时，丁酸是最重要的一种，丁酸对整个系统能量生产的贡献约为10%。它对肠道中的能量生产尤为关键，事实上，结肠细胞使用丁酸作为它们的主要燃料来源。[16,17]结肠细胞就是靠丁酸维生的。

此外，在生物群系和免疫系统的密切关系中，丁酸是促使抗炎激素产生的关键信号。这种脂肪酸的安抚信息也直接传递到肠道巨噬细胞，确保它们不会将肠道中的友好细菌误认为是敌人。[18]更重要的是，丁酸还有助于调节细胞的生长和分化，这有助于防止结肠细胞癌变。[19]另外，短链脂肪酸已经被证实在肥胖

和代谢综合征以及肠道疾病（如结肠炎和克罗恩病）和某些类型的癌症的发展中发挥重要作用。[20,21]

丁酸的作用不止于此。在肠道中没有发挥作用的丁酸进入淋巴系统和血液，循环到所有细胞，附着在细胞膜上传递信息。然后丁酸进入细胞的更深处，到达线粒体膜，向能量工作者传递信息：发动机室一切正常，因此"持续生产能量"！这种后生元交叉对话也可以指导你的基因，并向你的全身提供及时更新。你的身体构造非常好，如果它没有得到那些确认的后生元信息，它就会感觉到可能有什么不对劲——在找出原因之前，作为预防，它会减少能量的生产。这就像一个故障灯出现，表明你的汽车燃油管有问题。你得减速，节省汽油，而不是将油门踩到底。

踩油门获取更多能量

在本书中你会发现一个悖论——腹部产生的气体对你的健康有益。在你一生的大部分时间里，你可能会竭尽全力地避免放屁或者放屁的时候会脸红。也许你有时会感到胃胀气，这是肠易激综合征和小肠细菌过度生长的常见症状。但肠道气体在我们的文化中的坏名声与事实不完全相称。新的研究表明，当产生的气体的量合适时，后生元气体在身体中起着几个重要的作用，包括充当第二套强大的信号介质，类似于短链脂肪酸。通过这种方式，后生元气体无形地影响身体功能，包括炎症水平、大脑清晰程度和线粒体能量的产生。虽然在绅士面前讨论这种气体被认为是无礼的，但气体递质对能量的产生可能比短链脂肪酸更重要。所以，让我们把这一点讲清楚。

人体内最多的肠道气体是氮气和二氧化碳。它们主要来自我们吞咽时吸入的空气，所以我们大多数遭受"胀气"的人实际上是通过说话和呼吸吸入了空气。然而，有些气体是由细菌发酵产生的，比如氢气、甲烷、硫化氢以及前面提到的二氧化碳。它们最近才加入了以一氧化氮为首的气体递质的行列——一氧化氮是第一个被发现的气体递质，它不仅是一种血管扩张剂，而且是一种被微生物用来影响众多身体功能的信号分子。[22] 这一突破性发现在 1998 年获得了诺贝尔奖。[23] 谁能想到我们体内的气体竟然配得上诺贝尔奖？！

所以我们制造一些气体，可能以闻起来像臭鸡蛋（硫化氢）的尴尬的屁的形式把它放出来，还可能玩旧的童子军的把戏，用打火机去点燃它（这是一种氢气，想想导致兴登堡飞艇烧毁的氢气，高度易燃），或者像牛一样释放温室气体（甲烷）。你可能认为，这没什么大不了的，仅仅是消化带来的结果。但这些微生物产生的气体会不断向你体内的细胞发送信号，这就是个大问题。例如，一氧化氮信号功能不仅获得了诺贝尔奖，而且在 2019 年获得了一个更大的荣誉，研究人员宣布它是迄今为止未被认识的复杂系统，"像一门化学语言一样（而不是单个的词）与宿主的 DNA 进行通信并控制它"[24]。这何以引人关注？甲烷对气候的负面影响可能是所有气体中最糟糕的，但它对线粒体的正常功能至关重要，也是重要的炎症调节因子。[25] 肠道内产生的气体递质在我们的内在生态系统中发挥着非常重要的作用，因为它们是"跨王国"或物种间交流的主要语言，换句话说，它们是微生物群中的细菌和体内细胞之间的"相互对话机制"或"操作系统"。

气体过多

不可否认，肠易激综合征和小肠细菌过度生长等疾病包括肠道内气体过多导致的严重不适，任何时候，如果感到慢性肿胀和疼痛，你就会失去活力。因此，出现了一种"反气体仇杀"运动，整个运动和相关图书都致力于从饮食中消除所有可发酵的糖，以缓解不适，比如著名的 GAPS（肠道与心理综合征）饮食和 SCD（特定的碳水化合物）饮食。甚至有人认为，麸质不耐受症状不是由麸质家族的蛋白质破坏肠道紧密连接并引发炎症导致的，而是由谷物中的可发酵寡糖、双糖、单糖和多元醇引起的。

许多病人在第一次见到我的时候，已经或正在接受这些饮食计划中的一种，有些病人的症状已经通过这些计划得到了改善。尽管细菌——更多的是酵母菌，比如念珠菌——会引起各种糖发酵，产生气体，有些气体会使肠道膨胀，导致腹胀、疼痛或痉挛，但又不能从饮食中剔除所有产生气体的食物。"能量悖论计划"所做的就是给肠道伙伴适量的纤维，以产生适量的重要气体递质，使其不要过量。

气体递质的存在应适量，既不能太多，也不能太少。（这被称为遵循量效曲线，第六章将会介绍更多关于激效的知识。）在多年与病人打交道的过程中，我几乎总是发现，当病人遵循我的悖论计划时，即便他们来找我之前被诊断出肠易激综合征、小肠细菌过度生长、念珠菌病，以及由此导致的慢性疲劳，只要解决了病人的饮食问题，给微生物提供了正确的食物和纤维，问题就解决了。

当谈到能量方程时，肠道细菌产生的三种气体递质最为重要。首先是氢气。作为宇宙中最小的分子，它可以迅速穿过肠壁，扩散到细胞中，对抗被称为氧化剂的破坏分子。我们现在知道，氢气是由许多肠道微生物产生的。在过去十年中，我们发现氢气既是一种强大的抗氧化剂，也是一种信号分子。尽管氢气的过量积累可能会引起不适，但只要适量，它就会激活 Nrf2-Keap1（一种对环境有害物质的适应性保护途径）通路，该通路调节着数百种保护性蛋白质和酶，这些蛋白质和酶参与至关重要的细胞保护行动，即抗氧化和同样重要的解毒过程。此外，氢气可以通过下调另一条通路来"抑制"炎症。炎症越少，浪费的能量就越少，你获得的能量就越多！

氢气也可用作治疗剂，特别是在饮用水中使用。如果你听说过"氢水"的新趋势，或者听过我的播客，或者你亲眼见过，怀疑这是否只是一种销售昂贵水的新方法，我可以告诉你，这绝对不是噱头。溶有氢气的水已经被证明可以通过清除活性氧（稍后会讲到更多）来减少细胞内的破坏性压力（称为氧化压力），产生连锁反应，如减轻肥胖症状、代谢综合征和帕金森病的症状。[26] 帕金森病患者的微生物群系中产生氢气的细菌的丰度明显较低，这一事实表明，肠道中产生氢气可能对预防这种可怕的神经退行性疾病有影响。[27,28] 再强调一遍，帕金森病患者产生氢气的细菌种类比正常人要少。他们的脑细胞是否被剥夺了正常工作所需要的信号？或者被剥夺了生长所需的保护性抗氧化剂？还是两者都被剥夺了？有证据表明两者都有被剥夺。是时候进行真正的"肠道检查"了，不是吗？事实上，1500 多项研究表明，氢气可以减轻疾病，并改善各种病理条件下的治疗结果。[29]

在一组肠道伙伴产生氢气后，另一组微生物将氢气转化为其他的气体，如硫化氢和甲烷，这一过程被称为互养。在这种情况下，硫（部分来自十字花科蔬菜）与氢气进行交互，形成更多的气体信使。这是生态系统相互依赖的完美例子，肠道中不同细菌的菌株以彼此的残羹为食，这样做有利于整个生态系统的健康，包括我们自己。

硫化氢通常不是你很想要的东西，毕竟这些"臭鸡蛋味"的气体长期以来被认为是有剧毒的。17 世纪，一名德国科学家首次发现这种气体时，人们认为这种气体是从下水道散发出来的，是导致下水道工人患上疼痛性炎症眼疾的罪魁祸首。尽管在组织中大量积聚的硫化氢绝对是有毒有害的，包括对线粒体和它们的能量生产，但我们之前不知道，在适量的情况下，硫化氢不仅无毒，而且对细胞功能至关重要。[30] 此外，我们现在知道它有助于保护肠道黏液层的完整性，防止肠道渗漏。

硫化氢也是一种神经递质和神经调节器，能够帮助我们的大脑更好地学习和记忆，同时进一步避免神经退行性疾病。（事实上，所有的主要气体递质都能促进神经元之间的通信，从而使我们的大脑保持敏锐。）[31] 除了促进大脑功能之外，硫化氢在心血管健康方面也发挥着重要作用，可以预防高胆固醇和高血压。[32] 然而，有趣的是，错误的饮食会抵消这种保护作用。高脂肪饮食已经被证明会降低硫化氢代谢，实际上会促进动脉粥样硬化性心脏病。[33,34] 还记得我前面说的因血管僵硬而缺少能量吗？这同样也适用于心脏的能量生产。这是因为：高脂肪饮食会导致心脏病，不是因为脂肪本身有害，而是因为肠道伙伴没有适当的营养以产生足够的硫化氢来保护血管。去找你的心血管医生！停止服用他汀类药物，多吃花椰菜？[35] 硫化氢非常重要，它不仅能在肠道中产生，也能在细胞中产生，在线粒体能量链中发挥作用。当线粒体遭遇困境时，硫化氢实际上可以作为线粒体的能量基质。如果你的能量低，你的线粒体日子也不好过！

不幸的是，硫化氢的缺乏几乎是导致日常疲劳的一个完全未知的因素。如果身体感觉不到这些必要的气体，由于微生物群系营养不良或缺乏支持，身体可以进入节能模式：身体机能减缓。

问题开始出现。[36,37,38]

你可能会开始想象，为什么那些仍然在狩猎和采集的人能够做到这一点，比如哈扎人，和久坐办公室的人相比，他们似乎能够从摄入的等量的热量中获得更多的能量。他们的肠道生物群系营养丰富，产生大量的后生元，有助于确保任何炎症都得到控制，你很快就会发现，他们的肠道伙伴在需要的时候通过发送能量基质来为它们的能量生产系统工作，尤其在狩猎和采集食物的间隙较长时！当我们感到精力充沛、头脑清晰、注意力集中的时候，这一切都源于肠道，这听起来可能有点吓人，但实际上令人鼓舞。研究表明，当剔除对肠壁和肠道伙伴有害的东西，增加它们所需要的东西时，就能够迅速改变我们的微生物群系，[39] 在几天之内就能产生积极的变化。

体内的细菌很大程度上控制我们的健康，而我们对细菌所起的作用有很大的控制权，因为它们之间绝大多数的交流都依赖于我们的日常选择，包括我们吃的食物、食物中所含的化学物质，甚至吃饭的时间（详见第六章）。这一切都始于我们对体内的"根"和"土壤"的关注。有人能用没有生机的土壤、堆肥不足和源源不断的合成化学物质来培养一种有活力、富有生机的有机体吗？我们中的许多人实际上就像过度耕种的单作田地里行走的植物：拄着拐杖，内心虚弱，内部生态不断受到攻击。值得庆幸的是，这种情况将会好转。但在学习如何做之前，我们需要关注能量方程的第二个 M——线粒体（mitochondria）。

| 能量迷思 3 | 医生，我有肾上腺疲劳症！ |

当我们谈到压力、肾上腺功能和疲劳的相互作用时，存在很多困惑。我的诊所里有很多疲惫、大脑模糊和整体功能低下的病人，他们被（好心的医生或谷歌医生）告知患有"肾上腺疲劳症"。另一些人则自我诊断为"皮质醇水平高"，并将其归咎于顽固的体重增加或睡眠质量差。我的Ａ型血的病人（他们是完美主义者）经常责怪自己陷入了他们自认为的肾上腺／皮质醇紊乱的状态。这很可能是受到网络谣言的影响，他们可能会说："我工作太辛苦，摄入了太多的咖啡因，没去练瑜伽。"还有一些人花了些钱买补充剂，试图"修复"那些坏死的肾上腺。

如果最近肾上腺疲劳导致你身体疲惫、精神不佳，亲爱的读者，你们一定要知道，尽管慢性压力确实破坏平衡，但极不可能的是你的肾上腺已经达到极限并失去作用，也不可能是劣质的皮质醇充斥你的身体。更可能的是，就像我95%的疲惫病人一样，你的肾上腺状况良好。事实上，我治疗过的数千名病人中，只有不到 10 人早上皮质醇水平异常低。然而，就像神经酰胺阻断胰岛素受体一样，你的肾上腺素受体也会被阻断，使你无法接收这些激素想要传递给你的信息，从而导致更多的炎症，而炎症可能就是让你如此疲惫的原因。

肾上腺产生皮质醇激素，以及肾上腺素和去甲肾上腺素，它们是升高血糖的激素。肾上腺产生的这些激素让你早上精力充沛（也许可以称它们为你的精力充沛激素！）。它们在 24 小时的周期中自然起伏。在我大多数的病人中，即使是那些说自己疲惫不堪的 A 型血患者，他们血液中的皮质醇水平都在正常范围内。（未经治疗，皮质醇的慢性升高确实令人担忧，因为它会损伤海马体——大脑的记忆中枢，但我不常见到。）相反，长期承受压力意味着你会产生大量的去甲肾上腺素、肾上腺素和皮质醇，以至你的细胞受体对它们变得不那么敏感。这本身就是个问题，长期的压力似乎会导致糖皮质激素受体抵抗 (GCR)，从而干扰下丘脑－垂体轴对炎症的适当调节。[40] 当受体紊乱时，炎症就永远无法平息。

细胞有很好的方式来缓冲过多的"好东西"。就像线粒体通过对过多热量，特别是糖产生抗性来保护自己免受它们的攻击一样，细胞也通过对肾上腺激素和皮质醇激素产生抗性来保护自己免受它们的慢性刺激。（这有点像你十几岁的孩子无视你的声音的能力。）你的肾上腺素正常，只是你的细胞已经对其置之不理了。与其把钱花在肾上腺素补充剂和酊剂上，或者为早上必须喝咖啡才能清醒而烦恼，不如去做一件更重要的事情——减少炎症，调节昼夜节律（Circadian rhythm）。也就是改善 $E = M^2C^2$ 方程中的 C^2。

　　　　　　　　　　　　　　　　　　　疲惫的真相

— 第四章 —

强大的线粒体混乱不堪

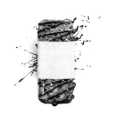

21 世纪能量危机的症结正如本章的标题一样。如果你感到疲惫不堪，无法摆脱，我敢说，我要描述的情况正在你所有的细胞中悄然发生。我意识到，这是一个大胆的断言。但今天绝大多数人都在不经意间用过多的燃料轰击他们的能量系统。这是"能量悖论"的核心难题：即使你已经过量饮食了，但身体还是疲软乏力。原因就在于，你 4 万亿的能量工作者（也就是你的线粒体）所需要的条件和它们从你那里获得的营养不匹配。它们被剥夺了生产能量所需要的原材料，却又被大量的劣质燃料轰炸，于是被迫采取一些极端措施，试图让能量生产走上正轨。

我可以向你保证，线粒体功能障碍既是普遍疲劳的根源，也是影响当今数百万人的许多疾病的根源，包括心脏病、心肌病、糖尿病、代谢综合征、癌症、肥胖、自身免疫性疾病和神经退行性疾病。[1] 事实上，持续的疲劳是一个警告信号，表明你的线粒体负担过重，得不到支持，可能正处于罢工的边缘。很明显，你不希望你的重要员工减少工作量或关闭工厂生产线，因为这将使你的细胞、组织和器官缺乏正常工作所需的能量。在某种程度上，可以说所有的疾病都是能量不足造成的，源于强大的线粒体出现了"不适"。

个头小，数量大

冒着自说自话的风险，我承认，我总是把线粒体想象成大家并不熟悉的"大力鼠"的小克隆体。"大力鼠"是 20 世纪 50 年代的卡通人物，我小时候喜欢看。他是一个强大但渺小的超级英雄，正如主题曲所唱的"要拯救世界"。线粒体在现实生活中的作用正是如此。这些微小的杆状细胞器几乎存在于身体的每个细胞中，它们大量存在——在某些细胞中可能有数千个。它们在需要大量能量的组织和器官的细胞中尤其多，比如肌肉、大脑、心脏和肝脏中。它们很小，但对生命起着至关重要的作用，将我们每天储存的食物（这些食物中的碳水化合物被分解为葡萄糖，蛋白质被分解为氨基酸，脂肪被分解为脂肪酸）转化为细胞实际消耗的能量"货币"——三磷酸腺苷。

你很可能并不经常思考这种看不见的活动。然而线粒体付出了巨大的努力。身体对能量的需求相当惊人。一个中等身材、身体健康的人每天产生大约 140 磅三磷酸腺苷。[2] 你没看错，就是 140 磅。保守估计，一个人每天吃大约 3.5 磅食物，这种投资回报是巨大的。如果你在想："我体重才 140 磅，那么多三磷酸腺苷去哪了?"答案是——被你消耗了! 这还是在休息状态下。在活动期间, 三磷酸腺苷需求量更大。所以, 线粒体的健康对你的精力至关重要。

第三章已经讲到了这些能量供应者起源的传奇故事, 从被前体吞噬的细菌进化到作为地球上大多数生命基础的真核细胞。这些古老的细菌(或原线粒体)转化为现在的线粒体是生命进化的基础。[3] 大约 15 亿年前, 这些古老的细菌在富含硫化氢的环境中(在富含氧气的大气形成之前)得到进化, 硫化氢环境能够帮助细菌制造能量, 细菌至今在它们的新家园——我们的细胞中仍然具有这种能力。除了利用硫化氢, 这些细菌还帮助这些早期细胞呼吸, 利用氧气产生能量, 作为回报, 细胞成了细菌的安身之所。随着时间的推移, 线粒体逐渐成了细胞的重要组成部分。但它保留了许多原始细菌的特征, 它们不仅有独特的双层膜结构将它们与细胞内的其他物质分隔开来, 而且, 和肠道伙伴一样, 线粒体也有自己的 DNA。这意味着它们可以在宿主细胞分裂的同时进行分裂, 但它们也可以在任何时候通过有丝分裂的形式独立于细胞分裂进行自我复制。事实上, 它们可以在宿主细胞内自我复制, 这对人们提高能量生产的能力至关重要。毕竟, 更多的能量工人可以生产更多的能量。

我分享这个古老的历史有两个原因。首先, 我们体内的微生物和线粒体仍然以某种"姐妹关系"存在, 它们曾经都是细菌。我们不仅从母亲身上继承了第一个微生物群落, 也从母亲身上继承了线粒体。它们就像好姐妹一样, 经常通信, 通过后生元发送信号。肠道微生物不断地与线粒体通信，告知线粒体是否一切正常，是否应该继续制造能量，或者告知线粒体哪里出现了问题，从而减缓能量生产。

其次，线粒体本质上是细菌，它们可能会受到时刻警惕的免疫系统的检查。如果线粒体出了问题，受损甚至死亡的线粒体就会被从细胞中排出，进入身体的循环系统，免疫系统对它们进行扫描，可能会认为它们是威胁。这就出现了悖论：我们的能量工厂可能会导致炎症，消耗能量。

线粒体的作用不只是制造三磷酸腺苷，也会对它们所居住的细胞产生重要影响，因为它们参与调解细胞内的环境平衡，包括平衡细胞钙水平（一个看似很小的细节却有着巨大影响），驱动细胞内的许多通信，即细胞内信号传递。换句话说，线粒体会告诉你细胞的 DNA 和其他细胞器该做什么。它们还在多种类固醇激素的产生中发挥关键作用，像性激素中的雌激素和睾酮。它们还参与血红素的合成，血红素是在全身运送氧气和保证充足血氧水平的关键。[4]那么，激素水平低和"缺铁性贫血"很可能与线粒体受损有关。总之，线粒体的健康状况对你的能量和整体健康至关重要，它们必须有很好的工作环境，否则就会出问题。

能量是如何产生的

所有这些"奇迹"是如何发生的？线粒体到底是如何工作

的？线粒体产生能量的过程被称为细胞呼吸。细胞呼吸是将食物和氧气转化为能量，可以在每个线粒体中反复发生，就像一条内部装配线，多个步骤接连发生。首先是碳元素：从最基本的层面上来看，我们是以碳元素为基础的生命形式——《星际迷航》（*Star Trek*）的粉丝们肯定会喜欢。我们所吃的食物最终会分解成糖、氨基酸和脂肪中的碳分子，进入身体细胞，然后进入线粒体。一旦进入，这些分子就会进行一系列的反应——克雷布斯循环（Krebs cycle，也就是装配线）。首先，它们被转化为带电的（被认为是带电的）粒子，然后通过一系列化学反应被引导穿过线粒体内膜。在这个过程中，分子变得越来越兴奋。带电粒子就像热土豆，当它们从一级电荷跳到下一级电荷时，热量不断增加。在克雷布斯循环的最后一步，一个带正电的氢离子从酶中剥离出来，与正在等待的氧分子结合时，就产生了高能分子三磷酸腺苷。

和大多数的能量生产过程一样，生产三磷酸腺苷的过程会产生副产品，包括二氧化碳、水、热量和一些被称为活性氧的有害物质，它们就像汽车引擎排出的废弃物。和汽车一样，线粒体也有自己的"催化转换器"，可以将燃烧过程中产生的有毒物质转化为危害较小的化合物。在这种情况下，当游离电子（带负电荷的分子）在装配线上遇到氧气时，活性氧（包括你可能听说过的自由基）就会释放出来。包括自由基在内的活性氧是导致氧化应激现象的罪魁祸首，氧化应激是指当活性氧超过我们的抗氧化能力时对细胞造成损害的状态，通常与衰老和慢性疾病有关。

虽然活性氧可能会造成损害，但它们并不完全是"坏蛋"。当少量存在时，它们有着积极的作用，作为信号分子，维持细胞的健康。只有当我们的能量工厂运行得太辛苦，或者"汽车发动机"的某些部分出现故障，导致产能过剩时，它们才会造成损害。过量的活性氧会对线粒体造成损害，并可能最终导致细胞凋亡——细胞或者细胞成分确实会引起细胞爆炸而死亡。大量受损的线粒体和炸裂的细胞不是我们想要的，这时细胞碎片会进入血液循环，产生更多的炎症，甚至损害大脑功能。要怎么防止活性氧产生垃圾呢？幸运的是，线粒体附近通常有大量的抗氧化剂，让活性氧保持平衡——有足够的活性氧来完成信号传递的任务，但又不会多到造成伤害。但是当线粒体供应链的任何环节出现混乱时（在错误的时间向装配线输送错误的原料，或者太多"正确"的原料，会使装配线超负荷运行），这些"细胞发电站"就会变成"疾病发电站"。

灵活的线粒体

也许对克雷布斯循环的简要概述把你带回到了高中生物课上，让你回忆起了一个基本的公式：（摄入的）食物分子与（通过呼吸得来的）氧气的结合产生能量。虽然这个公式基本上是准确的，但有点过于简单。在我们的能量生产线上有一个微妙之处，我们大多数人从来没有学过。

线粒体能够以略微不同的方式处理不同的燃料产生三磷酸腺苷。一个线粒体可以处理三种不同的燃料基质，它们都携带碳原子：葡萄糖和来自碳水化合物的单糖、来自蛋白质的氨基酸，或来自脂肪的脂肪酸和酮体。再次以汽车发动机为例，汽车要么使用汽油，要么使用柴油，如果司机在加油的时候弄混了就很不幸了！但是你的线粒体有一种特殊的天赋：它们很灵活，不是固定使用一种燃料。

　　消化系统可以以特定的顺序来处理所有的燃料。想象一下，一盘三文鱼（蛋白质和一点脂肪）、一些菠菜（葡萄糖和纤维）和红薯（来自淀粉和纤维的葡萄糖）都淋上橄榄油（脂肪）。这三种燃料最终都需要进入能量生产线，但它们不会同时进入。简单的碳水化合物分解得最快。淀粉是一种复杂的碳水化合物，分解需要更长的时间，但两者都会变成葡萄糖，而葡萄糖是所有燃料中吸收最快的，所以线粒体通常会率先处理它。蛋白质在被肠道吸收之前必须被消化和分解成氨基酸，所以它们会晚一点进入细胞被处理；即便如此，在进入能量生产线之前，它们还要经过糖酵解转化为葡萄糖或另一种叫作丙酮酸的化合物。摄入的脂肪通常最后到达，因为它们经由肠壁以完全不同的方式被吸收。它们进入淋巴系统，在身体内循环，然后进入血液，最后进入细胞。由于这顿"理想"膳食包含完整的、未经加工的原料和纤维（比如菠菜和红薯），我们对不同成分的消化和吸收会缓慢进行，这样线粒体就不会被同时到达的过多燃料搞得不知所措。这些食物作为一个整体亟须分解成各种成分，就像红灯和减速带一样，因为食物分子会争先恐后地进入匝道，然后进入线粒体能量的高速公路，再逐渐结合。

线粒体轻松应对几种不同燃料源产生三磷酸腺苷的能力被称为代谢灵活性。代谢灵活性是健康能量系统的基石，实际上也是健康和长寿的基石：失去代谢灵活性，你的能量生产就会开始崩溃。代谢灵活性确保线粒体即使在一种燃料耗尽时也能维持身体和大脑运转，比如在葡萄糖供应不足或者晚上睡觉不吃东西时。根据工作机制，线粒体会在夜间减缓燃料加工，进行自我修复，就像工人忙碌了一天之后希望放松一样。没有新的燃料需要加工时，它们通常会使用储存在脂肪细胞中的多余燃料。当你没有进食的时候（希望你不会在睡觉时吃东西！），这些储存的脂肪就会以游离脂肪酸的形式释放到血液循环中，作为缓慢燃烧的燃料。在某些情况下，线粒体也可以燃烧酮。酮是在某一重要时段里糖供应非常低时，例如当你的饮食中没有碳水化合物，持续大约 12 小时没有吃东西，或者高强度的训练消耗了你储存的所有的糖（糖原）时，肝内脂肪酸产生的一种特殊脂肪。接下来很快会讲到，酮对线粒体健康和头脑清醒也非常有帮助，但其作用方式可能和你想象的有差别。

可以把这种"弹性燃料"系统比作混合动力汽车。当它靠汽油（葡萄糖）运行时，电池就在充电（脂肪储存），一旦汽油耗尽或者发动机关闭，就可以利用储存的电能。同样，当我们晚上没吃东西时，线粒体就会以游离脂肪酸或酮的形式利用"电池"

能量来产生三磷酸腺苷。

能使用多种燃料有许多好处。第一，这意味着当我们停止进食时，我们的身体不会因为燃烧完了储存的燃料而垮掉。第二，这意味着我们的大脑（正常情况下要消耗大量葡萄糖）在缺糖的时候仍然可以工作。事实上，我们在"艰难时刻"制造酮是为了让大脑神经元存活，不是为了别的。我们会一再讲到这个微妙而又重要的问题。当葡萄糖不足时，肝内的脂肪酸就会为大脑神经元制造酮。与体内其他细胞（除了红细胞）不同，我们的大脑不能够利用释放出来的游离脂肪酸制造能量（游离脂肪酸不能轻易即时地进入大脑），但可以利用酮和丁酸制造三磷酸腺苷，其中丁酸是肠道伙伴产生的。[5]

第三，线粒体的灵活性让你的能量系统适应食物来源的变化和食物的季节性差异。想想我们的祖先——狩猎-采集人，我们就是从他们进化来的。他们可能经历了几天难熬的饥饿之后才捕猎或觅食成功，他们不会只是小嗫一口，而是会饱食一顿。他们学会了处理一种燃料的大量摄入（比如野生动物的蛋白质或野生浆果或蜂箱中的碳水化合物），然后，一旦这种燃料消耗完毕，立即切换燃料，在随后不可避免的低能量时期开始燃烧储存的脂肪。这种代谢灵活性是线粒体固有的，但如果我们过于频繁地食用精制食品和超加工食品，同时，更糟糕的是经常久坐不动，线粒体就会丧失这种代谢灵活性。让我们的线粒体功能恢复到良好的工作状态是恢复代谢灵活性、制造更多能量的关键。

从灵活到僵化

现在，将三文鱼、红薯和菠菜这些"全营养食物"与现代饮食中的许多食物进行对比。我们发现，今天供应的常常是一些"看起来像食品的食物"，在制作过程中，去除了纤维，单糖、脂肪和蛋白质经预消化之后才进入我们的盘子中。戴维·凯斯勒博士（Dr. David Kessler）在他的《快碳水，慢碳水》（*Fast Carbs*，*Slow Carbs*）一书中就使用了"预消化"一词。有趣的是，"预消化"一词最早是家乐氏公司（Kellogg's）用来宣传他们推出的世界上首款预消化玉米片的。在这种状态下，所有不同的燃料源都被预先处理好，然后同时被高吸收，并在突然的"高峰时间"冲击你的血管和肝脏。更糟糕的是，我们的食物中富含果糖。果糖是水果、玉米和甜菜中所含的糖，尽管果糖这个名字听起来很好，又是天然的，但是我们的身体还没有进化到能够大量消化果糖的程度，但它们却以高果糖玉米糖浆的形式在我们的食物供应中无处不在。不像葡萄糖可以直接被血液吸收，果糖要在肠道中吸收，直接进入肝脏，再转化为棕榈酸酯，并立即释放到血液中。于是，游离脂肪酸和葡萄糖会同时到达线粒体。通常这种情况不会发生，因为我们吃的脂肪要经过"很长的路"才能够进入血液，在此之前，它们通过乳糜微粒的脂肪运输分子被肠道吸收后，在淋巴系统中循环。但是摄入大量的果糖会产生棕榈酸酯，这意味着游离脂肪酸和葡萄糖会同时攻击我们的线粒体。脂肪和葡萄糖转化成三磷酸腺苷的过程不同，因此在其他燃料源（如蛋白质）到达之前，能量生产线就开始堵塞了，最终造成线粒体阻塞。[6]

在 100 年前，还不存在这种堵塞，因为人们吃的是"粗粮"，包括各种食物，让线粒体有时间有效地处理每一种燃料源。线粒体堵塞对能量生产有影响：当每一种燃料都在奋力挤入线粒体高速公路时，小车祸和路怒族（活性氧）突然出现，能量生产几乎停滞。难怪在我们吃完快餐、奶昔或典型的西方高脂肪、高蛋白、高碳水化合物的食物后，能量系统会崩溃——在生产能量的线粒体高速公路上，确实会发生多起事故。现在，我们大多数人每天都要花 16 个小时来消化和加工食物，这条高速公路从来就没畅通过。

"单一"饮食悖论

多年来，我对这个难题进行了大量研究，思考并撰写了有关线粒体发挥最佳作用所需条件的文章。我注意到一个奇怪的悖论，营养学家推荐的"平衡饮食"往往会导致体重增加和能量丢失，而更为极端的饮食计划似乎能够带来成功的结果。下面我来解释一下。如果你一直关注我的文章，你就会看到我在思考各种饮食计划的优缺点。在我的职业生涯中，我见过各种各样受吹捧的限制饮食方法，每一种饮食方法的支持者都发誓说，他们采取的限制饮食方法才是保持健康、精力充沛和身材苗条的唯一途径。比如杜克米饭饮食法（基本上只吃米饭）、鸡蛋饮食法（你都能猜到，基本上就是只吃鸡蛋）、白菜汤饮食法、最初的阿特金斯饮食法（高脂肪、低碳水化合物）、最近的肉食动物饮食法（基本就是改良的阿特金斯饮食法，高蛋白、低碳水化合物）、"为活着而吃"或"餐叉胜于手术刀"的无油素食饮食法（高碳水化合物、低蛋白质和低脂肪）、生酮饮食法（80% 脂肪、超低碳水化合物和低蛋白质），以及冲绳饮食法（85% 的红薯）。问题在于，这些饮食方法都确实有用。这些饮食方式都对超重和肥胖的人有减肥效果，能够逆转糖尿病，总体上恢复精力，尽管在产生效果的快慢上差别很大，但结果都一样。

　　这到底是怎么回事？我认为它们的成功就在于让线粒体变得更轻松了。你选择一种饮食方式，并坚持下去，你的线粒体就能够自动完成它们的工作。这就是所谓的单一饮食法，除了限制燃料基质，你还可以按照时间表进食，因为你要节食，不是吗？无论你选择什么热量来源，不管是纯碳水化合物，还是纯蛋白质或者纯脂肪，这种饮食方式在短期内几乎总是有效的。此外，只吃一种食物通常也会减少你对这种食物的摄入，因为一种食物吃久了，你会厌倦这种食物，吃得会更少，于是就达到了减肥的目的。这种殊途同归的现象甚至在《麸质谎言》（*The Gluten Lie: And Other Myths About What You Eat*）一书中被赋予了一个幽默的名字，作者艾伦·莱文诺维茨（Alan Levinovitz）在书中引用了其他作者对他们各自主张的饮食法的赞美，编了一个虚构的饮食法——分拆饮食法。

糟糕的是，这些饮食法从长期来看几乎总是失败的。保持单一饮食的限制几乎是不可能的，因为你终究会厌倦单一饮食，渴望恢复正常饮食，一旦你再次开始强迫线粒体处理各种来源的燃料，就会出现体重反弹、能量水平下降。为什么？我认为任何一种单一饮食方式都很少促进或产生线粒体的代谢灵活性。事实上，根据我的经验，我看到的采取上面这些单一饮食的人都出现了胰岛素抵抗、前驱糖尿病或典型糖尿病。（这种现象发生得很有规律，不禁让人好奇，是这种现象推动了我们寻找各种减肥食品和减肥技巧吗？）

虽然我不推荐长期遵循这些饮食法，但我们可以从中学到一些宝贵的经验：一开始你让线粒体的工作变得越轻松，它们在碳水化合物、蛋白质或脂肪之间的折腾就会越少，它们的功能就会恢复得越好。接下来，在本书第二部分，这一原则将成为你逆转计划不可能或缺的部分。但首先，我们来进一步了解线粒体能量生产所需的最佳条件。

认识你的后援团

就像最先进的工厂一样，线粒体的生产线非常精细。要制造一款优质产品（三磷酸腺苷）需要做很多工作，如果供应链出现明显中断，生产水平就会直线下降。线粒体非常强大，但它们也非常敏感！除了从食物中提取原料来制造三磷酸腺苷外，还必须满足其他几个条件才能使设备产生能量，让你的身心达到最佳状态。尽管生物课上没有提到这一点（因为我们当时不知道！直到几年前才知道！），但一个有活力而且营养良好的微生物群系就是其中的条件之一。

肠道伙伴以丁酸、氢气、硫化氢等多种形式发送后生元信息，通过各种方式调节线粒体，使其更好地工作。具体就是氢气在信息传递过程中"提供"质子，放大能量积聚，同时对线粒体提供保护。丁酸向线粒体发出信号，让它们保持高性能运转。后生元化合物，如氢气和硫化氢，甚至可以在必要时提供燃料。简而言之，确保肠道伙伴和它们的姐妹线粒体之间的通信保持畅通至关重要。

在能量生产的供应链中，还有三个重要的环节需要到位，但在我们的现代生活方式中往往会缺失。第一个就是全光谱光源。华盛顿大学教授杰拉德·波拉克博士（Dr. Gerald Pollack）认为，自然光"激发"细胞中的半结晶水，就像给液体电池充电一样。（当然，就我们的写作目的而言，你不需要了解线粒体中产生能量的每一个生化途径。）这与其他研究是一致的，这些研究描述了近红外光（肉眼看不见，但占据了 40% 的自然光谱）和可见红光（你在日出日落时看到的光）是如何通过量子力学改变线粒体内的水运动来控制三磷酸腺苷的产生的。[7] 光生物调节（用光波波长来诱导生物效应）领域的其他研究人员已经表明，红外线和红光波长的光可以分解多余的一氧化氮（一氧化氮会阻碍三磷酸腺苷的产生）。[8] 这就是红光治疗变得流行的原因之一，也是在黎明或日落时在沙滩上散步会让我们感觉身心非常舒畅的原因。第六章将会讲到，阳光携带的重要信息告诉我们的线粒体现在是什么时间，什么时候该做什么；它是我们体内生物钟的主要信号，生物钟调节我们的大部分功能，包括能量的生产。当光线照到我们的眼睛时，视网膜中一种叫作黑视素的蛋白质与大脑中的视交叉上核进行交流，后者是调节昼夜节奏的主时钟。与此同时，当阳光照射到我们的皮肤时，黑色素（赋予皮肤颜色的复杂络氨酸聚合物）将光能转化成三磷酸腺苷，就像植物中的叶绿素一样。[9] 由此可见，我们的眼睛和皮肤在一天中暴露在自然光下的时间越多，我们的能量系统就会工作得越好。

除了光，第二个条件是线粒体必须具备坚固的基础构造。就像一个良好的生产设备得建造稳固，线粒体需要具备非常健康的膜才能最好地完成工作。外层线粒体膜允许燃料源进入，而内层线粒体膜就像帆布一样，电子穿过这层帆布从一个能量层平滑地流动到下一个能量层。这些膜是由各种各样的脂质或大分子脂肪组成的，其中最主要的是磷脂。磷脂让细胞膜保持完整，具备一定的韧性，确保它们既能保护细胞器内的物质，也便于营养物质和信息的交换。[10,11]

所有线粒体膜脂中最重要的是心磷脂，它对内膜线粒体的形成和功能至关重要。要制造心磷脂，我们需要有足够多必需的

omega-6 短链脂肪酸，也就是亚油酸。之所以说是必需的，是因为身体本身不能制造，我们必须从食物中获取。不幸的是，在典型的现代饮食中，大量经工业改造过的脂肪——反式脂肪，在这个生产周期中造成了很大的阻碍。这种脂肪是由氢化植物油制成的，在室温下是固态的，比如 Crisco（科瑞起酥油）。从技术层面来说，反式脂肪被禁止添加到加工食品中，但由于监管漏洞，它们却存在于大多数的包装食品中，目前仍存在于快餐和大多数连锁餐厅的烹饪用油中。食用之后（很容易吃到，因为每份低于 0.5 克的量依法不需要在食品标签上列出，供应给学校、食堂和其他机构的大多数散装食品也不需要这样做），反式脂肪不仅会使线粒体膜硬化，还会排挤心磷脂，并让自己占据 20% 的脂质区。[12] 由于反式脂肪，线粒体膜空间和功能减少了 20%，难怪富含加工食品和快餐的饮食结构会让我们非常疲惫。我们已经失去了 20% 的能量生产能力，只因为吃了错误的脂肪。除此之外，现代饮食中还富含亚油酸，主要来自玉米油、菜籽油和大豆油等种子油。但这应该能帮助我们制造更多的心磷脂。可悲的是，过多的亚油酸会使整个心磷脂生成过程瘫痪。但不要慌，因为这些膜会不断被修复，我们可以通过适量地吃正确的脂肪摆脱这些坏家伙。

好了，有了光，有了膜脂，现在我们还需要一种关键成分来很好地支持线粒体：主要抗氧化剂——褪黑素。尽管褪黑素因其非常重要的助眠作用而为人熟知，但它的作用远不止于此：它是主要的线粒体保护激素，甚至能在复杂的抗氧化剂保护系统中起主要作用，控制活性氧。[13] 褪黑素在大脑的松果体中合成，并向我们的生物钟主调节器视交叉上核发送适当的光信号，线粒体中也有大量的亚细胞褪黑素，其中就包含褪黑素受体，它能修补损坏的漏洞，所以我们的线粒体不会降低效率。褪黑素还能防止不必要的线粒体死亡，所以它是线粒体最好的朋友。据推测，这种亚细胞褪黑素是在对自然光中的近红外光子做出反应时产生的，这也是晒太阳是如此重要的另一个原因。[14] 如果你生活在城市，或者北方严寒地区，想要获得足够的户外活动时间是很困难的。好消息是，我们可以通过吃植物性食物来获得褪黑素，因为植物能分泌褪黑素。

你可能会问："植物为什么会分泌褪黑素？它不需要睡觉吗？"有研究表明，褪黑素是植物在应激条件下用来保护种子和叶子的线粒体的。当我们吃蘑菇（颜色越深越好）或者喝红酒时，细胞就会吸收生物可利用的褪黑素。顺便说一下，红酒有益于健康是因为红酒中的褪黑素，而不是其备受吹捧的多酚白藜芦醇。在过去十年，我们都在宣扬白藜芦醇是有益于健康的，但也许实际上是褪黑素让法国人一直保持了令人羡慕的身材！

此外，地中海饮食中的多种主要食物，如橄榄油、橄榄、马齿苋（是的，你经过的人行道旁可能就长着这种杂草）和开心果，都含有大量的褪黑素。我们应该怎么吃呢？把蔬菜完全浸泡在橄榄油里，经常吃蘑菇，在沙拉上放开心果，如果你喜欢红酒，可以适量喝，这样可以保护你的线粒体免受氧化应激的伤害，而氧化应激是由过度劳累引起的。

我们的身体构造完美，只要有适当的原料和条件就能生产大量的能量。不幸的是，对很多人来说，这却不是什么好事。还有最后一个难题，它对我们的能量生产造成的伤害比其他任何难题都要大。这个问题对所有人都一样，不会因为饮食偏好或意识形态的不同而有所差别。这是能量车间最重要的事情，因此，重要工人——线粒体——正在极力采取措施保护自己免受攻击。下面我们就来看看这个因食物过度加工导致的动力不足问题的解决办法吧。

线粒体僵局：疲惫解决之道

我写这一章时，给一个新病人彼得打了电话，他几个月前来见过我的助理。他70多岁了，经历过多次"鬼门关"——做过四次心脏搭桥手术，在前列腺癌中幸存了下来，还得过红斑狼疮和类风湿关节炎两种自身免疫性疾病，另外还有糖尿病、高血压、高胆固醇、超敏 C 反应蛋白高……我的助理让他加入了能量悖论计划。四个月后，他的自身免疫指标消失了，超敏 C 反应蛋白恢复了正常，空腹胰岛素水平直线下降，他停止服用他汀类药物和降压药，瘦了 15 磅。但坦白地说，我并没有感到震惊。他的结果符合我的期望。

真正引起我注意的是，彼得告诉我，他和妻子搬到他们儿子在印第安纳州的农场去帮忙干活了。他们是典型的农场工人——黎明即起，白天工作，托着一捆捆的干草，你可以想象得到。我以为这位年过七旬的老人会抱怨这会令他疲惫不堪，但他那天在电话里讲述的情况却完全相反：他感觉棒极了。他连续几个小时不休息地干体力活，能胜过他儿子。是的，他对自己的检查结果很满意，但他能谈论的只是他新发现的能量水平。他看不见我的表情，我正笑得合不拢嘴呢。他生龙活虎，像个 73 岁的老小孩一样。这正是我想看到的。

和彼得一样，80% 的病人来找我时都是有气无力的。在查找问题的根源时，我发现他们普遍缺乏代谢能力（也就是应有的弹性）来改变他们的燃料供应。他们被困住了，已经失去了线粒体本来的灵活性。当线粒体失去了灵活性，就不能有效地制造能量，部分原因是你对胰岛素有抗性，这意味着你不仅很难正确地燃烧糖分，也无法将游离脂肪酸用作燃料。举个例子，斯坦福大学 2020 年的一项研究从锻炼和"健身"的视角解释了这一困境。锻炼对每个人都有好处，不是吗？根据这项研究，事实并非如此。有胰岛素抗性（即代谢不灵活）的人不能从锻炼中获得任何好处，也无法开启促进健康的基因的表观遗传变化；只有对胰岛素没有抗性的人才能从锻炼中获益。[15] 现在的问题是，我看到的许多处于相同困境的人都在进行符合我们这个时代营养标准的"均衡"饮食。这到底是怎么回事呢？

要回答这个问题，我们有必要更深入地研究线粒体中可能正在发生的堵塞。你有没有想过你在上午 10 点左右，甚至在刚吃完早餐或午餐的时候也是一副精疲力竭的样子？我知道互联网上的饮食专家和营养学家都告诉你，罪魁祸首是那些含有小麦、乳制品或油炸食品的餐食引起的"炎症"，这样说对吗？不对！那些炎性食品不会让你在吃完东西后不久就犯困，因为炎症不会那么快就发作。同样，食物中的任何反式脂肪都不会立即使线粒体膜变硬。当然，脂多糖会附着在你刚摄入的脂肪上，导致线粒体效能下降，但大多数情况下，会略有延时，因为炎症在系统中的积累有一个缓慢的过程，几天、几周、几个月或几年，而不是一餐饭就能导致的。正如我之前提到的，在吃完快餐或"健康的典型美国餐"或能量奶昔后，你感觉到的极度疲劳是由不同原因造成的：你让线粒体工厂陷入了僵局。你吃得太多了，导致它们的工作强度太大。这些聪明的细胞器，出于自我保护，停止了工作。

线粒体的撒手锏

我们继续拿高速公路做类比，来看看现实中线粒体堵塞是如何阻碍能量生产的。假设你一天吃三顿饭和两顿点心。每一顿饭和点心都被分解成糖、蛋白质和脂肪，这些全部到达线粒体，转化为能量。早餐之后的两三个小时内，你体内的高速公路系统处于高峰时段，因为食物分子会轰击你的线粒体，于是，交通（你的能量生产）会慢得像蜗牛。但随着高峰的减退，交通又开始顺畅了，紧接着 10 点的点心又导致了一个高峰时段！这就像高速公路上增加了更多的车。现在连匝道都堵了，交通又变得缓慢起来。就在拥堵开始疏通的时候，又到午餐时间了，交通又一次陷入停滞。这也是你到下午 3 点就萎靡不振的原因！当然，你会本能地喝一些提神饮料，可能是甜的东西，这相当于又给高速公路增加了更多的车辆，接下来又是晚餐时间。睡觉前坐在沙发上，你仍然觉得乏力，于是又吃了些点心。你的线粒体在过去 16 个小时里一直处于高峰时段。现在你知道洛杉矶的交通是什么样子了吧！要解决的事情很多，解决起来不容易。

为了从不同角度来认识这种能量堆积，我们可以参考电视剧《我爱露西》（I Love Lucy）中的经典片段，露西和她最好的朋友艾瑟尔在一家糖厂工作。[你可以在 YouTube（油管）观看。她们最后变得歇斯底里。]露西和艾瑟尔的工作是把传送带送过来的巧克力单独包装然后装箱。就像你的线粒体必须处理每一个来自食物的碳分子，并将其转化为三磷酸腺苷，露西和她的伙伴就像是你的线粒体。她们的老板在她们当班时就告诉她们，如果有任何糖果从她们身边经过时没有包装好，她们就会被解雇。传送带刚启动时，速度很慢，巧克力缓慢地传到她们手中，她们能够处理得过来，工作起来很轻松。突然，传送带加速了。巧克力一桶一桶地涌进来，从她们身边经过。她们感到绝望！于是，她们开始把巧克力吃掉，或者塞进帽子里，或者塞到衬衫里，她们得把巧克力藏起来，也确实这么做了。老板回来后，看到两个工人一副很悠然的样子，所有的糖果都被包装得很好。老板向四周看了看，说："你们干得很好！"然后冲传送带操作员喊道："加快速度！"露西和艾瑟尔听到都惊呆了。

这个传奇般的电视片段为你的线粒体中正在发生的事情提供了一个很形象的比喻。你的生产线工人——线粒体，拼命地想跟上你摄入的所有食物，试图将食物转化为能量，但是它们处理的速度没那么快。所以，就像露西和艾瑟尔把多余的糖果塞进她们的衬衫一样，线粒体将所有额外的热量转移到脂肪细胞中。这是它们应对食物风暴的"第一个缓冲地带"。我们将食物藏在任何可以藏的地方，然后再努力回过头来燃烧它们补充能量。结果呢？线粒体被迫兼顾储存食物和生成能量，并尽量保护你的细胞不受太多活性氧的影响，这样，你的能量生成会减少，而储存（脂肪沉积）会增加。这就是为什么你又累又胖。

如果传送带的过载是偶然的，这不是什么大问题。毕竟，狩猎–采集的祖先有时会吃一顿大餐。偶发的情况你的身体可以处理。但是，如果这样日复一日不间断地持续下去，你可以想象这对"工人"的压力有多大。别忘了，在现实生活中，我们大多数人不会像我们很久以前的祖先那样，只吃一种燃料基质，比如一头野牛（主要是蛋白质）或一丛成熟的浆果（碳水化合物）。我们时刻都在摄入燃料基质。这让事情变得更糟糕。想象一下，老板强迫已经超负荷工作的露西和艾瑟尔同时包装分别从三个传送带上送出来的三种不同的巧克力。她们现在必须在很短的时间里同时将巧克力进行分类、排序并包装。每一种包装需要采用的方式都略有差异，这将露西和艾瑟尔推向了崩溃的边缘。她们是就此放弃，还是在彻底崩溃之前找到解决办法？你的线粒体面对大量的食物基质，每一种都需要在克雷布斯循环做差异化处理，它们也面临类似的选择。只有这么多地方能够储存巧克力，稍后再进行包装。

这个事情很严重。因为就像露西和艾瑟尔的衬衫一样，你的脂肪也有撑到爆的时候，你的脂肪细胞的数量是有限的，它们只能容纳有限的脂肪，否则就会被撑爆。当脂肪细胞爆裂时，碎片和线粒体会散落，正如你猜测的一样，这会引发炎症。因此，将脂肪细胞填充到爆裂点显然不是一个好的长久之计，因为食物轰击不会停止。面对这样的困境，你的线粒体会踩下急刹车。

到处是燃料……但一点也用不了

当持续的食物摄入导致能量阻塞，脂肪细胞过度充塞到危险的程度时，线粒体就会转向下一个防御系统，避免被压垮。它们产生一种蜡质的、被称为神经酰胺的复杂脂类，尽其所能加强脂肪细胞壁。你可能见过一些美容品牌在宣传神经酰胺，说它们的润肤霜含有神经酰胺，能让你的皮肤变得饱满，减少皱纹。它们是如何实现这种神奇效果的呢？它们使脂肪细胞的细胞壁增厚，这样，当脂肪含量增加时，脂肪就会留在细胞内而不会破裂。（就像露西加固她的衬衫接缝一样，加固后衬衫就不会被撑爆。）这实际上是一种很好的防御机制，偶尔会用到——就像前面提到的，我们的祖先会在浆果丰盛的时候尽情享用。

但是在现代，这种情况发生了变化。神经酰胺有不同的类型，有些好，有些糟糕。糟糕的神经酰胺是由一种叫作棕榈酸酯或棕榈酸的脂肪形成的（术语是 C:16）。棕榈酸在饮食中的主要来源是果糖（水果、蜂蜜、高果糖玉米糖浆中糖的主要存在形式）和优质蔗糖中一半的糖。由于果糖在西方的日常饮食中含量过高，美国人的肝脏中已经有了大量的棕榈酸酯，在线粒体超负荷的情况下，棕榈酸酯到达你可怜的、超负荷工作的线粒体，随时准备提供帮助。[16]

当神经酰胺使脂肪细胞的细胞壁变硬时，又出现了另一种情况——原材料进入生产线的速度开始减缓。这听起来像是明智之举。传送带已经超负荷，一场全面堵塞即将到来，所以我们最好阻止材料送达工厂车间，这样工人们才有赶上来的机会！现在，激素胰岛素开始发挥作用了。

胰腺产生的胰岛素是打开细胞膜的钥匙，将糖分和蛋白质从血液转移到细胞中。正如我跟病人说的那样，胰岛素是一个向细胞推销糖和蛋白质的推销员，它们必须把糖分从血液中卖出去，否则就拿不到钱。而脂肪酸又不需要糖分进入细胞。于是，胰岛素推销员按你细胞上的门铃。但是神经酰胺的存在阻碍了细胞中胰岛素受体检测外界胰岛素的能力。它们听不到门铃响。于是，问题就来了，因为如果没有接收到信号，胰岛素受体就不会"打开"细胞膜，让糖和蛋白质进入参与能量制造。

现在，考虑到原料过剩，这似乎是一件好事。短暂的休息可以让线粒体有时间处理积压的工作。偶尔这样可能没问题，但如果你继续吃，食物持续进入你的血液，会怎样呢？你无法阻止食物到达工厂门口。相反，胰腺会向血液中注入更多的胰岛素（更多的推销员），试图越来越大声地向细胞发出信号，让它们打开大门。然而，有太多的神经酰胺绝缘物，你的细胞听不到门铃，无论门铃有多响、多频繁，结果就是出现胰岛素抵抗。最近的一系列研究才发现，细胞壁中的神经酰胺水平越高（我们可以通过检测血液中的神经酰胺水平来衡量），身体产生的试图将糖和蛋白质塞进细胞的胰岛素就越多。由于进入细胞的燃料越来越少，能量产生就会减缓，甚至断断续续……而血糖和胰岛素水平继续攀升。事实上，尽管神经酰胺有不同的形式，但真正让细胞挨饿的罪魁祸首是果糖变成棕榈酸酯的过程中产生的神经酰胺。[17,18,19,20]

但问题变得更糟了。你可能会问，游离脂肪酸肯定可以进入细胞（它们不需要胰岛素就能进入细胞）来重启能量生产，不是吗？毕竟，在脂肪储存空间中有大量脂肪在等着你。但是，现实是残酷的：血液中的胰岛素告诉你的脂肪细胞不要释放脂肪。这是有进化先例的：当你享用野牛或者浆果时，胰岛素的激增就会将这些糖和蛋白质引导到脂肪细胞中储存起来，然后在饥饿时释放脂肪储存酶脂蛋白脂肪酶并阻止脂肪释放酶激素敏感性脂肪酶，所以脂肪释放会暂停。想想看，一旦胰岛素水平升高就储存脂肪，却不去用它。你不能在储存脂肪的同时又使用脂肪。换句话说，胰岛素阻止你燃烧储存的脂肪，同时使脂肪储存变得更容易。

在一个代谢灵活的正常功能系统中，当停止进食时，糖和蛋白质就不会进入血液，胰岛素水平就会下降，酶激素敏感性脂肪酶就会被释放（严格来说，它会因为胰岛素水平下降而被解除阻塞），游离脂肪酸会从脂肪细胞转移到其他需要燃料的细胞中，肝脏中的脂肪细胞也会为大脑制造一些酮，大约 12 小时后，早餐来了，系统又重新开始工作。这是代谢的灵活性。如果你长期感到疲惫，看这本书就对了，我可以明确地告诉你，这种代谢灵活性并不会发生在你的细胞中。现在的局面进退两难：你有充足的储存脂肪做燃料，但没有办法释放出来，因为高水平的胰岛素不允许这么做。就像到处是水，却一滴都喝不到！这意味着你会感到精神疲倦、行动迟缓、饥饿难耐，你开始变得越来越有胰岛素抗性，很快就会被确诊为前驱糖尿病，然后发展成糖尿病。（顺便说一句，称你为前驱糖尿病患者就像说女性"看起来像怀孕"一样。）

这一机制解释了为什么超低碳水化合物和高脂肪饮食通常会让你在开始时觉得糟糕。你可以称之为"酮流感"或"阿特金斯综合征"——你的能量水平下降，大脑停止运转，你感觉自己像垃圾一样。长期的高胰岛素水平不会在一夜之间得到改善，高胰岛素水平阻止你的脂肪细胞释放游离脂肪酸供燃烧并转化为酮——即使所有的书都认为这是理所当然的。它们没有考虑到胰岛素阻断了这一作用。胰岛素水平下降可能需要数周的时间，这时你才会感到正常，不用提更有活力了，在此期间，很多人会变得意志消沉，甚至放弃。

告诉你们一个秘密：即使有胰岛素抵抗问题，你也可以相对轻松地过渡到将脂肪作为燃料。还记得我说过在紧要关头你的肠道伙伴可以帮助你的线粒体制造燃料吗？事实证明，如果你给到肠道微生物群系它们需要的东西，它们就会产生丁酸、氢气、硫化氢和甲烷，在能量转换的过程中，你的线粒体和大脑可以将它们作为替代燃料使用。但是你没有给到肠道微生物群系它们所需要的东西。此外，对你的饮食进行一些小的调整可以帮助你免受神经酰胺的有害影响。橄榄油、DHA（二十二碳六烯酸，俗称脑黄金）和EPA（来自鱼油的长链脂肪酸）可以防止你的身体产生神经酰胺，帮助恢复线粒体功能，[21,22] 而丁酸产生的酮 BHB（β-羟基丁酸）可以降低神经酰胺水平。[23] 我稍后就会告诉你如何在饮食中囊括你所有的肠道伙伴最喜欢的食物。

解耦联：最后的手段

在进一步讲述之前，让我们再来回顾一下露西和艾瑟尔的情况。我们假设尽管她们已经尽可能快地把所有多余的巧克力塞到任何她们能塞的地方，但仍跟不上生产线的节奏，那该怎么办呢？这时候，露西和艾瑟尔已经精疲力竭，她们汗流浃背、满腔怒火，于是她们说，算了吧，我们得保护自己，工作太辛苦了。她们让巧克力未经包装就从身边过去了。

事实上你过度劳累的线粒体也会这样做。这就是线粒体解耦联或线粒体质子泄漏，简单地说，它描述了线粒体主动选择不从每一个待加工的碳分子中生成三磷酸腺苷。相反，它们让一些碳分子"泄漏"，从而不产生任何三磷酸腺苷。产生能量是一项艰巨的工作，这个过程会产生副产品，包括热量和那些会损坏线粒体的活性氧。线粒体会主动甩掉一些"烫手山芋"，不让它们燃烧产生能量。我们清楚地知道，线粒体一直在这样做，即使在状态最好时。但当它们像可怜的露西一样不知所措时，它们就经常这样做。这意味着你摄入的热量越多，吃得越频繁，摄入的常量营养素种类越多，你产生的能量就越少。

对线粒体的燃料轰击会让它们精疲力竭。这些疲惫的工人不仅产生的三磷酸腺苷更少了，实际上，它们消耗的三磷酸腺苷比产生的还多。[24] 线粒体功能障碍是所有退行性疾病的根源，如失智、心力衰竭和疲劳，神经元（失智相关）和心肌细胞（心力衰竭相关）正在死亡。一方面，线粒体要维持生命，另一方面，它们的能量又被受损的线粒体夺走了。

另外，当线粒体受损时，我们的细胞免疫系统会将它们视为细菌，并着手摧毁它们。这种破坏会产生炎症。我希望这能引起你的注意！"天啊！如果我的一个细胞因为线粒体被破坏而死亡，我的免疫系统会认为我被细菌入侵了吗？"答案是肯定的！这就是为什么这一切都如此重要。"一切疾病都是炎症"和"一切疾病都是线粒体功能障碍"这两种说法讲的是同一个道理。

有解决的办法吗？确实有两个办法。第一个办法是少吃，这样能量系统就不会一直超负荷运转。这就是典型的"节食"法。你的线粒体暂时感到快乐，但不产生能量，你会感到不高兴。你可能经历过这种情况，但这只是短暂的修复，不会持久。

所以，我们来看第二个解决办法。为了使生产满足需求，露西和艾瑟尔得到了帮助，增加了 3 条传送带，生产线上又增加了 8 名工人。你的线粒体通过有丝分裂"雇用"更多的工人。但通常只有两种方式可以诱导线粒体复制——禁食和运动。在能量悖论计划中，我将教你第三种增加更多能量制造工人的方法。这个行动方案将在本书第二部分讲到，它需要改变工厂的工作条件。让每个班次的工人工作时间更短，同时增加休息时间，工人在微生物群系的帮助下提高士气，这样你将吸引更多的产线工人，平均分配工作。不管你信不信，其实你的脂肪储备中已经准备好了资源，只要稍微调整一下肠道，你的能量就会立刻增加。

但在此之前，我们还要来看一个非常重要的问题：你的模糊、疲惫的大脑。

很多时候，病人来找我说他们感觉自己行动迟钝、做事拖沓，还有点抑郁，（他们是聪明的病人）他们觉得这可能与他们的甲状腺功能有关。但他们的医生做了检查，说他们的甲状腺功能似乎正常——这是怎么回事呢？事实是，他们患上了甲状腺功能减退症（甲状腺功能低下），这会对他们的能量水平、注意力、情绪甚至是胆固醇水平产生重大影响。但很少有人知道，甲状腺激素的功能也与肠道状况有关。

甲状腺分泌甲状腺激素 T4 和 T3（分别是左旋甲状腺素和碘甲状腺原氨酸），它们调节身体的基础代谢率，也就是燃烧的卡路里数量，以维持生命并产生热量。到目前为止，许多医生都会通过血检来检查甲状腺功能（即使身体健康，也建议每年做一次检查），但甲状腺功能检查不能评估身体是否在需要的地方获得了甲状腺激素。这意味着甲状腺水平可能会下降到"正常"范围内，但仍然存在身体功能障碍。

简单来说：甲状腺通过从血液中提取碘，并将其加入 T4 和 T3 来制造甲状腺激素。下丘脑分泌促甲状腺激素，告诉甲状腺分泌甲状腺激素。我用促甲状腺激素来检测大脑中有多少甲状腺激素受体接收到活性形式的甲状腺激素——游离 T4 和游离 T3。现在，如果微生物群系不正常，那么甲状腺功能可能也不正常，因为需要一个健康的微生物群系来将甲状腺激素前体转化为它们的可用形式。此外，肠道炎症会使皮质醇升高，皮质醇又会抑制甲状腺激素（这是双向的，这些甲状腺激素有助于肠道紧密连接，正常工作）。如果出现肠漏症，就会导致自身免疫性甲状腺功能减退，即桥本甲状腺炎（Hashimoto's thyroiditis）。

肠道健康状况不佳、内分泌干扰物对甲状腺的损害，以及农药对身体所有细胞膜上甲状腺激素受体的阻碍，使得甲状腺水平低下已经成了一种地方性疾病。我们面临着双重问题：身体无法分泌适量的甲状腺激素，同时又无法分配到需要的地方！

雪上加霜的是，我们的"健康"饮食导致了碘的缺乏，而碘是制造甲状腺激素所必需的。在过去，我们从海洋鱼类和贝类中获取足够的碘，但今天，我们基本上无法从鱼类和贝类中获取足够的碘（除非住在缅因州的沿海地区）。早在 20 世纪初，随着美国人从海岸线向内陆迁移，甲状腺功能减退症开始流行，于是联邦政府要求在食盐中加碘，这基本就解决了问题。我们精致的味觉让我们发现了其他盐，比如粉色盐（喜马拉雅盐）和海盐，它们都不含碘。有一个简单的解决办法，在饮食中添加加碘海盐、碘螺旋藻、小球藻或海藻。

我治疗过很多患有各种甲状腺功能减退症的病人。我为他们做的一件事就是密切关注促甲状腺激素。由于促甲状腺激素促进甲状腺激素的分泌，当促甲状腺激素水平低时，就意味着大脑传感器在说，好吧，我有很多甲状腺激素，我不需要发送信号来制造更多！（低水平指的是 0 或 1 最大是 2uIU/ml，而不是许多内分泌学家告诉我的病人的达到 3.5 或 4 甚至 4.5uIU/ml 还没关系。）所以我建议让你的医生检测促甲状腺激素，游离 T4 和游离 T3，并逆转 T3 水平，特别注意促甲状腺激素。测量值应该在 1~3uIU/ml。如果促甲状腺激素水平高于 2.4uIU/ml，那是你的大脑在告诉你它没有得到足够的甲状腺激素，它需要更多甲状腺激素！请不要简单地检查 T4 和 T3，它们不会主动显示出问题。

对于甲状腺功能低下患者（无论是自身免疫引起的还是非自身免疫性的），我恢复甲状腺功能的方法是修复渗漏的肠道，同时恢复多样化的微生物群系，在食物中加碘，恢复维生素 D 的水平，如果有必要，我可能会开一个甲状腺激素的处方来恢复甲状腺激素水平，同时我们正在继续改善甲状腺健康的基础。这些简单的干预措施通常能解决甲状腺功能障碍，有时真的和使用加碘海盐一样，十分必要。

第五章

炎症和能量匮乏
——现代人疲惫的大脑

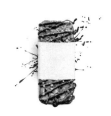

新患者来我的办公室抱怨疲惫时，他们通常会说，以前的医生认为，他们的症状"都是他们臆想出来的"。医生在他们的血液检查中没有发现任何异常，于是得出结论——他们身体方面没有任何问题。

所以，在我进行一系列测试后也得出"问题就出在大脑"这样的结论时，患者会感到困惑。但我并不是在忽略他们的症状，恰恰相反：我承认这是一种非常真实的生理现象，影响着他们的大脑功能，导致这些患者出现大脑模糊、注意力持续时间短和情绪低落等症状。所有这些以及更多的症状构成了轻度认知障碍的状态，我称之为"大脑发炎、饥饿"。

当你觉得自己大脑疲惫时，那是因为你的大脑正在遭受炎症的折磨，正如你身体的其他部分一样。此外，你的大脑也很可能是"饱食过度，动力不足"，在努力满足其能量需求。由此产生的神经性疲劳和脑雾会影响你的整个身体，很难知道是疲惫的身体连累到你的心态，还是你的心态导致身体疲惫。

在我照顾退休病人的这些年，我已经习惯了病人报告说大脑模糊、思维更迟缓或更混乱。但在过去的几年里，情况有所变化——有这些症状的患者变得更年轻了。三四十岁甚至更年轻的男女也经常抱怨身心疲惫和大脑模糊。当我问他们是如何处理他们的工作或者家庭和生活的多重需求时，他们看起来很焦虑，甚至非常沮丧。他们会说，"我觉得精神跟不上了，工作也跟不上了"，或者"我不能像以前那样集中注意力了"，或者"我有成人多动症吗？我要服用利他林吗？"。他们可能会承受比以前更大的压力或更严重的焦虑，忍受一阵阵的情绪低落，或者难以入眠（睡眠问题让其他问题雪上加霜！）。如果你感到能量不足，很有可能你也有这些认知症状。

睡眠有益于大脑健康

除了无法控制的压力，睡眠质量不好是大脑发炎、能量匮乏的另一个谜题。正如我在《长寿的科学》中所述，深度睡眠至关重要，因为这是大脑"清洗循环"的机会，它会清除一天中积累的所有炎症化合物。当你处于深度睡眠（通常是睡眠周期早期）时，大脑中的类淋巴系统真的会清除大脑炎症的垃圾和碎片。这是不应该在睡前吃东西的原因之一，因为消化会使血液流向肠道，不能给大脑提供休整时所需的资源。在第二部分，我会帮助你做到每周至少有一次（最好是每天）在睡前三小时不吃任何东西。

此外，微生物群系的组成对快速眼动（快速眼动睡眠有时又称有梦睡眠）的次数和每晚可能获得的深度睡眠有深刻的影响。你可能已经想到，一个多样化、动态的肠道微生物群系实际上有助于深度睡眠，在这种睡眠中，你可以在夜间"洗脑"。[1]谁会想到照顾和喂养肠道细菌能让你睡个好觉呢？

事实上，能量危机会影响我们的整个身体，包括大脑。身体和大脑都会发生能量危机。我们不能轻易地通过标准的血液检查来诊断身体疲劳，大多数健康专业人士也没有通过培训和检查来发现精神活力的缺乏。轻微但难以消除的脑雾通常会被医疗机构忽视，而且非常不公平的是，在这个问题上，女性比男性更觉得自己被忽视了。尽管匆忙的预约和性别歧视可能是导致脑雾被忽视的部分原因，但有限的诊断也是原因之一，轻微的神经炎症在常规的血检中检查不出来，但现在有一些更先进的检测可以查出脑部炎症，我发现这样的指标经常出现在那些身体正常但生活拖沓的人的血检中。这些人大多数（如果不是全部）患有肠漏症。换句话说，当你有肠漏症并引发炎症时，你就可能有一定程度的大脑渗漏，在这种情况下，大脑的保护屏障——血脑屏障，就会被炎症因子破坏，导致神经炎症。

在这一章中，我们将讲述大脑炎症以及由此导致的线粒体供应链的扭曲如何极大地影响人们的认知功能。大脑是最需要能量的器官，它需要大量的三磷酸腺苷才能正常工作。所有的思考、处理和生化协调需要身体总三磷酸腺苷产生能量的20%。[2] 事实上，单个的皮层神经元（"思考"细胞）每秒钟消耗47亿个三磷酸腺苷分子！按实际重量计算，整个大脑每天要消耗6千克（约13磅）的三磷酸腺苷，大约是大脑的5倍重。由于能量需要，大脑细胞里充满了线粒体。所以，线粒体水平的下降会对神经系统造成很大的影响。

轻度脑雾很容易被合理化，认为只是"一时糊涂"，但我强烈建议不要忽视其后果。我们现在知道，今天导致轻度脑雾的因素可能会在以后的生活中造成更严重的认知障碍。神经退行性疾病如失智、阿尔茨海默病和帕金森病是神经炎症和线粒体功能障碍的极端表现。这些疾病现在影响着10%的人口，到2030年，这一数字预计将翻一番，此外，这些可怕的疾病越来越多地在年轻人身上发生。我们现在怀疑，生命中早期的慢性脑雾可能意味着今后患失智症的可能性更高，这意味着当出现轻微慢性脑雾时，及时进行治疗，成效会非常好。（2018年，美国失智症护理费用为2770亿美元，一旦患上失智症，5年内将花费30万美元。）

我希望你把大脑炎症和能量匮乏作为早期预警信号。脑雾给了你一个有价值的提示——能源供应链可能出现了中断，一些沟通故障需要排除，所有这些都是从肠道、微生物群和线粒体开始的。好消息是，做出改变永远都不晚。我们可以通过提供大脑所需的东西（同时提供肠道细菌需要的东西）来清除脑雾，这样在任何年龄段都能拥有清晰的思路、敏捷的思维和好的情绪。但首先，让我们仔细看看大脑和肠道是如何联系的，以及这种联系对我们的精神健康意味着什么。

你的第二个大脑

你可能听说过，肠道是人的第二大脑。这个说法很好，但是我想反过来说，谁说下面的"大脑"不是人的第一大脑，大脑中的灰质正接受来自肠道的指示呢？正如本书所讲的那样，肠道及其微生物群系对你的思维、行为和感觉的影响可能比大脑组织更大。如果这让你难以置信，请记住，肠道和大脑在不断地进行沟通，相互影响，相互帮助，以保持体内平衡。我们已经知道这种双向的通信是在肠道–大脑轴的复杂网络上进行的，但直到最近我们才开始关注它是如何工作的。现在我们对通信轴升级，讨论微生物–肠道–大脑轴。（这三者确实有影响！）这个双向的信息–通信轴有助于维持胃肠道的稳定，并影响人们的情绪和认知功能。

在前面，我们已经了解到，70%~80% 的免疫细胞都在肠道里，肠道也是超过一亿个神经元的家园，肠道里的神经元比整个脊髓里的神经元还要多。这些神经元帮助控制消化，但在本章中要讲到它们更重要的作用，它们接收并读取来自环境和肠道微生物群系的信息，然后将这些信息传递给"第一大脑"中的神经元。这些肠道神经元组成了我们所说的肠道神经系统。研究表明，情绪压力和抑郁会导致消化系统紊乱，反之亦然。例如，长期以来，人们认为焦虑或抑郁会导致肠易激综合征（一种慢性腹泻或便秘）。但现在的研究表明，这种因果关系反过来也是成立的：压力可以改变肠道内的环境，而肠道失衡和刺激也向大脑发送信号，然后引起情绪和态度的变化。[3] 这一发现有助于解释为什么自闭症儿童出现胃肠道症状的频率会增加。（事实上，最新的研究表明，自闭症儿童的胃肠道变化和微生物群系的改变很可能导致大脑功能障碍。[4,5]）这也解释了为什么精神分裂症患者的肠道通透性增加，肠道功能下降。[6]

微生物–肠道–大脑轴的大量活动是由肠道中的微生物驱动的。鉴于肠道微生物庞大而丰富的基因组驱动着你的整体功能，以及它们每秒钟以后生化合物的形式向你的细胞发送的信息数量，这种驱动非肠道微生物莫属。尽管我们已经知道神经元在肠道和大脑的"交谈"中产生神经递质，如提振情绪的5–羟色胺，我们会很惊讶地发现神经元受肠道伙伴控制，肠道伙伴给神经元发送信号，通知它们要做什么。因此，你的"虚拟器官"，也就是全息生物体内重达5磅的细菌极大地影响了你头颅内4.5磅大脑的工作方式。

研究表明，以多种类益生菌形式在微生物群系中引入有益的肠道伙伴可以减少悲伤和沉思，[7] 而且我们知道当你感到情绪低落或遭受脑雾的困扰时，正是肠道微生物群系在起作用：你的微生物群系构成发生了明显的变化。[8]此外，某些细菌菌株似乎会调节你大脑的工作方式，或者，根据情况，停止工作。目前已知的是，肠漏症和微生物群系异常是认知能力下降（包括失智症）的关键驱动因素。我的朋友兼同事，《终结阿尔茨海默病》（*The End of Alzheimer's*）一书的作者戴尔·布来德森博士（Dr. Dale Bredesen）主持的一项重要研究揭示了臭名昭著的淀粉样蛋白斑块实际上是由肠道微生物群系产生的，它们可以到达大脑，刺激生成更多的淀粉样蛋白。[9]就在我写这本书的时候，一篇新发表的对多项研究的综述称，益生元和益生菌已经被发现可以显著减轻焦虑和抑郁症状。[10]

肠道和大脑之间沟通的精确机制仍有待研究。但我们知道，后生信号化合物发出的信息，如短链脂肪酸，像丁酸和之前提到的气体递质，可以通过血液循环到达大脑。信息也可以通过迷走神经直接传递，就像肠道和大脑之间双向通信的固定线路。此外，这些肠道伙伴除了自身制造精神活性化合物，还会向肠壁细胞发出信号，释放影响思维和情绪的激素和多肽。你已经知道，它们还决定了炎症免疫细胞是如何"启动"并影响大脑的。最终结果是：你的微生物在很大程度上控制着你看到的杯子是半空的还是半满的、你的思维是否清晰、晚上的睡眠是否容易。

这些是十分前沿的发现，你的医生或治疗师甚至可能都不知道我们对神经系统疾病的理解发生了巨大的变化。我目睹了我的朋友兼同事、世界顶尖精神病学家丹尼尔·阿门博士（Dr. Daniel

Amen）是如何撼动心理健康领域的。他发现许多心理疾病都可以追溯到肠道紊乱引起的神经炎症。这迫使我们重新评估我们自认为知道大脑如何运作的事实。这带来的好消息是什么呢？如今，许多影响数百万人心理和神经的问题，或许能通过修复肠道和微生物群系得到预防、改善或有望逆转，进而修复大脑。

抑郁症、焦虑症和认知障碍在全世界范围内普遍存在，给患者带来沉重的负担，还有大量的患者没有得到治疗，也不知道导致他们疾病的身体因素。在此，我不能夸大这些发现的重要性，但事实上，治疗抑郁症和认知障碍可能很快会从修复肠壁，恢复肠道生态系统的原始状态开始，也就是恢复肠道生态系统的动态性和多样性，减少神经炎症的流行。[11]

我第一次见到萨拉时，她40岁出头，饱受焦虑和抑郁的折磨，她已经服用多种抗抑郁药物至少十年了。萨拉"知道"她的大脑不能正常工作，注意力持续时间很短，作为一名教师，完成一天的正常工作就要耗尽她全部的精力，然而她热爱她的工作。经过全面检查，我们发现，正如我所料，萨拉有多项炎症指标，属于肠道渗漏和凝集素敏感的典型症状。她还携带了 MTHFR 基因的突变，MTHFR 基因通常编码制造酶，将甲基（也就是 CH_3）附着在许多使甲基活跃的 B 族维生素上，50% 的人携带有一种或多种 MTHFR 基因突变。萨拉有 MTHFR 基因突变，她的情绪障碍是基因决定的。此外，尽管她没有糖尿病或前驱糖尿病，但她的空腹胰岛素水平高得吓人，这说明她有胰岛素抗性，导致代谢不灵活。我们让她加入了能量悖论计划，减少了饮食中的凝集素，添加了许多益生元食物来喂养她的肠道伙伴，并慢慢开始缩短她一天的进食时间。最后我们给她补充了非常少量的维生素D，添加了大量omega-3DHA，并给她补充甲基化的B族维生素，弥补她的MTHFR基因突变所造成的缺失。

实施了三个月的能量悖论计划之后，一个全新的萨拉再次来到我的办公室。她面带羞涩，微笑着告诉我，几周后她就觉得自己很"正常"了，于是她和她的治疗师开始减少她服用两种抗抑郁药的剂量，现在她已经完全停掉了其中一种，另一种的剂量也减少了一半。她的血液检查显示她没有炎症了，维生素D和omega-3指数正常（良好但偏高），空腹胰岛素水平正常。另外，她还瘦了15磅！她的脸上写满了活力，神情镇静。更让我感到意外的是，她看着我的眼睛说："以前，我都忘记正常的感觉是什么了。总觉得自己行走在迷雾之中，现在已经云开雾散！"通过和她的治疗师密切合作，我们缓慢但很有信心地让她摆脱了剩下的抗抑郁药物，现在她已经完全摆脱药物治疗了。当你遏制了身体和大脑的炎症时，其意义是深远的。

大脑是如何发炎的？

你在压力大的时候是否做过几次长时间的深呼吸，然后发现自己感觉好多了？当你有意识地用呼吸让自己平静下来的时候，你是在接通你的迷走神经。迷走神经从脑干开始，蜿蜒穿过身体，缠绕在心脏和其他内脏上，在微生物－肠道－大脑轴中起着关键作用，是大脑和微生物群系之间相互通信的重要通道。

迷走神经参与大量的调节活动，这有助于调节炎症，调节你的饥饿感和饱腹感，并监控你的能量需求。你可以把它想象成微生物－肠道－大脑之间的通道，将彼此连接起来进行通信。迷走神经是一种双向神经通道，它不仅从大脑向下发送信号，还能接收肠道信号，向上传播到大脑，[12] 这可能是通过新发现的、投射到肠道内壁上被称为神经体的细胞发送的。如果这些细胞检测到肠漏，信号就会发送到大脑——肠道一片混乱！然后大脑就会发出信号，让免疫系统进行调查。因此，一旦肠道出现炎症，大脑也会同时出现炎症。

虽然迷走神经是微生物－肠道－大脑轴的固定线路，是连接肠道和大脑之间的有线通道。但还有另一条无线网络通道，也会促进彼此的通信。由于肠道泄漏，游离的炎症细胞因子进入了血液。当这些细胞因子通过身体中另一个重要的屏障时，它们会造成真正的麻烦，这个屏障保护着大脑，被称为血脑屏障。这道关键的屏障是由细胞组成的，允许需要的物质进入，如葡萄糖、氧气、氨基酸和激素以及保护性气体递质，同时将不需要的或者危险的物质拒于门外。这道屏障的细胞之间有紧密连接结构，确保没有物质能够偷偷穿过，就像肠道一样。这道屏障也有水通道蛋白孔，控制水的进出。

肠壁和大脑非常相似，它们都很容易受到来自饮食和环境的破坏，并遭受同样的炎症。[13] 例如，众所周知，高糖、高饱和脂肪和低纤维的西方饮食会损害血脑屏障的完整性，并通过导致大脑负责记忆部分的海马体出现功能障碍，削弱认知和记忆。[14] 令人担忧的是，草甘膦和类似除草剂中含有的导致肠道渗漏的成分（要详细了解这种毒素，请参阅第六章的"能量干扰源 2"一节）也被证明会破坏血脑屏障。[15,16] 再来看凝集素，已经证明脑屏障完整性的缺失也可能是由 P-糖蛋白功能障碍引起的。[17] P-糖蛋白是一种叫作水通道蛋白的凝集素，与血脑屏障和肠壁中的化合物类型相同。在自然界中，水通道蛋白存在于多种植物中，包括菠菜、玉米、土豆、大豆、青椒和烟草。对某些人来说，肠道渗漏和对凝集素敏感会导致免疫系统产生针对食物中凝集素水通道蛋白的抗体……这会导致免疫系统通过我们在第二章中讲到的分子拟态，错误地攻击肠壁和大脑中的水通道蛋白。现在，如果你害怕吃菠菜，请注意，我们大部分人对菠菜中的水通道蛋白没有反应。但在一些棘手的案例中，我在临床中使用的复杂检测显示，这些含有水通道蛋白的食物是导致患者肠道和大脑渗漏的隐性原因，去除这些食物会发生令人惊喜的巨大变化。

重要的是，我们要认识到，血脑屏障的破坏和由此产生的大脑炎症也与当今影响不同年龄的人的神经性问题的流行有关，从失智症和阿尔茨海默病到抑郁症和精神分裂症，以及一些有免疫成分的神经疾病，比如多发性硬化症。因此，去除炎性化学物质和调整饮食可以治愈并修复血脑屏障，所以这显然是值得去努力的。因为不管大脑是通过固定线路（迷走神经）还是无线网络（细胞因子穿过血脑屏障）"启动炎症防御"，我们大脑的反应在短期内和长期内都可能是毁灭性的。

饿死：切断神经元的供给

大脑含有许多特殊的细胞，坦白说就是大量脂肪。因此，如果你对某人感到生气，可以叫他"饭桶"！和肠道一样，大脑也有大量的神经元（860亿个！），这些细胞都能"思考"。神经元细胞体有长长的分支——轴突，轴突又形成更短、更多的分支——树突，向四面八方延伸，与其他神经元轴突上伸出的树突相接触。化学信号在它们之间跳跃，连接神经元，当神经元重复放电时，就形成思想和记忆。把树突想象成圆形"卫星"机场航站楼，通过有轨电车和人行道（轴突）相连，从主航站楼（神经元）向外延伸，挨个连接起来。

大脑也有它自己的特殊免疫细胞——小胶质细胞，以及支持细胞——星形胶质细胞。你可以把它们想象成你的保镖。它们的工作是保护神经元不受伤害，而且它们对待这项工作非常认真，就像白金汉宫外面时刻准备着，发誓要不惜一切代价守卫和保护女王的卫兵一样。小胶质细胞和星形胶质细胞一生都在帮助大脑，滋养和支持神经元，帮助清除大脑中的废物和死亡细胞。它们修剪脆弱的树突，给健康的树突提供更好的机会，就像园丁照顾玫瑰一样。它们还负责处理来自内部的威胁（如蛋白质出现错误形式——β–淀粉样蛋白或 tau 蛋白等，可能导致疾病）和来自外部的威胁——脂多糖、微生物、凝集素和其他入侵因子。出乎意料的是，当你的小胶质细胞得到坏家伙正在集结，可能使你的大脑处于危险之中的消息时（无论是通过迷走神经传递的信息还是通过经血液进入的细胞因子）它们会非常积极地对这些坏家伙进行清除。小胶质细胞得知攻击者正在逼近时，就会不惜一切代价保护它们周围的神经元。它们会吞噬神经元延伸出来的树突，就好像在召回它们的前哨部队，告诉它们安全撤回到城堡。这非常糟糕，会导致你的树突无法完全伸展，不能与其他的神经元通信。但是，小胶质细胞会进一步采取行动：它们修剪掉轴突髓鞘，并包围被修剪的神经元，切断供给，在某种意义上，就好像把吊桥拉起来保护城堡一样。虽然这是一种防御措施，在出现感染等紧急情况时是必不可少的，但如果在肠道出现低级别炎症的情况下，长此以往，其结果是灾难性的。

我举个真实的例子来说明这种炎症是如何发生的。我的病人英格丽德属于千禧一代，现在 30 多岁，在一家高科技公司上班。她两年前出了车祸，不久之后，她的左手开始颤抖。医生认为这与车祸有关，于是分别对脑部、颈部和肩部做了磁共振成像（MRI），结果显示正常。她去看了物理治疗师、针灸师和理疗师，每个月服用数千元的补充剂，但都没有效果。最后她被诊断为早期帕金森病，才30多岁啊！然后，她过来找我，我们给她做了全面检查。正如所怀疑的那样，她不仅有肠漏症，还有血脑屏障渗漏，她的小脑神经元——大脑的运动中心也受到了免疫攻击。更糟糕的是，检查指标显示她还有红斑狼疮相关的自身免疫性疾病。她的空腹血糖正常，但空腹胰岛素水平很高，这意味着她的代谢不灵活。英格丽德正在遭受一场全面的风暴：因为肠漏和大脑渗漏，她不仅遭受自身免疫系统对神经元的直接攻击，而且由于大脑中的胰岛素抗性，受到攻击的神经元无法进行自我保护和修复（有时称为3型糖尿病或大脑糖尿病）。

我们为她启动了能量悖论计划，从她富含凝集素的饮食中去除了凝集素，缩短了她的进食时间，并安排三个月之后再来复查。我在写这一章的时候，看了她的检查结果。她的肠漏标志物显著降低（虽然没有消失），她的大脑炎症标志物已恢复正常，空腹胰岛素正常。最好的消息是她的手抖已经好多了，虽然没有消失，但这才短短三个月的时间，我和她都满怀希望和信心，我们可以治愈手抖。

英格丽德是神经炎症的极端例子，但即使是轻微的炎症也会对你的健康产生重大影响：思维变得模糊，记忆出现错误，整体的心理处理能力急剧下降。更重要的是，饥饿的神经元会向你发送信号，告诉你它们需要食物，而且是立即需要。饥饿的发炎的神经元需要的是什么食物？是的，它们需要能够快速吸收、补充燃料的糖分！记住，大脑用葡萄糖做燃料，还可以用酮和丁酸做燃料，这一点我很快会讲到，但对今天大多数人来说，大脑是

"受过训练"的，对葡萄糖上瘾。大脑知道葡萄糖能够提供即时能量，并产生三磷酸腺苷。但是，如果你一直密切关注我讲的内容，你就会知道糖是你脆弱的大脑最不需要的东西。所以下次当你想吃甜食，伸手去拿饼干之前，想想大脑里正在上演的死亡游戏吧！

当你缺乏睡眠时，小胶质细胞的修剪也会导致你行动迟缓、精神受损。[18] 没错，熬夜会减少神经元的数量！当你睡眠不足时，你所吃的食物，如简单的碳水化合物和糖，只会让情况变得更糟。我以前连夜做婴儿心脏移植手术的时候，会渴望通过吃糖来让我坚持下去。当你忍受一夜又一夜的糟糕睡眠时，又会造成越来越多的神经元遭到没必要的修剪。难怪我当时超重70磅，还有胰岛素抵抗！

我们也不过刚刚开始意识到大脑中的保护系统是多么敏感。它能对细微的输入即时做出反应，即使是那些来自我们情绪状态的输入。以压力为例，事实证明，压力会激活过度兴奋的小胶质细胞，导致它们修剪了不应修剪的树突。[19] 好消息是，通常情况下，当压力减轻，你就会收到来自免疫系统和肠道伙伴的抗炎信号，小胶质细胞就会降低防御能力，恢复修复和保护大脑的功能，就像英格丽德的例子一样。但要做到这一点，你的大脑需要获得镇静、抗炎物质，即短链脂肪酸和抗炎气体递质，如氢气和硫化氢，这不仅关掉了警报信号，也为神经元的线粒体提供了替代性燃料来源。值得庆幸的是，这些肠道伙伴副产品能够穿过血脑屏障，既能滋养神经元，又能抑制炎症。[20,21]

当然，今天的问题是，不仅压力长期持续存在，我们的根和土壤危机还意味着我们的微生物不能获得它们需要的东西来制造我们需要的抗炎化合物。对大多数人来说，肠道渗漏、免疫系统过激和微生物失衡意味着越来越多的炎症信号在传向大脑，让神经健康付出了代价。

有活力的、多样化的肠道微生物群系会产生足够的丁酸，丁酸是一种有效的神经保护剂，已经被证明能改善与年龄有关的记忆衰退，并能对抗焦虑和抑郁。[22] 丁酸还能刺激新的脑细胞的形成，[23] 帮助小胶质细胞成熟并正常运作。事实上，一项研究表明，无菌老鼠，被培养成没有微生物的老鼠，其小胶质细胞数量少且畸形，无法正常工作，但在老鼠的饮用水中加入短链脂肪酸四周后，这些小胶质细胞恢复正常，帮助它们发挥正常的功能。同样，你的大脑卫士——小胶质细胞需要丁酸和其他脂肪酸来维持最佳状态。[24]（顺便说一下，如果你是家长，你可能想知道丁酸还有另一个好处，它有助于调节小孩的行为。[25] 这是一个让孩子小时候吃各种纤维的好理由。）

同时，理想情况下，你的微生物群系应该产生的气体对维持你的大脑至关重要。正如你在第三章所了解到的，帕金森病患者体内缺乏足够的产氢细菌。[26] 这值得注意，因为当你的神经元被包围时，氢气会冲过血脑屏障，保护里面的线粒体，让它们反击并存活下来。硫化氢具有同样惊人的大脑保护特性（适量的一氧化氮和一氧化碳也具有同样的特性）。我预计，肠道、气体、大脑之间的关系将会成为治疗神经退行性疾病最重要的突破点。虽然听起来很奇怪，但在某种程度上，你希望你的大脑"充满空气"。

可悲的是，许多人吃的食物会积极地阻止肠道细菌产生这些保护大脑的物质。高糖饮食之所以对大脑有害，在一定程度上是因为它减少了肠道菌群中的乳酸杆菌，这些抗炎的细菌有助于产生具有保护作用的短链脂肪酸。[27]更糟糕的是，糖和高水平的饱和脂肪酸一起，几天之后就会开始导致记忆力受损，不管你是否超重。糖和高水平脂肪酸是你大脑最大的敌人。它们会导致你在上腹部储存脂肪（加剧在渗漏的肠道周围的炎症战争）。如果你看过我之前的书，你可能还记得我说过"肠道储油脂，好运止于此！"。我是认真的，因为你体内脂肪的增加与"认知老化"直接相关——即使你不是科学家也知道要避免它。[28]

一旦炎症之火从肠道蔓延到大脑，就表明野火已经在体内燃烧。炎症正如野火一样，在造成大范围的破坏，你要在所有的健康和能量保护资源耗尽之前尽快控制火势，这是非常必要的。

修剪失控

当小胶质细胞修剪得不到约束时，随着时间的推移，它会失去控制。在不惜一切代价保护神经元的过程中，意想不到的结果是神经元的饥饿和死亡。这就是小胶质细胞修剪会导致失智症、阿尔茨海默病和帕金森病的原因。（因罗宾·威廉姆斯与路易体病的斗争而臭名昭著的路易体是一种由小胶质细胞包围的死亡神经元，是帕金森病患者大脑和肠道神经元中的一种病理发现。）此外，大约 30% 的人有一种基因，使他们更容易受到神经炎症的影响，这种基因叫载脂蛋白 E4（也被称为阿尔茨海默病基因）。它告诉小胶质细胞，在任何时候，只要感到危险，就激发一种炎症状态，因此在它们的过度兴奋中，它们会大量产生一氧化氮，[29] 这进一步增加了神经炎症。

如果你有载脂蛋白 E4 基因，你在饮食上的回旋余地比那些没有这种基因的人要小。布列德森博士和我都认为，一个限制凝集素、增加促进后生元生成的食物、缩短进食时间以促进线粒体灵活性（这是能量悖论计划的基础）的计划有助于保护你的认知能力。

大脑的急性应激

如果你经历过一段时间持续的、似乎没完没了的高强度的压力，你就知道这种压力让人有多累。你只想打个盹，给自己倒一杯酒，或者干脆闭口不言，隐身起来。你甚至可能会有要瘫倒或休克的瞬间。事实上，在全球新冠肺炎大流行期间，你可能经历过类似的事情。对许多面临新冠肺炎大流行带来的压力和焦虑的人来说，会出现睡不着的情况（尽管你可能本身也有睡眠问题）。这种疲劳都不是臆想出来的。无论这种高强度的压力是急性的、令人震惊的，还是慢性的、无情的，它都会偷偷地导致肠道渗漏和炎症。反过来，这又会窃取你的能量储备，随着时间的推移，会加剧神经炎症，使你的大脑出现炎症和饥饿。

在我的行医经历中，我看到一种现象，一些自身免疫性疾病患者可能会指出，某个令人高度紧张的事件是他们病情的开始。（通常会出现这种情况的是女性，部分原因是她们更关注自己的身体，还有部分原因正如我们了解的那样，女性比男性更容易受到压力的影响。）我对此感同身受，但从不感到惊讶，因为急性应激反应会损伤肠壁细胞，导致肠道渗漏和炎症。这是一种进化特征：在紧急情况下，交感神经会将消化系统中的血液分流，为肌肉提供动力（想想老掉牙的"剑齿虎与狼的对决"场景）。细胞缺氧几分钟（确切地说是 4 分钟）就会死亡。缺氧会把肠壁上本该繁茂的根剪断，正如你所知道的，肠道中"被剪断的根"就像大脑中"被剪断的神经元"一样，对你的能量和大脑清晰度有害。

不过，这还不是全部，更糟糕的是，压力的"攻击"激活了生活在肠道内的炎症免疫细胞，同时也改变了肠道微生物群系的构成，有利于细菌侵蚀肠道壁。[30] 当肠壁变得更容易渗透时，它抵抗致病菌的能力就会降低。现在人们更清楚地认识到，一个令人震惊的事件（意外事故、死亡、离婚、意外损失或全球流行病）是如何引发如此严重的健康问题的，它首先会对肠壁的通透性造成巨大的损害，产生炎症，然后向大脑中的小胶质细胞发送信号，做最坏的打算。压力会导致困惑、大脑迟钝、行动迟缓和饥饿，而这反过来又会带来更多的压力，因为你开始担心出了什么问题。更糟糕的是，你失衡的微生物群系现在很难帮助你产生神经递质，而神经递质可以帮助你集中注意力，保持警觉（如去甲肾上腺素），[31] 或者让你感到放松和平静（比如 γ-氨基丁酸，它可以让你过度活跃的神经系统平静下来），告诉你各项指标良好（血清素和血清素前体，如色氨酸和 5-羟色氨酸）。如果没有正确的神经递质，你已经不堪重负的大脑将受到进一步的打击，你的情绪和认知将受到影响。

如果你经历过极其紧张的情况就会知道，在那一刻你会渴望得到安慰性食物，这些食物会快速给你带来糖和血清素以"减轻疼痛"，而血清素很快就会消失，需要你继续补充，从而获得一次又一次的虚假快感。高糖、高脂肪食物不仅会让你的肠道伙伴无法获得所需要的能量，而且会反过来为你的肠道敌人提供食物，从而使问题更加严重。当然，这些食物也会压垮你的线粒体工厂，让你感到疲惫和无精打采。当你行动迟缓时，你就不太可能进行线粒体运转所需的锻炼，这会进一步消耗你的能量，同时也剥夺了你天然丰富的促进警惕性的神经递质。现在你压力很大、精疲力竭、没有动力、看不到出路，这就是你加入能量悖论计划的原因。在这个计划中你将通过增加一些快速锻炼（我称之为"零食"）来摆脱这种烦恼，从而激活你的能量工厂，而不是让能量工厂慢下来。

就像微生物－肠道－大脑轴一样，压力和肠漏引起的炎症也是双向的。紧张的肠道会导致精神压力和不安，然后通过迷走神经将这种不安向下传播回肠道，循环往复。这给了我们一个新的视角，如果你长期感到疲劳，为什么不先管理好你的压力呢？你必须主动抓住问题的要害，并找出一种对你有效的方法来解决它。

我经常提醒病人，生活和压力不是发生在你身上的事情。事情经常发生，有时具有挑战性，你的身体可能会出现功能失调的应激反应，如果出现了应激反应，你可以控制它并找到方法来消除它。也许有人告诉你，"战斗或逃跑反应"完全是无意识的，你的身体在古老的爬行动物大脑的刺激下，在传说中的剑齿虎（或停车警察或坏老板）面前反射性地使压力激素激增。然而，这个长期存在的理论现在被认为是不准确的，科学表明有意识的想法——你选择的想法——是如何激活你的压力激素网络，并通过关联激活你的肠道，或者让它平静下来的。在第二部分中，我们将看到如何利用你内心的力量来减少并管理压力，同时让肠道－大脑轴恢复正常。

大脑的胰岛素抵抗

除了安静、未被识别的神经炎症之火，普通现代人的大脑往往会因为线粒体阻塞而陷入困境（第四章所讨论的）。如果你的线粒体超负荷工作，你就会有同样的感觉。

从我治疗那些失去（然后又恢复）精神敏锐度的病人的经验来看，可以说，一旦失去了活力，你就会发现自己变得更加健忘，这很可能是因为你失去了大脑中的胰岛素敏感性和代谢灵活性。就像身体里的其他细胞通过对胰岛素产生抵抗来保护自己一样，前面讲到，神经元会因为神经酰胺阻碍胰岛素而饥饿。[32] 没有供线粒体产生能量的燃料，神经元就不能正常工作，你怎么能清晰地思考呢？如果你的空腹胰岛素水平升高至 9 uIU/ml 或以上，我可以向你保证，你的整个身体，包括你的大脑，都会出现胰岛素抵抗。这意味着你已经失去了从储存的脂肪中制造游离脂肪酸和酮作为线粒体替代燃料的能力，简而言之，你没有了代谢灵活性。可悲的是，典型的西方饮食造成了大脑中发生神经酰胺诱导胰岛素抵抗，使大脑缺乏能量，加剧炎症，并阻断线粒体功能，[33] 就像大脑遭到了攻击一样。

和其他细胞一样，少量胰岛素是与神经元受体交流所必需的。在血液中有一个胰岛素的"最佳点"，它可以通过平衡饥饿激素和调节食欲来支持整体健康，帮助减少神经炎症，有助于保持大脑敏锐的认知能力。但是随着胰岛素受体在体内变得更加绝缘，同样的现象也在神经元中发生。你可能还没有听说过 3 型糖尿病或大脑糖尿病，从研究进展情况来看，这将很快成为一种常见的诊断。3 型糖尿病指的是神经系统的全面衰退，从轻微的认知障碍到全面的失智，这几乎总是基于大脑中胰岛素抵抗来进行预测的。[34] 我在上一章讲过，使用"前驱糖尿病"这个术语并不准确，因为如果被诊断为前驱糖尿病，你就已经是胰岛素抵抗者了。同样，我也不想轻视大脑糖尿病，因为它会造成身体衰弱。

有一些方法可以帮助大脑保持（或恢复）对胰岛素的固有敏感性，这意味着它可以听到胰岛素的门铃声，打开门来补充能量并起到神经保护作用。我们将在第二部分详细讨论这些策略，但它们基于以下四个目标。

1. 通过精心安排饮食时间来减轻线粒体的负担。

2. 不要吃那些会让糖分快速进入身体系统的食物。（这会促使胰腺分泌更多胰岛素，进而产生胰岛素抵抗细胞。）

3. 在饮食中添加像核桃、橄榄油和芝麻油这样的食物，这会抑制神经酰胺的产生。[35]

4. 喂养你的肠道伙伴，通过它们产生的化合物帮助保持胰岛素的敏感性。[36]

神经元能够长出新的树突，就像植物会长出根和芽一样。这些新的树突让你能在神经元之间建立新的连接，帮助你保持敏锐和清醒，并保持良好的记忆力。但如果没有能量，神经元就做不到这一点，因为一个缺乏能量的神经元将无法长出新的树突。这一点世界上所有的数独和填字游戏都无法弥补。如果你想让你的大脑在今天和未来都保持清醒、警觉，你就得帮助你的大脑获取能量。而大脑的能量来自你如何喂养它，用什么喂养它。

| 能量迷思 5 | 念珠菌过度生长导致的疲惫 |

如果我每次听到"念珠菌"这个词就能赚 5 美分该有多好。将慢性疲劳归咎于念珠菌似乎是一种趋势。但根据我的经验，念珠菌的过度生长不是能量消耗的真正原因。念珠菌是每个人体内的一种正常酵母菌，是居住在肠道内的酵母菌之一。念珠菌本身是无害的，当它在食物竞争上胜过其他类型的真菌，开始快速增长时，就会产生问题，出现念珠菌病。这种不平衡可能发生在服用了抗生素、清除肠道伙伴之后，也可能发生在高糖饮食之后，因为糖本质上促进了念珠菌的繁殖。（记住，啤酒和葡萄酒生产都要加入酵母糖，尤其是果糖，才能够食用。）

在我看来，念珠菌病已经成了一种过度诊断的疾病，事实上，解决真菌过度生长并没有那么复杂。病人告诉我，他们在服用补充剂甚至是真菌药物的同时，也严格遵循抗真菌饮食方式，以"杀死念珠菌"。我的建议是，看看你的饮食，去掉单糖（包括水果中的果糖）、精制谷物和饱和脂肪，它们会优先喂养你的微生物群系中不太有用的细菌。把不好的食物从你的食物清单中清除掉，添加合适的食物，肠道会随着时间的推移重新平衡自己。关键不是要完全消灭念珠菌。念珠菌是消灭不完的，因为就像它们的目标很神秘一样，所有的细菌都会带来一些东西。例如，肠道中天生就有食用麸质的细菌，这些细菌以麸质为食，帮你分解麸质，降低它的危害。如果你完全不吃麸质，就会因为饿死了这些有益的细菌而伤害到自己，所以偶尔吃麸质就会受不了。你与生俱来的针对饮食中麸质的防御系统已经消失了。这就是我为什么倡导在可能的情况下对生态系统进行自然的再平衡，而不是试图消灭其中任何一个成员。这让我想起在黄石公园把狼赶走的错误做法，这导致了麋鹿过度生长，整个生态系统遭到了破坏。杀掉麋鹿是解决问题的办法吗？当然不是，只要把狼放回去，几年后，生态系统就会恢复平衡。

— 第六章 —

时机和选择

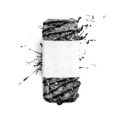

在本书的开头，我提出了一个简单的公式 $E=M^2C^2$ 来帮助理解人类能量是如何产生的。现在我们已经完全探索了等式后面的两个 M，即微生物群系（microbiome）和线粒体（mitochondria）。我们知道能量依赖于强健多样的肠道伙伴以及功能强大的线粒体。接下来，让我们一起来看等式后面的两个 C，这些是等式中最具操作性的部分，可以帮助你恢复能量，让你以比想象中更快的速度找回自我。

但我必须承认，这个恢复的过程可能会让你有点不舒服。

"不舒服？"你会问，"我是来找回能量的，不是来找不舒服的，冈德里医生"。现在，我明白了，作为人类，我们从本质上不喜欢挑战，而是喜欢熟悉的东西，这样才觉得有"安全感"。但在恢复能量的过程中，我们熟悉的东西并不安全，反而是我们无精打采和萎靡不振的罪魁祸首。有时候，克服一点不舒服是件好事。

拿我自己来说。小时候，我必须步行一英里上下学，无论什么天气，不管是刮风下雨还是踏着一英尺厚的雪；我用手推式割草机割草坪，用铁锹铲雪，用耙子耙树叶，徒手开关车库门，甚至起身走到电视机前换频道。是的，那是"历史"了，当我长大成人后，我就不再那么做了，因为那样做很耗时，让人不舒服，而利用新的发明来干这些事情会更容易、更舒服，可以避免繁重的家务。不幸的是，正因为如此，我远离了我的细胞和线粒体保持健康所需要的条件——会迫使它们努力工作的自然而有挑战性的事情。逐渐地，我坐得越来越久，觉得越来越舒服，但感觉越来越疲劳，越来越不健康。

二十年前，我被一个我称之为"Big Ed"（大艾德）的病人所震撼。他通过改变饮食，完全排除了炎性凝集素，停止服用补充剂，逆转了他严重到无法手术的冠状动脉疾病。不仅如此，他还恢复了代谢灵活性，恢复了胰岛素敏感性和思维清晰度，并重新获得了年轻时拥有的能量。坦白地说，我对他戏剧性的转变感到敬畏。

我在自己身上做了实验（遵循我在耶鲁大学写的关于早期人类饮食方面的论文），在实验过程中，我减了70磅。然后我成立了我的康复医疗中心，教病人如何通过食物、补充剂，还有我自己非常看重的事——改变他们的进食时间来逆转心脏病、糖尿病、自身免疫性疾病。这种向新饮食模式的转变经常会遇到一些阻力，我会告诉我的病人要"拥抱饥饿"。或许很奇怪，几天之后，他们的饥饿感就会消失，再也不会感到饥饿。

就我而言，一年中有6个月（1—6月），我将工作日的进食时间限制在每天两个小时，这样一天24小时中就有22个小时不吃东西。周末不用坚持，可以好好吃。我称这种进食方式为"一天吃一餐"（EOMAD），我的一些病人称之为"冈德里饮食"（GOMAD）。一年中，这几个月的食物通常会较少。（要知道，即使在丛林中，食物供应也有丰歉规律，这取决于季节。冬春两季食物少，夏秋两季食物多。）其余的6个月，也就是夏秋季节食物更充足的时候，我将饮食时间增加至6~8小时，16~18小时不吃东西，以平衡我自己的季节性周期节律。限制摄入热量时间的做法通常被称为限时饮食，很久之前，在它尚未受人追捧，甚至在我写关于这方面的文章之前，我就在实践限时饮食，2006年我写的第一本书就是关于限时饮食的。我坚持了18年，并没有发疯。事实恰恰相反。不用慌，除非你想要尝试EOMAD——一个能量悖论计划的加强版，你们没必要这么疯狂（GOMAD）。①

那么，我以前就知道，直到最近才被详实记录下来的是什么呢？几十年前，我开始着迷于研究激效，即有益的压力。要知道为什么比平常更长时间不吃东西实际上会极大地提高你的能量水平，很重要的一点就是要理解为什么一点点的不舒服会让你更强壮。

从专业角度来看，激效被称为双相剂量反应。这是一条生物学规律，描述了身体系统如何被低剂量的物理侵害、压力或化学物质激活或"打开"——即使这些相同的东西在大剂量时有害。

---

① 此处GOMAD为双关语，既指人变得疯狂，也指"冈德里式饮食"。——译者注

我更喜欢尼采对这一自然法则洒脱的描述（几十年后我的朋友凯利·克莱森所唱的）："那些杀不死你的，只会让你更强大。"植物很好地说明了这一法则。在温和持续的逆境条件下生长的植物不一定会像预期的那样枯萎或死亡。事实上，它们开始产生更多的异种激素分子——保护性化合物，比如葡萄中的白藜芦醇，或我们之前提到的褪黑素；反过来，这会促进植物的健康，我们食用这些植物时又会促进我们的健康。激效会告诉每一个生物、细胞、线粒体和基因，艰难时刻就要来了，我们需要变得更有韧性、更强壮、更健康，这样才能生存下去。我的朋友兼同事、哈佛大学著名长寿专家大卫·辛克莱博士（Dr. David Sinclair）将身体这种轻度的压力称为"可感知的逆境状态"。这种挑战实际上并没有大到造成破坏，但足以让细胞感到艰难时刻即将到来。尽管这违反直觉，但对恢复精力非常重要，我想重申的是：即使你很疲劳，挑战你的身体对你也是有益的。从某种意义上说，这是在欺骗你的生理机能，向它发送环境信号，打开它对逆境预先设定的反应开关。控制饮食时间就是实现这一目标的方法之一。

不过，大家不要紧张：我会让你逐渐延长白天（和晚上）不吃东西的自然时长。不吃东西的时间被称为禁食，但是我这里指的是一种非常具体的禁食形式——时间控制饮食，这与限时进食有细微但重要的区别。需要明确的是：你不需要吃更少的食物或计算热量。我只想控制你摄入热量的时间。

不适：点到为止

我们的身体不仅仅是为了迎接挑战而设计的，它们还能在适当的逆境中茁壮成长。所以，现代所有这些对不舒服的逃避让我们陷入困境。尽管我们可能不喜欢它，但我们需要适度的生理和环境压力。最近有大量关于禁食益处的研究，以及冷冻疗法（利用寒冷治疗），甚至热／桑拿疗法——所有这些可能让我们感到不适，但在某种意义上说，这些来自大自然的驱动力已经表明，每种干预措施都对健康有真正的益处。当面临暂时缺乏食物的轻度压力或极端寒冷或高温时，细胞就会采取相应的适应性措施，刺激它们进行自我清理、修复，同时缓解炎症。禁食可以促使抗氧化防御能力的表达增加、DNA修复、蛋白质质量控制、线粒体生物合成和自噬，以及减轻炎症。[1]

有个好消息：我不会让你不吃东西。我只想让你更好地把握进食的时间。这就是能量方程中的 C^2，我称之为时间饮食（chrono consumption）。时间饮食就是在进食窗口期协调什么时候吃东西和吃什么。这种方式是可行的，它以一种可控的方式消耗热量，这将保护和促进线粒体功能，从而使身体更有效地制造能量。它还能提高微生物群系有益生物的多样性和丰度，[2] 并改变它们的昼夜节律。[3] 除了重置微生物群系时钟，时间饮食还有助于重置存在于每个细胞中的昼夜节律时钟，这有助于上调许多让你保持活力和健康的基因。这听起来很矛盾，在有限的时间内限制获取能量（食物），长时间不吃东西，实际上还增加你的整体能量。简而言之，时间饮食将控制你给线粒体的燃料和它们为你制造能量所花费的时间——释放出更多的能量，让你做所有你想做的事情。

禁食词典

在我们深入探究我认为最好的禁食方法，也就是我们将在能量悖论计划中用到的禁食方法之前，让我们先花点时间定义一下相关的术语。

可能很多人都知道，禁食是指在一段时间内不吃东西。进食是一种身体构建和生长（帮助构建组织和生长肌肉）的状态，禁食可以而且应该是一种修复状态，此时保护机制开始发挥作用，细胞能量系统有时间重新调整，发现问题并排除故障。身体的设计需要时间来满足这两种状态，而且身体需要很长一段时间不加工食物产生能量，从而转换成"禁食生理"状态。正如我之前所写的，虽然健康取决于你吃什么，但体重、新陈代谢、肠道微生物群系、心脏健康、炎症、睡眠，以及最重要的能量生产也同样（或更多）受到饮食时间的影响。特别是，你是否在两次进食之间留出足够的时间让身体进入非常有必要的禁食状态，会影响这些要素。[4]

然而，禁食是一个综合性的术语——并不是每一种类型的禁食都是一样的。一般公众经常将间歇性禁食和限时进食（或用餐）这两个术语互换使用，但在营养研究领域，间歇性禁食有一个更具体的定义，指的是在一段时间内只喝水或吃热量非常低的食物，持续约 24 小时，接下来一到两天是正常进食期。这个定义中还包括所谓的 5 : 2 饮食法，这一饮食法在 2012 年流行起来，每周有两天摄入约 600 卡路里的热量，其他日子"正常"吃。还有隔天禁食，也就是前一天吃东西，第二天不吃东西，等等。（这种饮食方式在针对老鼠的研究中非常普遍，但由于遵从性问题，在人体实验中几乎都失败了。）[5] 我的朋友兼同事杰森·冯博士（Dr. Jason Fung）还推广了一种更长时间的间歇性禁食方式，这种禁食要求你在 72 小时内除了水和电解质，什么都不吃。

　　另一种形式的禁食是在最佳营养条件下限制热量摄入，即所谓的 CRON 饮食（在大多数研究中简称为 CR 饮食），由已故的罗伊·沃尔福德博士（Dr. Roy Walford）推广。这种饮食方法将每天的热量摄入量在"正常"的基础上减少 25% ~ 30%。这种限制也会引发禁食生理状态，到目前为止，这是唯一被证明可以最大限度延长所有被测试动物寿命的方法，除了猕猴（我们很快会讲到这项研究）。最后，还有一种禁食模仿饮食法，是由我的朋友、南加州大学沃尔特·朗格博士（Dr. Valter Longo，沃尔福德博士的门徒）创立的，这种饮食法要求每个月，连续 5 天，每天摄入 800~1100 卡路里的素食。这种方法已经被证明可以模拟 3~5 天的禁食或者一个月减少 30% 热量摄入的大部分效果。

这些方法对减肥和长寿也是有益的，然而，我认为，与限时进食计划带来的诸多好处相比，它们就相形见绌了。限时进食指的是，一天的第一餐为一种主要燃料，无论是碳水化合物、蛋白质还是脂肪。还记得我们在第四章讨论过的"单一"饮食吗？"单一"饮食（看似荒谬）限制只摄入一种食物。虽然我不推荐连续几个月或几年只吃一种食物，但这类饮食方式确实有效，因为它们消除了你一次吃太多不同的燃料造成的线粒体堵塞。这就是为什么我计划的 C^2 部分采用了最好的禁食和单一饮食法，将限时饮食与单一饮食结合起来。现在，你可能会想，有什么证据支持这种疯狂的混合饮食计划呢？很高兴你提出了这个问题。

多年来，研究长寿的人员围绕两项相互竞争的研究展开辩论，研究热量限制如何影响猕猴的寿命。一项研究是由美国国立卫生研究院的国家老龄化研究所进行的，另一项研究是由威斯康星大学进行的。这两项研究都持续了 30 多年，比较了两组猕猴的健康期（没有与年龄相关的疾病）和寿命，其中一组猕猴吃的是限制热量的饮食（减少 30%），而另一组（对照组）的猕猴没有。虽然与正常喂养的猴子相比，限制热量摄入的两组猴子的健康期都得到了极大的改善，但只有威斯康星大学的研究给出了猕猴寿命延长的证据。我和其他人假设，尽管两组猴子都摄入了相同数量的有限热量，但它们摄入的热量的实际构成却大不相同，威斯康星大学猕猴摄入的是相对较高的蔗糖（一半葡萄糖，一半果糖）和高脂肪饮食，而老龄化研究所的那组猕猴的饮食中糖和脂肪含量较低，但纤维和蛋白质含量较高。但需要明确的是，两组猕猴都从碳水化合物中获得了 60% 的热量。由于只有威斯康星大学那一组猕猴的寿命有所提高，我和其他长寿研究人员认为，这是因为在威斯康星大学那一组猕猴的饮食中，蛋白质含量较低。但争论仍在激烈进行。

美国国立卫生研究院的拉斐尔·德·卡波博士（Dr. Rafael de Cabo）在 2018 年得出了确定性的结论。[6] 他用了大约 300 只老鼠（准确地说是 292 只）做实验，把它们分成 6 组。其中 3 组喂威斯康星大学实验组使用的高蔗糖、高脂肪、低蛋白质饮食，另外 3 组喂老龄化研究所实验组使用的低蔗糖、低脂肪、高蛋白质饮食。让实验变得有趣的是，每一种饮食中各有一组老鼠每天 24 小时能进食，同时各有一组老鼠减少 30% 的热量摄入，每天从下午 3 点开始喂食一次，因此它们的进食时间较短。最后两组可以摄入足够的热量，但它们也是在下午 3 点才开始进食，以确定控制进食时间是否真的是限制热量摄入的动物寿命更长的原因。（我将这些老鼠称为"限时进食"老鼠。）为什么这对我们理解这本书如此重要？这样想：如果你每天少吃 30% 的食物，而这些食物每天都是一次性配给的，猜猜这些食物会多快被吃掉？所以，毫无疑问，热量限制组的老鼠吃得很快（高糖、高脂肪组吃得最快！一点也不奇怪，它们一个小时就吃完了）；24 小时能获得食物的老鼠几乎不分昼夜地进食，可悲的是，这很像我们人类（但老鼠大多在晚上进食）；而"限时进食"的老鼠在 9~12

个小时内吃完食物，其余时间则禁食。

那么，这是怎么回事呢？老鼠们有整天缓慢进食者，有被限制热量的暴饮暴食者，还有全热量摄入但限制进食时间者。你能猜出哪一组表现最好吗？只有两组显示出了代谢的灵活性，而且不是那些整天进食的老鼠，而是那些长时间不给进食的老鼠。令人震惊的是，不管它们是高糖组或者高脂肪组，不管是限制热量摄入还是全热量摄入，只要进食时间窗口被压缩就行。这两组老鼠都具备了代谢灵活性，线粒体可以在不同燃料之间轻松切换。但是全天（除了睡觉时间）进食的老鼠的线粒体被堵塞了，没有了灵活性。

最后，长寿的关键：限制热量摄入的老鼠比 24 小时进食的老鼠的寿命长近 30%（这并不奇怪），有趣的是，它们的饮食结构没有任何影响。很好，合上书，每天减少 30% 的热量摄入，你将长生不老。但是，如果你就读到这里，你将错过更重要的一点。记住，这些限制热量的老鼠迅速吃掉了它们仅有的少量食物，并且在 24 小时内的大部分时间都在禁食。那些限时进食的老鼠没必要限制热量摄入，是因为它们仍然有很长的禁食期。它们的寿命比整日进食的老鼠长 11%。以人的寿命来算，这相当于 10 年的寿命，更重要的是，这将改善我们的整体健康状况。对它们影响最大的，是它们不吃东西的那段时间，而不是饮食的构成。

想知道一些人类也有类似效果的证据吗？最近意大利的一

项研究表明，有时间限制的饮食养生法，特别是与有规律的锻炼相结合时，会产生许多长期适应，提高精神和身体表现，预防疾病。[7]在这项研究中，两组健康的运动员吃相同的控制热量的饮食。其中一组每天在早上8点，下午1点和晚上8点吃三顿（晚上9点吃完，一共13个小时的进食时间），另一组在下午1点和4点，晚上8点吃三顿同样的餐（一共8小时的进食时间）。8小时的进食时间（你在能量悖论计划中要慢慢达到这个时间）会出现脂肪减少和肌肉重量增长，同时降低导致衰老的类胰岛素生长因子。但进食13小时的人就不能获得这样的好处，包括没有体重的减轻，尽管他们摄入的热量完全相同。这再一次证明"摄入的热量＝消耗的热量"的说法不成立。时间控制饮食通过挑战器官系统，使其变得更有韧性、更强壮、更健康。

这里不是要说明禁食有积极的影响——这一点我们已经知道有一段时间了——而是想说明，最重要的不是吃什么，而是什么时候吃，吃多长时间，这对新陈代谢和能量系统的工作情况很重要。在你决定吃M&M's巧克力作为你一天中唯一一顿"长生不老餐"之前，还有一点需要知道：很明显，长寿研究中的所有老鼠都死了；但有趣的是，高糖高脂肪饮食的老鼠死于肝癌的概率要高于任何其他原因；而且（也许是最好的消息），所有限时进食的实验组成员身体组织中的淀粉样蛋白（在阿尔茨海默病和失智症患者的大脑中发现的斑块）都明显少于24小时进食的小组。因此，控制时间的饮食方式被证明不仅有利于能量产生和延长寿命，而且还具有保护神经的作用。

你知道的关于营养的一切都是错的？

　　猕猴和老鼠都能从时间控制饮食中受益。这对我们意味着什么？首先，它颠覆了我们的传统观念。想想，和这些研究以及其他数百项类似研究形成对比的是，[8,9]长期以来我们都奉行"一日三餐加两顿零食"的饮食方式，起床时吃一顿丰盛的早餐，睡觉前吃一顿丰盛的晚餐（和甜点）。许多行业（包括早餐谷物行业、乳制品行业和柑橘行业）合力让我们相信了早餐是最重要的一餐。我要说——请原谅我的直率——这太荒唐了。从进化论的观点来看，这个说法是站不住脚的。我们的祖先可能会认为，腾出时间吃早餐，接着是一顿丰盛的午餐，在接下来的 14 个小时内再吃一顿更丰盛的晚餐，这种想法很奇怪。事实上，你的整个激素工作系统在设计上似乎就没考虑过你会吃早餐。[10]

　　在清晨，肾上腺开始分泌更多的皮质醇和肾上腺素到血液中，使肝脏产生更多的葡萄糖，即使是在一夜几个小时的禁食之后。这很有意思，不是吗？就好像我们的身体被设计成"活跃起来"（不管我们是否有机会获得食物）。记住，我们的祖先不会在日出时从洞穴里出来，往煎锅里打鸡蛋或者倒一碗麦片。他们没有食品储存系统，一旦寻找到一些食物，他们几乎会立即吃掉大部分。

　　还有一个糟糕的建议：每天少吃多餐以确保你的血糖保持

"稳定"，这样你的能量系统就不会"崩溃"。（剧透警告：如果在没有进食的情况下，你的能量水平忽高忽低，那就需要看看你的新陈代谢了！）问题就在这里。还记得那些遵循那一饮食方式的可怜老鼠的命运吗？它们没有代谢灵活性，当糖消耗殆尽时，它们无法转换到通过燃烧脂肪来产生能量。它们只能燃烧糖来产生能量。它们的寿命最短，而且不具备代谢灵活性，这与我们追求的恰恰相反。你很快就会了解到，能量悖论计划将在你切换燃料源时给你能量支持。所以你的血糖不会像其他程序一样，一开始就崩溃。此外，禁食会增加胰岛素敏感性，从长远看，这实际上会稳定血糖，让你完全摆脱能量过山车。

所以，是时候重新考虑我们如何给身体补充能量的这些先入为主的观念了。例如，想想那些现在非常流行的高蛋白质能量棒和奶昔，它们是否能像承诺的那样为运动提供能量呢？几乎不会。首先，消化是高能耗的，需要大量的血液流向肠道来完成这项工作。如果血液流向肠道去消化食物或零食，就没有多少血液供给肌肉了。[11] 事实上，当说到运动前吃什么东西时，研究表明，运动员在禁食状态下实际上表现得更好。[12] 当吃饭时间略有推迟，我们的表现非但不会很糟糕，反而在空腹时更接近最佳状态。想想我们远古的祖先——他们所处的时代没有冰箱和装满食物的食品储藏室。如果他们十几个小时，甚至数天没有吃东西，他们的头脑需要比平时更清晰、更专注和反应更快速，这样才能确保在下一个机会出现时捕捉到一些肥美的鱼或者其他猎物，或者有力气走 10~20 英里去寻找食物。[13] 因为对身体来说，自然的规律是，食物丰盛时，可以尽情饱食……接下来是饥荒，或者至少是等待下一个进食机会的一段时间。我们的身体期望在这两种状态之间转换：进食，然后禁食；再进食，再禁食。在这两个极端之间摇摆，细胞生物钟让新陈代谢保持正常，并抑制炎症。

时间控制饮食重置生物钟

正如你所了解的，身体的活动会对周围环境的每日波动做出反应，简单地说，就是让身体遵守一个时间表。我们通常把光线作为设定时间的主要依据：光线明暗的变化为体内的主昼夜节律钟——视交叉上核提供了数据，向激素发出信号，让它们激活或关闭你能够想到的几乎每一个过程的基因，从短期的能量生产到长期的抵抗力和疾病。就像植物一样，你从生物设计上与太阳的周期和自然节律同步。也许你有过这样的经历：当你工作到很晚或者通宵工作，或者有规律地跨时区工作时，你的体重、情绪和许多其他的功能都会随着精力变化而受到影响。你的身体所期待的白天到黑夜的作息规律被打乱了，促进睡眠、新陈代谢和抗击炎症的激素也被打乱了。但直到最近才发现，你的饮食模式也会向体内的生物钟发出信号，激活新陈代谢、能量和整体健康的重要途径。

除了视交叉上核，你体内所有的细胞都有自己的时钟（被称为外周生物钟），而且它们特别适应进食和禁食的转换。[14] 甚至你的微生物群系也有生物钟。所有这些不同的生物钟都期待一天中部分时间饱腹，剩下的大部分时间处于空腹——也就是处于禁食状态。当你因为消化和加工食物的时间太长而不给它们禁食时间时，你的生物钟就会出现"错误的时间"，无法启动能量系统最佳运转所需要的所有活动。[15]

在人类进化的大部分时间里，我们的祖先都是按照一个可预测的时间表进食的，这个时间表是根据太阳来确定的。就像我说的，不吃早餐，天黑后可能也不吃东西。（而且，如果我们真的在天黑后吃东西，就会暴露在火发出的红色和橙色光下，而不是像我们现在这样暴露在蓝色光下。）夏季的进食时间较长（狩猎、采集和进食的光线更充足），冬季的进食时间较短。我们的生物钟是按照这种自然节律发展的，在一天中的某些时段，我们的基因会将大量的资源分配给三磷酸腺苷生产线，而在一天中的其他时间段则用来修复。当我们按照这种自然节律进食时，我们的身体就会处于最佳状态。

让我举个例子来说明这种饮食节律在今天的世界中是如何体现的：那些信奉伊斯兰教的人遵守斋月节，在此期间，伊斯兰教徒禁戒食物和饮料，只在日落之后吃一顿饭，睡一觉醒来，日出之前再吃一顿，然后进行黎明祷告。斋月节每年一次，在此期间的饮食每天都如此，持续 30 天。

对穆斯林群体（都是志愿者）的研究表明，斋月期间时间控制饮食对研究对象的短期和长期健康都有明显的好处。[16,17] 编码癌症的基因（癌基因）被抑制，而制造保护蛋白的基因被打开。研究人员发现，许多帮助调节胰岛素、适当代谢糖和脂肪（从而促进更有效的能量生产）、防止神经元损伤的蛋白质都得到了增强。更棒的是，帮助线粒体自我修复的蛋白质，以及那些抑制免疫驱动炎症和其他系统性炎症源的蛋白质数量都有所增加。因此，仅仅通过改变饮食方式，"重置"被现代生活方式打乱的生物钟，研究参与者就开启了一系列促进健康的好处，其中许多是能量助推器。

今天，我们大多数人的生活方式一点也不像斋月的斋戒，更像是经典电视游戏节目《争分夺秒》（Beat the Clock）。不幸的是，疲劳和现代疾病的流行表明，我们不可能提前完成目标。另一项由索尔克研究所（Salk Institute）昼夜节律研究员萨钦·潘达博士（Dr. Satchin Panda）进行的人类志愿者研究的结果表明，将"进食"（无论是老鼠还是人）时间减少到 10 个小时，剩下的 14 个小时不吃东西，相比 15 个小时进食，只有 9 个小时或更少的禁食时间，可以带来巨大的好处。潘达博士发现，即使稍微超重的人把进食时间减少到 10 个小时，他们也会重置自己的细胞生物钟，减轻体重，精力更充沛，睡眠更好，心情更美，思维更敏捷——这一切只要短短几个月的时间。[18]

如果你想知道改变进食时间是如何改善情绪和认知的，这是因为禁食给大脑提供了一种好的挑战，即毒物兴奋效应，它通过激活应激反应路径来应对这种挑战，有助于大脑应对应激和抵抗疾病。（即使你的基因使你容易患上神经退行性疾病，下面的结论也是事实：禁食确实可以保护那些有帕金森病和阿尔茨海默病基因的老鼠的神经元，使它们在迷宫中测试学习和记忆时表现更好。）[19] 记住，在禁食状态下，你的大脑会变得更加敏锐和清晰，因为你的大脑认为最好马上帮你找到一些食物！如果你不实行或者没跟上禁食计划，那就没希望了。

你的线粒体可以分辨时间

昼夜节律对人的影响很大，它甚至决定了你产生多少能量，何时产生能量。巴塞尔大学的一项研究首次确切证明了细胞能量代谢是如何随昼夜节律钟的节奏而变化的，这事迄今为止有点神秘。[20] 这与所谓的线粒体裂变－融合周期的节奏有关，线粒体裂变－融合周期是线粒体的一种固有特征，允许它们在连接的网络中融合在一起，然后分裂。线粒体网络通过一种名为 DRP1（线粒体动力相关蛋白）的蛋白质与昼夜节律钟相互作用。这种节律是决定线粒体何时提供能量以及提供多少能量的关键。因此，一天中的时间会影响细胞的能量值，这是有道理的，对吧？但反过来，如果昼夜节律钟不正常，就会导致线粒体网络失去节奏，在细胞中产生更少的能量。这就是深夜刷社交媒体会让你第二天昏昏欲睡的另一个原因。那些垃圾光不仅会让你的褪黑激素水平下降，还会扰乱你的生物钟，从而阻碍细胞的能量生产。

酮：一种信号修复的燃料来源

在第四章中，我描述了在理想情况下，身体是如何在不同燃料源之间切换，或者按照时间表"波动"的。葡萄糖和脂肪酸是线粒体产生三磷酸腺苷的主要燃料来源。饭后，葡萄糖被用来生产能量，多余的葡萄糖会转化为糖原（葡萄糖的储存形式），如果还有多余的葡萄糖，就会转化为脂肪并储存在脂肪组织中。当细胞感觉到细胞体内空了，就会大声呼叫："葡萄糖储存没了！我们需要其他燃料！"这种对能量的呼吁会触发储存的脂肪通过激素激活脂肪酶（此时不再抑制胰岛素）分解为游离脂肪酸和甘油，从而使脂肪得到释放，分解出来的游离脂肪酸和甘油可以循环到所有细胞（大脑除外），进入线粒体生产线，用来生产三磷酸腺苷。进食大约 12 小时后，一些脂肪酸被运送到肝脏，在那里转化为酮。由于游离脂肪酸不能轻易快速地进入大脑，因此酮在禁食状态下成为大脑线粒体的主要燃料来源。当线粒体成功地以这种方式"转换"能量来源时，它有助于建立代谢灵活性，能量来源"转换"的次数越多（通过增加两餐之间的时间间隔来实现），代谢就越灵活，对胰岛素就越敏感。代谢灵活性越好，你就越能有效地加工各种燃料。换句话说，你最喜欢的碳水化合物不太可能之后变成腹部脂肪。这让人如释重负！

你也开始收获禁食生理保护的好处。酮是一种强大的信号分子，告诉你的线粒体、细胞和器官重启、恢复活力，并使自己充满活力。[21] 在你进食的时候，血液中的酮体水平往往很低，但在你进食 12 小时后，酮体就会大量上升（24 小时不吃东西，酮体水平上升显著）。[22] 我们来确认一下你明白了其中的联系：你的细胞在昼夜节律钟的指导下，预料燃料来源之间会有一个波动，这取决于你是进食还是禁食。如果两餐之间至少间隔 12 小时，你就会开始生成游离脂肪酸和酮。它们向你的细胞和线粒体发出信号，告知细胞和线粒体艰难时刻可能来临，没多少食物可用了（至少在它们看来是这样），所以你最好确保所有的系统都处于最佳状态。细胞效率提高、线粒体保护和修复过程启动，包括抗氧化防御过度生产和具有破坏性的活性氧。（这个过程的专业术语叫有丝分裂。）有丝分裂（线粒体复制）也会启动，就像被称作自噬的细胞清理系统一样，自噬会清除受损分子并回收其成分，从而减少炎症。禁食还可以帮助线粒体增加硫化氢的生成，[23] 这几乎就像一种替代燃料来源，在三磷酸腺苷生产受损时特别有用。[24] 这正是我们正在寻找的额外支持！硫化氢会使线粒体更强大。[25, 26]

这种细胞级联效应对你和你的能量有巨大的好处。通过训练你的细胞使用脂肪酸作为燃料，你不仅恢复了代谢灵活性和能量效率，而且还受益于向细胞能量系统发出信号的酮，让细胞能量系统做好系统正常运转所需要的维护工作。这就好比道路维护工人得到信号，高速公路上没有车辆，他们可以去修补道路坑洼，修复路障，让高速公路保持通畅。（顺便说一下，禁食生理也可以帮助你肠道内的干细胞再生并修复肠壁，所以肠道中消耗能量的炎症也会受到抑制。）[27]

现在把这个和你身体内可能发生的情况做个对比。从日出到日落甚至更晚，多种燃料，脂肪、碳水化合物和蛋白质同时持续不断地到达，然后需要额外的时间来消化、吸收并加工成三磷酸腺苷，使你在最佳饮食时限后的数小时内仍处于"进食状态"。记住，一般人每天几乎连续16个小时处于进食、消化状态，这让你过度劳累的线粒体和肠道几乎没有时间来处理这些食物，更没有时间休息和放松。

如何制造酮

当葡萄糖供应不足，无法满足大脑能量需求时，肝脏就会产生酮。这可能发生在至少12小时的禁食期间，或饮食中几乎完全去除碳水化合物（即通常所说的低碳水化合物或生酮饮食）时，或缺乏大量蛋白质的情况下，或在长时间的剧烈运动中，或在真正的饥饿期间（我希望你不会经历这种情况）。如果你想促使身体产生酮，你也可以使用某些预先制作的酮补充剂或脂肪，因为脂肪可以在肝脏中转化为酮。换句话说，有几种方法可以"欺骗"你的身体，加速酮的产生，在能量悖论计划中，你将利用每日禁食窗口和一些额外的策略来达到这个目标！

最佳进食窗口

现在你可能在想，你每天的进食和禁食时间需要多长才能产生这些益处。一般来说，我建议你每天的进食时间不要超过 12 小时，理想的是在 6~8 小时的"最佳时间点"。最佳时间点可以是上午 10 点吃第一餐，下午 6 点吃完最后一餐（或饮料，除了水或茶），剩下的 16 个小时禁食。如果你习惯了早起，可以在早上 7 点吃第一餐，下午 3 点吃完最后一餐。你可能觉得，这也太苛刻了吧！但在你把这本书扔出窗外之前，我请求你耐心点。我将告诉如何利用时间饮食来恢复能量。正如马克·吐温所说："习惯就是习惯，我们不能将其扔出窗外，只能一步一步引它下楼。"

你明白我的意思吗？我不是让你一开始就每天只有 8 小时的进食时间。这种突然的转变对 80% 的人来说太有挑战性了，就像第一次来找我的很多病人一样，他们竭力做出巨大的转变。我经常看到，有人从一开始就尝试生酮饮食或实施间歇性禁食。他们是胰岛素抵抗者，并且在葡萄糖耗尽时，没有足够的代谢灵活性去获取游离脂肪酸，因此有几天的时间，他们会完全丧失能量，出现头痛、运动能力受损的情况，因为他们的能量来源不足。对许多人来说，这种不适破坏了他们的努力，他们在还没有获得任何好处时就放弃了！请放心，我的这个饮食计划是不会发生这种事的。在本书的第二部分，我们将一步一步来，一次调整一个小时，直到达到你的目标。现在，有一个真正的好消息：你不必改变你的热量摄入量，你不需要"节食"。相反，我想让你考虑一下用你的线粒体做一个为期 6 周的水疗。如果你已经在吃相对健康、没有有害工业脂肪和糖的饮食，或者你已经尝试过生酮或素食餐或肉食餐却没怎么成功，仍然感觉乏力、体重下降或头脑模糊，你就会看到掌握饮食时间的艺术将如何最终让你获得你一直在寻找的结果。

酮悖论

一些尝试过生酮饮食的人会迫不及待地问我，如果制造酮类燃料对我这么好，我为什么不一年 365 天，每天 24 小时严格遵循非常低碳水化合物的饮食方式，并保持酮症呢？（酮症是一种生理状态，在这种状态下，你总是会产生大量的酮，而不是像我描述的那样，通过进食 – 禁食的节奏循环来产生酮。）我的回答是：绝对不行。

长期生酮饮食对你有好处，因为它让你"燃烧清洁能源"，现在是时候挑战这一观点了。很明显，吃低碳水化合物的食物是很有必要的，因为今天我们很多人（多达75%）是"碳水化合物不耐受者"。我的朋友马克·海曼博士甚至在推特上发布了这方面的数据。我经常看到这种说法，所以我去查阅参考资料，并找到了。资料表明，这是对数据的误读。这一统计数据的来源是一篇与碳水化合物不耐受无关的论文。该文章说的是，世界上75%的人都有乳糖不耐受症，因为他们没有产生乳糖酶的基因，而乳糖酶能将牛奶中的糖分解成乳糖。[28] 乳糖是一种碳水化合物，从这个角度讲，我们得出75%的人有"碳水化合物不耐受症"。我曾经是耶鲁大学辩论队的成员，一眼就能看出这个论点的可笑和虚假。抱歉，我们都不是天生的碳水化合物不耐受者。提醒一下，这就是为什么营养成分是85%~100%的碳水化合物的杜克米饭饮食法或冲绳饮食法即使对糖尿病患者也是有效果的，它通过选择一种燃料，且每次只选择一种燃料让线粒体生产线继续工作。

不要误解我，我不反对生酮饮食，就像我也并不支持杜克米饭饮食法一样。我们只能说，标准的生酮饮食（换句话说，高脂肪、低碳水化合物、低纤维的不受进食时间限制的饮食）在促进线粒体健康或获得甚至长期保持肌肉质量方面看起来不是很好，也不会给你更多的能量，这或许可以解释为什么那么多人最终放弃了生酮饮食。事实上，长期的高脂肪生酮饮食会导致炎症、体重增加和胰岛素抵抗，而这正是大多数人采用生酮饮食来解决或要避免的问题。[29,30,31] 此外，对脂肪等宏量营养素的狭隘看法让许多人忘记了给他们的肠道伙伴提供足够多样的纤维素，以为自己制造后生元。

所以，与你所相信的不同，遵循生酮饮食方式与燃烧高效燃料——酮无关，而是与BHB（β-羟基丁酸）生酮和乙酰辅酶A的信号功能有关，它们告诉线粒体，现在食物匮乏，是时候生产更多能量了，因为现在是困难时期。遗憾的是，我们忽略了酮和丁酸实际上在告诉线粒体的是什么！线粒体并没有变得更高效，因为它们在燃烧酮；它们的效率越来越低，同时，为了防止线粒体自我伤害，它们在生产线上增加了更多的工人，否则有机体就会死亡。（你可以通过给正常进食的动物或人服用酮药片或饮料来证明这一点，它们会对线粒体产生所有这些影响，就好像他们真的在禁食一样。）[32]

在自然状态下，慢性酮症只会发生在饥饿的时候，随之而来的是蛋白质合成抑制和肌肉消耗，因为你甚至不能制造足够的酮来让你的大脑兴奋，所以你从肌肉中借用蛋白质，通过糖异生在肝脏中制造葡萄糖。这意味着，如果你强迫自己一年365天，每天24小时都处于酮症状态，就有可能变得过度瘦弱。[33]酮症也遵循同样的量效曲线，我们已经讨论过。没有酮是糟糕的，有一点就好，坦率地说，酮多了也很可怕。在能量公式的C^2中，你将处于一个"最佳位置"，在这种情况下，酮作为信号分子循环，告诉你的细胞进行必要的修复工作，并最大限度地保证线粒体的安全和健康。你将遵循身体期望的自然波动节律：在控制饮食期间，你的葡萄糖水平会上升，酮水平会下降，细胞会增加蛋白质合成，进行生长和修复，这样你就不会出现肌肉质量的损失或消耗。就不会有信号说"饥荒即将来临!"，因为在第二天恢复（饮食）之前这些信号就会逐渐消失。这意味着你的生物钟将会同步，你的新陈代谢将以最大的灵活性在等式两个同等必要的部分之间来回波动，从而带来最佳的能量生产。进食几个小时，接着几个小时不进食，然后再进食几个小时，如此往复。还有，作为奖励，周末可以不这么做。就这么简单!

通过运动提高代谢灵活性

我想强调的是时间饮食的另一个细微差别：运动可以增加禁食的所有好处，帮助训练你的新陈代谢，使其保持健康和灵活，并创造条件，使细胞和线粒体清理工作达到巅峰。你看，运动是另一种挑战，迫使你的细胞适应并获得弹性——它是你的 DNA 进化所期望的另一种形式的激效。我知道有些人可能感觉太累了，甚至根本不想动——我能听到你们的抵触情绪! 但相信我，运动很重要。

肌肉是代谢器官，是消耗糖和脂肪的主要场所，如果使用肌肉，它们就会为能量生产系统工作。把它们想象成你的燃料储备罐，在你吃完食物后迅速消耗掉葡萄糖，然后以糖原的形式为你储存额外的葡萄糖。安全起见，你摄入的 80% 的葡萄糖会储存在肌肉中，直到你需要它们时。运动需要激活这些储存的葡萄糖，促使身体更快地消耗它们，从而消耗储存的糖原，并达到"转折点"，更快地燃烧游离脂肪酸。正确的运动方式可以锻炼出更多肌肉，产生更多的能量储备罐。同时，运动还能刺激肌肉分泌一种叫作肌细胞因子的信使化学物质，这种化学物质不仅能调节提高胰岛素敏感性的激素，还能促进大脑中的神经元的健康。此外，运动消耗肌肉储备的糖原之后，用游离脂肪酸做燃料，提高胰岛素敏感性，增强代谢灵活性（这正是你想要获得更多能量的方式）。运动越剧烈，效果越明显。

现在想象一下，如果你遵循定时饮食计划，在一天开始的时候处于一种长时间禁食的状态，再加入一些锻炼。一切都会变得更好：首先，在禁食状态下使用肌肉可以促进更多的有丝分裂，从而产生更多的能量。（还记得斯坦福大学的一项研究吗？这项研究指出，只有非胰岛素抵抗的锻炼者才能受益。）到底哪种运动能促进多少线粒体复制，目前还没有定论，[34] 但当你刚开始运动时，任何一种运动都会带来好处。力量训练或阻力训练似乎能够有效促进有丝分裂，我建议每个人都将其纳入健身计划中，每周几次，无论是通过自重训练还是负荷训练。

然而，有一点需要注意，运动前进食会阻碍运动带来的大部分或全部的好处！[35] 现在，你的身体越健康，越强壮，你在锻炼中实现有丝分裂的可能性就越小，因为你已经遇到了很多挑战，做出了很大的调整。这就是要在禁食状态下（理想情况下是在禁食一整晚之后和第二天第一餐之前）进行锻炼的原因。对于已经拥有一定肌肉力量的健康人来说，将禁食和锻炼协同起来，进一步增加代谢灵活性和有丝分裂，会真正给你带来最大的回报。（也不要放下杠铃就大吃。你要给身体一点时间，只有在锻炼后处于禁食状态，才能有真正的收获，所以请等待至少 20 分钟再进食！）

禁食状态下锻炼的另一个好处是，在运动过程中，大脑会增加一种叫作神经营养因子的蛋白质（通常写作 BDNF 和 FGF）的生产，这两种蛋白质都能促进树突和轴突的生长，促进突触的形成和加强，甚至有助于生成新的神经元。这意味着你会拥有更好的心情和更清晰的思维！矛盾而奇妙的是，你在消耗能量，却觉得自己更有活力。[36]

能量方程 $E=M^2C^2$ 中 M^2 部分的另一个 M 在这里也起作用。你有没有想过，为什么有些人每天运动，看起来很瘦，而另一些人做同样的运动，却没有得到同样的好处？事实证明肠道伙伴决定了身体是否会对运动做出良好的反应。事实上，对 2 型糖尿病患者来说，运动的效果取决于他们微生物群系的组成。[37] 那些拥有健康且多样化的微生物群系的人对胰岛素敏感，他们运动就会减轻体重；但对那些肠道微生物群系失衡的人来说就没那么多好处了。所以，这一切都是有联系的。你需要通过运动来掌握能量方程，而且你需要一个健康的肠道微生物群系来从运动中获得最大的益处。如果你一直在坚持一项运动，却因糟糕的结果而受挫，我希望这能给你带来希望。这可能不是你自身的问题，而是肠道伙伴出了问题！别担心，能量悖论计划会让它们恢复健康。

吃了肉？运动起来吧！

我知道，我们一直在谈论能量，但我忍不住分享另一个原因，为什么运动对微生物群系的影响如此重要（尤其是如果你吃了大量的肉）？我们的细胞通过 mTOR（哺乳动物雷帕霉素靶蛋白）传感器来协助自身的生长、新陈代谢和维护工作。当这个信号通路失调时，你会衰老得更快，更容易生病。长寿研究人员早就知道，饮食中过多的动物蛋白质会过度刺激 mTOR——比植物蛋白质更严重——并扰乱其传递信息，这就是为什么如果你想长寿，就应该停止摄入过多的动物蛋白质。然而，我们现在也知道，运动会促进某些肠道伙伴分解支链氨基酸（肉类蛋白质的组成部分），正是支链氨基酸导致了过度刺激。[38] 换句话说，运动可以保护你免受吃太多肉带来的潜在负面影响。这就解释了为什么许多遵循原始饮食（paleo diet）方式的人会颠覆长寿专家的预期，大量食用草饲肉，却拥有极其健康的身体。这些人通常会进行举重、短跑锻炼，并保持令人羡慕的运动习惯。（虽然我们不知道他们能活多久！毕竟原始饮食方式仍然很新。）所有这些都表明，如果你给予了肠道伙伴它们需要的积极的生活方式，你的肠道伙伴就会还你健康。

结果就是这样，你已经了解了我们为什么会饱食过度，动力不足，甚至有一些恐惧。你已经知道，要让能量恢复到正常状态需要照顾好肠道微生物群系和细胞中的线粒体，还需要掌握"时间饮食"的新饮食模式。这两者结合使你获得能量！在接下来的几个星期里，你可以开始养成新的习惯，结束你长期的能量低迷，让你的步伐再次充满活力，走上一条更好的道路，你可以一辈子坚持下去。准备好开始了吗？让我们抓住今天。是时候让你恢复能量以永远保持精力充沛了。

　　我的研究所位于两个抗衰老药物研究基地：加利福尼亚州的棕榈泉和圣巴巴拉。毫不夸张地说，南加州的激素诊所就像西雅图或波特兰的咖啡店一样，随处可见。为什么？有一个普遍流传的说法是，到了人生的某个阶段，能量"自然"会下降，同时精神敏锐度或（对生活和其他事物的）欲望也会下降。我们错误地执着于恢复到 25 岁时的性激素水平：女性的雌激素、黄体酮和睾丸激素，男性的睾丸激素和生长激素，是能量、性欲和耐力的关键。我理解，青春的诱惑令人难以抗拒。但这是被误导的，可悲的是，我目睹了激素替代疗法在女性和男性身上造成的巨大破坏——从男性的"男性乳房"到女性真的刮手臂和脸上的毛发。激素疗法还会促进激素敏感性癌症的发展，如乳腺癌、卵巢癌和前列腺癌，正如我在许多初次到我诊所寻求癌症治疗的病人身上看到的，他们也在服用这些激素。（另外，睾酮替代疗法是否真的能有效地改善老年男性的表现、能量和肌肉质量，目前尚无定论。）[39]

　　我不是反对激素疗法，事实上，当血检或症状需要时，我会让病人去做激素治疗。但这肯定不是我解决能量不足的最佳方案。在我的实践过程中，我看到大约5%的绝经后的女性对雌激素的缺乏非常敏感，会出现持续的潮热，用少量的局部雌激素就能消除大脑功能障碍。的确，大约15%的女性会对少量的睾丸激素产生反应，从而提高性欲，但如果不把睾丸激素限制在低剂量，足量的睾丸激素会让她们长出胡子，并不能改善她们糟糕的情爱生活。通常，性冲动的缺乏是由我们在本书中谈到的能量不足导致的。我从未见过一个睾丸激素低的男性没有胰岛素抵抗和胰岛素水平升高的情况。而且，我从来不给男性睾丸激素来提高他们的睾丸激素水平，我只需要教他们如何饮食，睾丸激素水平低的人就会恢复正常。

　　最后，我想提醒那些正在寻求抗衰老治疗的病人，蓝色地带[①]的百岁老人中没有一个曾经接受过激素替代疗法，他们没有接受过激素替代疗法似乎也表现得很好（或许我可以理解为表现得更好）。总之，有更好的方法来恢复能量，这就是你看本书的原因！

[①] 蓝色地带指的是世界上五个长寿的地区，分别是希腊的伊卡利亚岛、意大利的撒丁岛、日本的冲绳岛、哥斯达黎加的尼科亚半岛、美国加利福尼亚州的洛马琳达市。这里的百岁老人占比非常高，被称作蓝色地带。——编者注

七种致命的（能量）干扰源

我不会让你实施能量悖论计划，除非你已经快速了解了对你的能量水平和整体健康施加压力的最具挑战性的外部力量。如果你熟悉我的悖论系列书籍，你可能对这些让你患上一系列疾病的"坏蛋"有了很好的了解。如果你不熟悉，我来简单总结一下这些阴险的家伙是如何让你感到不舒服，并让你陷入能量危机的。

外部能量干扰源包括工业化学品、不合适的食物、有毒的环境影响等。这些我们每天都会遇到的看似普通的事情，都会造成看不见的激素紊乱风暴，以及肠道和微生物群系的破坏。总的来说，它们会对正常运作系统造成相当大的冲击。其中有些会削弱并损伤肠壁，使肠壁具有渗透性；有些会导致肠道生态系统严重失衡，清除有价值的肠道伙伴并引起肠道炎症；还有些会导致我们身体产生能量所需要的天然成分突然消失，或者更糟糕，对线粒体产生无形的压力和损害。

最重要的是阻断你不知不觉吃进去的、吸入的或生活中每天接触的干扰物，我保证有办法降低它们的影响，使它们不再影响你的能量。（在第二部分，我将分享策略，避免或减少干扰物造成的影响。）你了解得越多，就能做得越好。

能量干扰源 1：抗生素

在本书中，我详细介绍了益生菌、益生元和后生元饮食方式和生活方式的优点。但有一个难以忽略的事实，我们今天的生活中到处都有抗生素。在医疗体系中，美国人每年要服用800万磅的抗生素；在食品体系中，为了让动物长得更快，以便早日屠宰，给动物吃的抗生素几乎是人的5倍。

广谱抗生素（我们最常接触的抗生素）可以同时杀死几乎所有菌株。它们能够对抗危及生命的感染，在近60年前问世时，广谱抗生素就是个奇迹。然而，这些细菌爆破器被过度使用，人们在一些病情不那么严重不需要这么猛的火力的情况下也使用广谱抗生素。（最常见的滥用是医生为病毒感染开抗生素，比如咳嗽或流鼻涕。）这种滥用抗生素的行为正在带来意想不到的后果：我们知道，儿童早期使用抗生素（甚至在子宫内接触抗生素）可能导致日后的肥胖、行为障碍、过敏、自身免疫和其他疾病。[40,41]成年人身上也会出现同样的问题，他们患有许多疾病，如糖尿病、炎症性肠病、自身免疫性疾病、抑郁症（当然还有不可避免的疲劳症），这些都与过度使用抗生素有关。

服用广谱抗生素对人类来说，相当于为了驯服入侵物种而烧毁整个雨林。如果生态系统不能作为一个整体运作，免疫细胞的正常发育就会受到阻碍，出现营养不良，最重要的是，肠道微生物群系中的细菌多样性就会被破坏。最终导致免疫功能受损，使我们更容易受到病原体的攻击。此外，存活下来的细菌会产生抗生素耐药性，更糟糕的是，抗生素还会影响线粒体，毕竟线粒体实际上也是细菌。对抗细菌就用抗生素并非理所当然。现在的研究表明，医生开的抗生素通常会直接损害我们的能量系统。它们可以通过促进高氧化应激导致线粒体功能障碍和损伤。[42] 甚至有证据表明，抗生素对线粒体有巨大的影响，可能导致严重的健康问题，我在自己的病人身上也看到了这一点。[43] 还有证据表明，有些抗生素会损坏神经元，造成行为和神经问题，如抑郁症和焦虑。[44,45]（顺便说一下，有研究表明，抗生素会抵消大部分间歇性禁食带来的神经保护作用[46]——这是你将在能量悖论计划中要遵循的核心！）我可以向你保证，你好心的医疗服务人员对这些副作用知之甚少。

而且，即使没有服用药片形式的抗生素，我们每天也会接触到抗生素。在美国，绝大多数的抗生素实际上都用在动物饲料中，用来预防动物患病，或者使动物增肥，以便快速宰杀。这应该是我们寻求无抗生素动物蛋白质的主要动机之一（有机认证可以保证这一点；其他非有机产品可能标有不含抗生素）。不过，我们也知道抗生素残留会从饲养场转移到农作物中[47]。

显然，有些时候我们需要用处方抗生素——记住，这应该是最后的手段。研究表明，服用一个疗程的抗生素后，我们的身体可能需要长达两年的时间来恢复在服用抗生素后失去的大部分维持能量的微生物生态系统——有些菌株永远无法恢复。[48]

能量干扰源 2：草甘膦（农达）

你可能已经开始关注世界上使用最广泛的除草剂——农达，以及同类化学制剂。这样做是对的。我相信，它的活性成分草甘膦，加上使其附着在叶子上的其他配方，是我们今天的食品和水系统中最危险但最普遍的化学物质之一。经过多年的研究，我越来越相信，在我们的能量系统和健康方面，它可能是最糟糕的破坏者。草甘膦本质上是一种对抗土地的抗生素。它通过破坏一种叫作莽草酸途径的代谢途径来杀死植物。这种代谢途径存在于所有细菌、真菌和植物中，它将氨基酸合成为蛋白质，这是生命的基石。[49,50] 草甘膦被用在抵抗其作用的作物（转基因生物，或转基因作物）上，通过一个巧妙的方法，确保只有周围的非转基因植物，也就是天然杂草才会死亡。然而，在非转基因作物如玉米、小麦、燕麦和油菜上使用农达作为干燥剂已经成为一种普遍的耕作方法。这意味着，在收割之前，将草甘膦喷洒在这些作物上，使其秸秆干燥，从而使收割和加工工作更高效。所以那些寻找非转基因标签的人，请注意，你的"安全"谷物含有有害化学物质。

长期以来，农达一直被吹捧为对动物和人类无害，因为它的致命途径只攻击植物。这是第一个危险信号：正如你现在所知道的那样，你是成千上万株对你的生存和能量至关重要的细菌的家园，它们都利用了莽草酸途径！农达很轻易地像杀死野草一样摧毁这些细菌。

在加利福尼亚州进行的一项长达23年的研究追踪了尿液中草甘膦的含量，发现我们体内的这种化学物质正在急剧增加。[51] 这从多方面直接影响我们的能量水平（当然也会影响我们的整体健康）。草甘膦似乎能使肠壁的紧密连接更具渗透性，而紧密连接将血脑屏障连接起来。[52] 想象一下总体的后果：肠道菌群受到攻击，肠漏和炎症猖獗，血脑屏障开始向大脑泄漏炎症化合物，使我们的能量储存罐和认知能力变弱。（令人担忧的是，许多案例表明，神经炎症和神经退行性疾病的流行与我们不断增加的草甘膦负担有关。）同样糟糕的是，草甘膦会从我们吃的食物中剥夺微量元素，使我们的身体缺乏关键的能量辅助因子。它还会抑制我们体内的一种获得充足维生素 D 所必需的酶（这种酶有助于愈合我们的肠道），并与除草剂中的其他成分协同作用，成为一种线粒体毒素，在动物研究中发现这会导致跨膜电势崩溃以及线粒体膨胀。[53]

我不想这么说，因为我是一个乐观主义者，但是这种情况无处不在，即使你已经试图避免转基因谷物和豆类。原因如下：我们购买的大多数肉类食品，除非另有说明（即标签为有机或 100% 草饲），否则这些动物已经吃了谷物饲料中的这些化学物质，然后经肉类食品进入我们的身体。此外，干燥剂并不能神奇地从那些我们和孩子可能吃过的谷物、面包、燕麦片或饼干中的非转基因谷物产品中被"洗掉"，而且如果外层的壳是为了"全麦食品"而保留的，你所吃到的就更多了。最后，我们喜欢的许多产品，如啤酒、葡萄酒和蜂蜜，也含有草甘膦，所以未知的摄入会更多。我希望我可以动动手指，让它消失，但现在，消费者需要去仔细考虑自己买的东西是如何生产的。俗话说的"了解你的农民"从来没有像现在这样重要。（作为一个父亲和祖父，我不得不说，农达在非农田绿地上有大量应用，比如公园、学校操场、高尔夫球场、自家的后院或人行道。）

能量干扰源 3：环境中的化学污染物

草甘膦不是我们唯一需要担心的化学物质，今天，接触数百种人造来源的化学物质是不可避免的。近几十年来，超过十万种新的化学物质以工业产品和消费品的形式进入我们的环境中。[54]它们遍及我们的家庭、工作场所、食物供应链，甚至我们的空气、土壤和水，在人类的生物样本中，至少检测出 300 种化学物质或其代谢物。你可能对许多化学物质很熟悉：塑料和工业化学品如双酚类和邻苯二甲酸酯、持久性有机污染物和重金属，当然还有杀虫剂、除草剂和杀菌剂，更不用说我们吃的植物中发现的微塑料（这增加了我们体内的重金属负荷）。[55]尽管许多微生物被认为是内分泌干扰物（它们破坏甲状腺激素、胰岛素和生殖激素等的微妙平衡）并与不良的健康状况有关，直到最近，科学家才分析出这些影响中有多少可能是由微生物群系介导的。详细分析环境中每一类有害化学物质超出了本书的范围。但关键是要全面了解这些化学物质对你的能量潜能有多大的损害。

首先，环境中的这些化学物质似乎大多数都会改变肠道微生物群系。我们知道，接触像增塑剂双酚 A 这样可从食品罐头、微波包装和一些塑料瓶中过滤出来的化学物质，可减少产生短链脂肪酸的肠道伙伴，并造成慢性肠道和肝脏炎症，以及代谢紊乱。

增塑剂双酚 A 和它的同类邻苯二甲酸酯，即使在少量的情况下，也会阻断甲状腺激素的受体。不幸的是，人们对使用的替代品（产品可以贴上不含增塑剂双酚 A 的标签）通常研究得更少，影响可能更糟糕。同时，接触一些用于农业、快餐包装和炊具不沾涂层的工业化学物质，已经被证明会改变微生物群系的组成并引发肠道炎症。如此多的美国人吃非有机食品、快餐和油炸食品，难怪每个人都这么疲惫。

其次，我们每天遇到的许多干扰内分泌的化学物质被证明是炎性的。[56] 部分原因可能是生物群系的变化。你现在已经知道，炎症不仅会导致肥胖和免疫失调，还会导致一般性疲劳。

在我所列的致命干扰物中，食品防腐剂很特殊，其中一些会刺激免疫系统，尤其是特丁基对苯二酚，这是一种用于大多数商业种子油和许多包装油炸食品的防腐剂。

另一种干扰物是化学防晒霜。研究表明，像氧苯酮这样可以过滤紫外线的化学物质涂抹一次后就会从我们的皮肤直接吸收到血液中，通过模仿自然激素的作用，扰乱我们体内至关重要且微妙的激素平衡。[57] 我曾讲过化学防晒霜是如何降低我们将维生素 D 转化为其活性形式的能力的；我们还了解到，皮肤直接暴露在阳光下对肠道微生物有积极的影响，这说明有一个皮肤 – 肠道轴在起作用，帮助你支持你的微生物群系的健康。[58] 事实证明，肠道需要阳光才能健康成长——只是需要控制暴露的程度。

环境中的化学物质甚至会改变我们的甲状腺功能。[59] 不幸的是，甲状腺对内分泌干扰物非常敏感。它对我们的身体机能、认知清晰度和整体的能量也非常重要！

你可以在网上找到更多关于最常见的环境化学物质的信息（可以从美国环境工作组的网站上开始了解）。关于要避免的化学物质和使用更安全的替代品的完整清单，请参阅我的另一本书《饮食的悖论》。

能量干扰源 4：过度使用的药物

我不反对使用药物，不管是处方药还是非处方药。药物有时候是必要的，有时是桥梁，目的是让你最终摆脱药物。但长期依赖药物而不去除问题的根源，可能会破坏你的能量系统。美国这个疲惫不堪的国家每年开出 43.8 亿张处方单，还要额外购买价值 322 亿美元的非处方药[60]（其中大部分曾是处方药），如果你想解决能量悖论，看看你服用的药物是很重要的。

除了抗生素，一些危害最大的能量干扰物还包括大量滥用的非甾体类消炎药如布洛芬（雅维和美林等）、萘普生（以萘普生钠的形式使用）、西乐葆、扶他林等。我称它们为肠道的"手榴弹"，它们破坏小肠和结肠的黏膜屏障，让凝集素、脂多糖和其他外来物质穿过肠壁，引发炎症级联反应——讽刺的是，这将使你不得不使用更多的此类药物来减轻疼痛。

第二种有问题的药物是质子泵抑制剂（PPIs）或其他阻酸药物，如奥美拉唑（Prilosec）、耐信（Nexium）、泮托拉唑（Protonix）

和雷尼替丁（Zantac）。这些药物通常用于缓解餐后不适，它们会降低胃酸水平，从而剥夺你对抗凝集素和寻求获得更多空间的不太有益的微生物的重要酸缓冲。如果不对它们加以控制，会出现肠漏和炎症，有时由于小肠细菌过度生长会出现不适症状。它们还能促进不完全的蛋白质消化，从而使更多含有蛋白质的凝集素进入肠道，并阻止小肠吸收你确实需要的蛋白质。最坏的情况是：这些药物不仅会影响胃细胞中产生酸的质子泵，还会影响你所有的细胞和线粒体中的质子泵，以无形但明显的方式降低能量的生产。这些药物还有一种特殊的能力，可以穿过血脑屏障，毒害你大脑的线粒体，导致脑雾、认知能力下降和失智。[61]

质子泵抑制剂并不是唯一严重影响线粒体的药物。药物治疗的许多副作用都会导致线粒体的损伤，[62]尤其是老年患者。线粒体相关的器官毒性是处方药被给予黑框警告的最常见原因。除了前面提到的抗生素，抗抑郁药物如选择性血清素再摄取抑制剂也收到了这些警告。它们通过阻止再吸收来增加血清素的浓度，但同时对线粒体产生意想不到的影响。一些研究表明，抗抑郁药还能减少肠道细菌的数量和多样性。[63]

另一个药物过度使用的领域是激素避孕药物。我没有资格告诉任何女性如何管理自己的生殖健康，但我确实认为，告诉那些可能正在考虑服用这类药物的女性全部的事实是很重要的，因为医生开"药片"的时候没有做到这一点。研究表明，高达50%的节育药会从小肠逃逸，最终进入大肠，使大肠中的微生物群显著减少。其结果甚至可能和抗生素类似，想想看，女性一生有多少年会服用避孕药！此外，这种药物会消耗抗氧化剂，包括在所有细胞和组织中发现的一种叫作 CoQ10（辅酶 Q10）的化合物，这种化合物对线粒体能量生产至关重要，如果女性服用这种药物，CoQ10会随着年龄的增大而自然减少，因此补充 CoQ10 就变得很重要（同时也应该补充维生素 C、维生素 B_6、叶酸、维生素 B_{12}、锌和镁）。

CoQ10 的消耗不仅仅是激素节育导致的。通常他汀类处方药会阻断线粒体驱动器（以及其他几种必需营养素）。他汀类药物干扰维生素 K_2 和维生素 D_3 的代谢，可能是因为它们改变了微生物群系，越来越多的证据表明他汀类药物会增加糖尿病的风险。虽然我在病情严重的情况下会给病人开这些药，但我想帮助病人改变他们的饮食，恢复正常的线粒体功能，从而不再需要他汀类药物，因为如果你不再需要这类药物了，为什么要服用呢？

另一类干扰类药物是睡眠辅助药。据估计，多达 7000 万美国人使用睡眠辅助药物或患有失眠症，这并不奇怪。但事实是，这些药物本身就是一种可怕的干扰物。注意：安眠药不能用于正常睡眠。严格来说，它们属于镇静剂，通过人工刺激产生镇定神经递质 γ-氨基丁酸，本质上是摧毁大脑皮层（用于思考）。这与自然睡眠状态下错综复杂的情况截然不同，在自然睡眠中，大脑会出现许多不同的阶段，令人担忧的是，服用安眠药会使患失智症的风险大大增加。[64]

对那些晚上失眠的人来说，好消息是，慢性炎症会干扰睡眠，所以治愈了炎症，你的睡眠会得到显著改善。

能量干扰源5：果糖

我经常说，我真应该做一种 T 恤，上面写着"远离果糖"。果糖是一种天然存在于水果、蜂蜜、枫糖浆、蔗糖、甜菜、玉米，甚至是有种子的蔬菜中的糖分，严格来说，种子属于水果。我们的饮食富含果糖，这些饮食不仅仅是指加工食品和含有高果糖玉米糖浆的饮料。水果冰沙和果汁也是我们饮食中果糖的来源。可悲的是，如今，我们的水果比以往任何时候都更大，果糖含量更高——水果越甜，消费者越有购买的动机。

长期以来，我一直执着地认为果糖在促进衰老方面有多危险，以及它是如何欺骗我们的身体，让它们误以为现在是夏天，从而提示我们的身体要"为冬天增重"的。但果糖对我们、我们的肝脏和线粒体的影响值得仔细研究。与葡萄糖不同，果糖从肠道吸收，大部分直接进入肝脏。它在肝脏中阻止腺苷一磷酸进入线粒体内的三磷酸腺苷生产链。而腺苷一磷酸会生成尿酸，引发痛风、肾结石和高血压。但这还不是最坏的影响。在肝脏中，腺苷一磷酸会转化为饱和脂肪酸棕榈酸。[65] 正如第四章提到的，棕榈酸是细胞用来产生神经酰胺的物质，神经酰胺是一种蜡质脂质，可以防止脂肪细胞爆炸，但会导致胰岛素抵抗，从而保护可怜的线粒体不会过度工作。如果你觉得这些影响还不够，果糖还是非酒精性脂肪肝病或非酒精性脂肪性肝炎流行的主要原因。棕榈酸酯和甘油三酯结合，促进低密度脂蛋白的产生，并抑制高密度脂蛋白的产生，这些不是你希望从一杯橙汁中得到的。总而言之，果糖是有害的，它是一种直接的线粒体毒素，[66] 是导致心脏病的主要因素。事实上，我在 2008 年提交给美国心脏协会的一篇论文中提到过，从饮食中去除"健康"水果会大大降低患心脏病的风险。这听起来可能令人震惊，但早上吃水果奶昔和加工过的蛋白质棒实际上会让你产生更少的能量，导致更多的炎症，并对你的肝脏和心脏造成损害。

能量干扰源 6：垃圾光

以前我们要担心的是垃圾食品，现在是垃圾光。我们通过光生物学对此有了更多的了解，光生物学研究光对生物有机体的影响。其中一个令人惊讶的发现是，灯泡可能是有史以来对健康危害最大的发明之一。造成危害的部分原因是人造光让我们"人为地"控制光照。这破坏了所有生命形式与太阳之间的关系；光是昼夜节律的基本驱动力，调节我们所有的代谢功能。

我们人类对全光谱的阳光非常敏感。不仅仅是像人们曾经认为的那样从黑暗到光明的转变——实际上是光谱上的变化，比如像火一般的晨光会变蓝，日落时蓝色又变成红色。日光中蓝色的增加和减少是人体生物钟的一个重要信号，它会提示人体进行各种制造能量或保存能量的活动。（我们将在第八章更详细地讨论这个问题；在读完这本书之后，你将成为一个认证的昼夜节律大师！）

光生物学家亚历山大·温施博士（Dr. Alexander Wunsch）描

述了自然光中最短的波长——在日光下看到的蓝色和看不见的紫外线——如何在细胞水平上引起应激反应。[67] 温施发现，随着蓝光的增加，我们会产生"补救措施"来应对过多紫外线带来的潜在负面影响，比如，皮质醇可以减少灼伤引起的炎症，肾上腺素等血管活性物质可以对抗灼伤。没错，蓝光会让身体产生应激激素！很久以前，如果赤身裸体在外面晒太阳，这些激素会保护我们。但如果穿着衣服坐在办公室的荧光灯下，效果就没那么好了。这种由光线引发的应激反应会让久坐不动的室内生活方式带来的应激水平进一步增加，从而加剧炎症和疲劳。

想象一下，你每天 24 小时（或某一段时间）都开着灯，电脑屏幕和一些设备也发出蓝光。你不仅过度暴露在蓝光和不可见的紫外线中，而且接触不到自然的红光。这一点很重要，因为红光（红外光和近红外光）被证明有助于促进线粒体功能。[68] 没有红光，你只会过度暴露在远古生物期待的全光谱光的一小部分。日落后,蓝光也会扰乱关键的信号分子褪黑素,褪黑素会(通过生物钟)向你的神经系统发出信号,让它转入休息和修复模式,从而将褪黑素的正常产生（睡眠的关键）推迟三个小时。而且，没有睡眠，身体的再生程序就更难运行。褪黑素还能平衡你之前产生的所有有免疫抑制和升高血糖作用的皮质醇——你是真的需要褪黑素！通过眼睛接收的光线也有助于刺激多巴胺的产生。光生物学家指出了现代光源的另一个疲劳效应：许多光源发出看不见的"闪烁"，这也会造成应激反应，因为你的大脑会努力去适应这种不一致，并使它看起来一致。累，失眠，精神不振？部分原因可能是整日整夜的光源。

基本上，我们过度地暴露在垃圾光之下，被过度刺激，出现过度应激反应。我们不可能完全摆脱垃圾光，但就像可以选择更健康的食品而不是垃圾食品一样，我们可以尽可能地对垃圾光说不。

能量干扰源 7：电磁场

我们生活在一团看不见的电子烟雾中。无线通信系统的频率是我们的祖先无法想象的应激源。当然，这些频率处在来自太阳的自然电磁波中。但是今天的人造（非原生）电磁频率，通过脉冲、低振幅信号将数据传输到我们的设备和手机信号塔之间，它们的信号特征有很大的不同。有些人就像矿井中的金丝雀[1]，包括我的几个病人，他们对电磁场特别敏感，当接近这些不受控制的频率时——比如在一个布满路由器、智能电表或附近有手机信号塔的公寓里，就会感到疲劳、脑雾和头痛。据估计，大约有 20% 的人在这方面比较敏感，其余的人也会受到电磁场的影响，而且基本上没有意识到这些影响发生在细胞层面。

---

[1] 金丝雀对瓦斯这种气体十分敏感，当瓦斯含量超过一定限度时，在人类毫无觉察的情况下金丝雀就会毒发身亡，所以在采矿设备简陋的条件下，工人常将它作为"瓦斯检测指标"。"矿井中的金丝雀"这里喻指警告信号。——编者注

在我们的通信系统中传播数据的无线电频率占据了电磁波谱中的微波部分。这意味着，它们能够在身体组织中产生热量。然而，研究表明，许多非热生物效应截至目前仍未受到电信管理委员会的监管。它们会对身体的正常信号产生一定程度的干扰，从而伤害线粒体。这可能是导致你疲劳、认知模糊和夜间辗转反侧的一个因素。[69]

根据华盛顿州立大学生物化学荣誉退休教授马丁·帕尔的研究，各种电磁辐射（包括电线产生的极低频场）通过改变调节钙离子进入细胞的电压门对细胞产生严重破坏。简单地说，钙离子太多是有问题的，但钙离子太少也有问题。电磁场过度激活电压门，使细胞内充满钙。这种损伤催化了一种戏剧性的细胞生存反应——一种鲜为人知的叫作过氧亚硝酸盐的自由基被释放出来，引起严重的氧化损伤，伤害细胞脆弱的细胞膜、线粒体及其DNA，并破坏基因表达。[70]

到目前为止，情况很糟糕。但有可能变得更糟糕。第五代电信网络（5G）准备引入一层新的毫米波信号，这种信号在现有频率的基础上以无限快的速度循环，做到比以往的频率更快地传递更多的数据。（注意：这和路由器上的5.6Ghz是不一样的。）关于这项技术的信息还很少——可能是有意隐藏，保持神秘。就连久负盛名的《科学美国人》杂志最近也认为，这种未经研究的技术存在健康风险，因此有必要暂停其推出。在我写这本书的时候，包括圣巴巴拉（我的一个办公室所在地）在内的几个城市已经暂停推出 5G 应用。

　　好消息是，你可以通过改变在家里和工作中使用的设备，并正确设置工作站的方式来降低这种影响。我还提倡一些很少有人知道的方法：通过每天服用钾镁补充剂（最好是口服和外用相结合），以及每天食用芝麻油，来抵消电磁辐射对钙通量的影响。

　　　　　　　　　　　　　　　　　　　　疲惫的真相

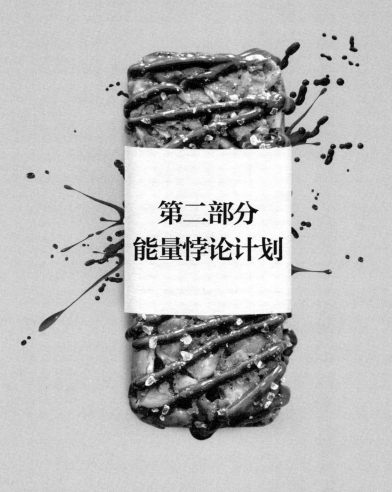

第二部分
能量悖论计划

— 第七章 —

能量悖论饮食计划

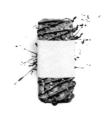

你知道了为什么你会精疲力竭，现在来了解一些能量解决方案，帮助你充电并重新焕发活力。这一切都是从你吃的食物开始——同样重要的是（如果不是更重要的话）那些你不吃的食物。通过吃一些给你的微生物群系和线粒体提供营养的食物，避免那些会对微生物群系和线粒体造成损害的食物，我们将减少炎症，治愈肠道，加快三磷酸腺苷的生产。但这不是能量悖论计划的全部，我们还将改变你吃东西的时间。遵循一个"时间饮食"表，你的身体将得到彻底的改造，改善新陈代谢的灵活性，增强胰岛素的敏感性。

　　能量悖论计划基于三个主要目标：治愈根，让土壤再生，终结线粒体堵塞。改善肠道微生物群系和三磷酸腺苷生产并不需要很长时间，你很快就会注意到这些改善，从而有坚持下去的动力。

　　虽然你可能会稍微改变一下你的饮食习惯（毕竟，如果你之前的饮食能正确地避免一些食物，就不会陷入能量危机！），但有个好消息：我不会强迫你吃任何你不想吃的东西。无论你是素食主义者还是肉食主义者，是原始饮食者还是纯素食主义者，这个计划是建立在灵活性和可选择性的基础上的。无论你认为自己属于哪个"阵营"或"部落"，在你吃东西的时候，你只会扩大你的视野来支持你的肠道伙伴。通过给予肠道伙伴它们喜欢的东西——大量的绿色食物，山药、豆薯或洋蓟等食物中的益生元纤维，并清除对它们有害的东西，如糖和有害脂肪，你的微生物群系将恢复适当的平衡。

我们的饮食计划会利用酮的力量。记住，酮传递信号会引起线粒体的注意，在这个过程中，酮的数量会大大增加，使你和酮本身免受应激损伤。但我们的能量悖论饮食计划并不是生酮饮食——绝不是的——你需要适量的酮来获得最好的结果。在24小时的周期中不产生任何酮是不好的，但一直处于酮症状态，日复一日，则更糟糕，会导致酮扰乱警告！如果你一直处于酮症状态，实际上会导致更多的炎症和更严重的胰岛素抵抗。[1]酮症还会导致线粒体解偶联，这非常糟糕，会减少三磷酸腺苷的生成。[2]这就是为什么这个饮食计划中的定时进食会让你产生足够的酮来促进而不是阻碍代谢灵活性，让身体达到"最佳点"，同时为肠道伙伴提供它们需要的有益食物。

应该吃什么？

那么，你应该吃哪些食物呢？首先，你吃的食物要尽可能接近其自然形态。主要饮食有富含益生元纤维的蔬菜、坚果、种子类食物、高压煮熟的豆类、野生鱼、贝类和omega-3鸡蛋。如果你愿意，也可以吃一些草饲肉和牧场家禽，偶尔吃一些益生元、应季低果糖水果。（在不吃动物制品食物的情况下参加这个计划也是可能的——甚至要被鼓励！）我甚至会在晚餐时来一杯红酒或香槟，以及黑巧克力甜点！我保证我们饮食计划里的每样东西都很好吃，只是和你现在吃的有点不同。

能量悖论计划饮食规则

记住，我们建立在与其他悖论饮食法相同的指导原则之上（是的，你仍然要不惜一切代价避免会破坏肠道的凝集素！），增加有助于消除能量损耗而促进能量生产的食物。下面这些规则将帮助你加强修复肠壁，恢复多样化和有活力的微生物群系，恢复胰岛素敏感性和代谢灵活性。我把这些规则归纳为五大"饮食须知"和四大"饮食禁忌"来指导你每顿饭的选择。

饮食须知

规则1：吃富含益生元纤维的食物

很多人可能吃益生菌补充剂来帮助自己的微生物群系保持健康，我是支持你们吃益生菌的，但更好的方法是给那些蜷缩在肠道深处、得不到营养的有益细菌提供益生元纤维。富含益生元纤维的食物可以促进肠道伙伴的健康和繁殖。当肠道伙伴最终得到它们需要的食物时，它们就会向大脑发出信号，告诉你它们的需求得到了满足，这样你就不会觉得那么饿了。就像我的那些吃肉和土豆的病人一样，你也会注意到，你会开始渴望那些能滋养你肠道伙伴的食物，这样肠道伙伴就会通过滋养你和你的线粒体来回报你。

事实上，最近的研究发现，每天摄入100卡路里不可消化的益生元纤维作为唯一食物的禁食者，可以轻松地禁食7~14天而不感到饥饿。[3]肠道伙伴得到食物后，通过产生后生元，确保它们的宿主一切正常，这样就不需要更多的食物了。在过去20年里，我常说，只要给到你的肠道伙伴它们所需要的，它们就会照顾你。[4]此外，你会看到你的消化能力、能量水平、心情和总体健康水平有明显的改善。

富含益生元纤维的食物包括块茎类、芜菁甘蓝、防风萝卜、小菠萝、菊苣科植物（如菊苣）、秋葵、洋蓟、高压煮熟的豆类、韭葱、芦笋、洋葱、罗勒籽、亚麻籽等。此外，我喜欢的两种甜味剂——如糖和阿洛酮糖，在给你的肠道伙伴提供食物时，都能产生甜味，但不会引起血糖升高。如糖本质上是纯菊粉（菊科植物和其他对肠道有益的蔬菜中含有的一种益生元纤维）。另一种获取益生元的方法是服用粉末状的亚麻籽壳或尝试我的最爱——浸泡过的罗勒籽。从每天1茶匙，逐渐增加到每天1汤匙，泡水喝。

规则 2: 食用促进后生物质产生的食物

十字花科植物，如西蓝花、花椰菜，以及其他含硫蔬菜，如葱科蔬菜（洋葱、大蒜、韭葱、韭黄、青葱、大葱）对肠道中最重要的信号化合物的产生十分重要。十字花科蔬菜还含有一种化合物，肠道细菌可以将其转化为一种叫作吲哚的后生物质，吲哚已经被证明有助于预防脂肪肝。[5] 这些食物中有许多也提供硫分子，用于生产硫化氢和其他后生物质。窍门小贴士：当你在烹饪之前切十字花科蔬菜时，黑芥子酶会流失，这种酶有重要的抗癌特性。如果你先煮后切，这种酶就不会流失。

规则 3: 让淀粉更具抗性

抗性淀粉之所以被称为抗性淀粉，是因为它们对快速消化具有"抗性"；它们在小肠中消化得更慢，其中一些会顺流进入大肠，大肠中的肠道伙伴正等着去帮助你完成消化工作。减缓消化有助于减少线粒体燃料瓶颈。山药、芋头、高粱、小米、高压煮熟的大米和木薯在烹饪、冷藏和再加热后都可以产生抗性淀粉。在你对重新加热"剩饭菜"嗤之以鼻之前，想想许多传统上把米饭作为主食的人实际上会煮一大锅饭，接下来一周就热着吃。这很聪明，不是吗？节省了准备饭菜的时间，还能获得食用抗性淀粉的好处！

但是我想告诉大家，你越多地保持植物体的原始状态，它就越难被消化，对你的肠道伙伴就越有用。换句话说，一个烤山药冷却后产生的抗性淀粉比红薯粉或意大利面多得多。虽然木薯粉玉米饼中的凝集素含量比小麦粉或玉米饼少得多，但对于过度劳累的线粒体来说，它仍然是一个巨大的快速消化的糖负荷。许多根类蔬菜，如甜菜和胡萝卜，一开始就含有多种复合碳水化合物和抗性淀粉，但如果你把它们煮熟，好处就没有了，所以最好生吃。

规则 4：只吃应季水果，而且要适量

水果被称为"大自然的糖果"并不是无缘无故的——水果富含果糖，果糖是线粒体和肝脏最大的麻烦制造者之一。如今，由于杂交技术，水果实际上是为了追求含糖量和大小而培育的。现在我们有柚子大小的苹果。里面全是糖。一个苹果或一杯无籽葡萄的果糖含量相当于 6 茶匙蔗糖，果糖会直接进入肝脏，减少三磷酸腺苷的产生，同时产生棕榈酸和神经酰胺，进一步抑制线粒体！

如果要吃浆果，现代蓝莓是所有浆果中含糖量最高的；它们也是为提高含糖量而培育的。如果你能找到野生蓝莓最好，并且通常需要把它们冷冻起来。黑莓是浆果中含糖量最少的，其次是树莓和草莓。石榴和西番莲籽是最适合我们食用的应季水果。但是不要喝任何形式的果汁。因为喝果汁基本上是摄入果糖。最后，正如我常说的，当遇到问题时，先把水果从饮食中踢出去！我建议把水果当作甜点，只吃当地的应季水果（最好是在夏季和初秋）和有机水果。

规则 5：吃线粒体必需品：褪黑素和磷脂

在本书第一部分中，你了解了线粒体需要两种特殊的物质来保护它们免受过度氧化应激，并优化线粒体功能。第一种是褪黑素，你可以从吃的食物中获得褪黑素。富含褪黑素的食物有开心果、蘑菇、深色大米（高压煮熟）等，很重要的一点是，有一种脂肪是悖论饮食的基石——橄榄油。最近的一项研究发现，每周食用一升橄榄油可以防止神经酰胺水平高的患者出现心脏病和失智症恶化。[6] 以下是含有褪黑素的食物列表，按褪黑素含量（单位：纳克/克[①]）从高到低的顺序排列。[7] 虽然肠道伙伴会通过合成氨基酸为你制造褪黑素，但这种额外的来自食物的褪黑素对线粒体能量系统有真正的促进作用，所以一定要在日常饮食中加入一些这类食物。

开心果 233,000

蘑菇 4300~6400

黑胡椒 1092

红米 212

黑米 182

芥菜籽 129~189

橄榄油 89~119

煮好的咖啡 60~80

---

① 1 克 = 10^9 纳克。——译者注

红酒 8~129

小红莓 25~96

杏仁 39

白色巴斯马蒂大米 38.5

马齿苋 19

酸樱桃 13.5

草莓 5.5~13

亚麻籽 12

第二种可以促进线粒体优化的物质是磷脂。正如你前面所读到的，这些特殊的脂肪使线粒体膜保持最好的形状，从而使线粒体能够达到最佳工作状态。磷脂在虾、蟹和贝类中含量很高，如贻贝、扇贝、蛤、牡蛎、虾、蟹和龙虾。我鼓励你尽可能地在你的饮食中添加这些食物。如果你找不到新鲜的，可以吃罐装或冷冻的。

饮食禁忌

前 5 条规则将帮助你吃到最好的食物，支持你的能量系统。这样做自然会帮助你少吃那些你应该绝对避免的食物——我指的是盒装的高度加工的食品，或者你最喜欢的快餐店的外卖。这些食物不仅对你的整体健康有害，而且会极大地减少能量生产，[8] 所以让我们仔细看看为什么你应该在能量悖论计划中避免这些食物。

规则 6：远离凝集素

面包、意大利面、谷物和伪谷物（如苋菜、藜麦和荞麦）、白土豆、糙米、玉米、辣椒、西红柿、豆类和一些种子。（注：精米的凝集素含量低于糙米，糙米必须经过高压烹煮，使其凝集素达到可接受的水平。高压煮过的黑米和红米都富含褪黑素，是可以接受的。）

这些食物有什么共同之处呢？除了它们可能会出现在你最喜欢的菜肴中，它们还富含凝集素。大约一万年前，当高凝集素食品以谷物和豆类的形式成为我们的食物时，我们的健康状况就急剧恶化。虽然许多人甚至从未听说过凝集素，但我相信并发表了一些数据，表明凝集素是美国饮食中最大的危险之一。部分原因如下：

1. 凝集素会造成大量的消化损伤。 凝集素难以消化（记住：凝集素是植物避免被吃掉的防御系统，它们会让你不舒服！），会减少营养吸收、导致炎症并清除肠道伙伴。

2. 凝集素会在肠壁上戳出洞，然后渗透到血液中。 凝集素是导致肠漏的主要原因，因为它们能够破坏网球场大小的肠道壁中将肠细胞连接起来的致密结构。一旦肠壁"泄漏"，凝集素就会损害内脏器官、关节组织，而且，正如我的一些其他研究表明的，凝集素甚至是自身免疫性疾病的起因，如风湿性关节炎、桥本甲状腺炎、糖尿病和冠状动脉疾病。

3. 凝集素与体重增加直接相关。 凝集素，比如小麦胚芽凝集素（一种在全麦中发现的蛋白质），会粘附在脂肪细胞上的胰岛素受体上，不断发出脂肪储存的信号，同时阻止控制食欲的激素——瘦素的分泌。当瘦素被阻断时，你的大脑永远不会收到你已经饱了的"信息"，所以你就一直吃！研究最终表明，阻断这种激素会导致体重增加。

现在，好消息是大多数含凝集素的食物都可以在高压烹煮（如用许多家庭烹饪必备的高压锅烹煮）之后食用；高压锅不会破坏麦胶蛋白或燕麦中类似的蛋白质。

规则 7：别再吃糖

现代饮食中最令人担忧的是，许多食物含有高纯度的精制糖和碳水化合物，但大多数人还没有意识到他们一直在吃这些食物。你必须了解食物中到底有多少糖，这不仅仅是标签上标出的糖含量。以百吉饼为例，虽然它的标签上标的糖含量为 0，但工业碾磨过程中使用了一种需要很长时间来消化并将其转化为快速可用的糖的非常复杂的淀粉，这些糖相当于 8 到 9 茶匙的量。白面包的血糖指数为 100，高于蔗糖，因为这些单个的淀粉分子可以立即转化为糖。但是，你在标签上没有看到糖。是的！食品标签的设计是为了隐藏糖的含量。为了得到准确的糖含量数据，你还需要进一步计算出碳水化合物的总量，减去纤维，然后得出食物中的糖含量。有趣的是，把这个数字除以 4，就可以得到所吃食物中等量茶匙的糖。记住，几乎每一种预先包装的食品如能量棒和饼干中都含有大量果糖玉米糖浆。如果你看到"玉米糖浆""糙米糖浆""纯天然糖浆"或类似的某某糖浆，你要知道这些都是不同形式的果糖，它们是制造神经酰胺的线粒体能量破坏者，我们无论如何都要避免。

幸运的是，当你想吃甜食时，你有很多选择——可以看看本章"能量悖论计划食物清单"部分列出的更安全的糖替代品，其中包括我最喜欢的菊粉和阿洛酮糖。请记住食用这些产品的黄金法则：如果过度食用，它们会欺骗大脑，让大脑以为真正的糖来了，当糖没有来的时候，你的大脑会驱使你去寻找更多的食物来满足你的欲望。经常食用糖替代品，即使看起来很健康，也要适量。（还有，请不要食用化学甜味剂，如果你读过我写的其他书，你就会知道大多数人工甜味剂，包括三氯蔗糖、阿斯巴甜和糖精，都能杀死肠道细菌。事实上，三氯蔗糖会破坏肠道内的细菌，从而导致炎症，所以绝不能摄入三氯蔗糖。）[9]如果你很难一下子戒掉所有甜味剂，你可以在几天或几周内逐渐减少甜味剂的用量——你的味蕾会随着时间的推移而调整。

规则 8：利用蛋白质来恢复灵活性，但不要过度

在我写的第一本书《冈德里医生的饮食进化论》（*Dr. Gundry's Diet Evolution*）中，我建议在第一阶段将动物蛋白质作为主要的热量来源，随着饮食计划的推进，我们将逐渐减少动物蛋白。我

这样做是因为高蛋白质饮食（无论是植物蛋白还是动物蛋白）可以暂时有效地重置能量生产。这是因为消化蛋白质，尤其是全蛋白（比如野生虾），需要大量的能量。事实上，我们在消化和产生热量时损失了蛋白质中约 30% 的热量。所以，在高热量的饮食中，燃烧大量的蛋白质会产生热量，大多数人因此而减肥。高蛋白质饮食，比如改良的阿特金斯饮食法、肉食动物饮食法或者饮酒者饮食法（有关这一饮食法的书的作者罗伯特·卡梅伦活了 98 岁），都是通过生热以及将线粒体能量源限制在一种基质上发挥作用，因此不会产生燃料高峰时段。只要你想，你完全可以利用这个好处，如果你以单一高蛋白饮食开始每天的第一餐（早餐），你很快就会发现其中的好处。

那么，为什么不一直坚持高蛋白饮食呢？主要原因是它剥夺了你的肠道伙伴产生短链脂肪酸所必需的纤维，短链脂肪酸对线粒体的健康至关重要，但短链脂肪酸在开始高蛋白饮食后的几天内会急剧下降。[10] 在人的饮食从复杂的富含碳水化合物的植物性饮食转变为高饱和脂肪、低复合碳水化合物的动物性饮食后，短链脂肪酸在几天内会显著降低。[11] 此外，高蛋白、低碳水化合物的饮食会抑制丁酸的产生，并产生其他有害化合物。[12] 而且，过多食用动物蛋白会导致结肠产生过多的硫化氢，从而导致结肠细胞的损伤。[13] 记住，硫化氢太多并不是一件好事。

我不是在诋毁动物蛋白，我只是希望你能换个角度，做出明智的选择。如果你吃动物蛋白，我建议你在饮食中加入野生鱼类和野生贝类，鱼越小越好，比如沙丁鱼、鲱鱼、凤尾鱼，以及野生鲑鱼、双壳类（蛤、牡蛎等）和其他贝类。对大多数人来说，Omega-3 鸡蛋是另一个不错的选择，但遗憾的是，我的一些自身免疫性疾病患者对蛋清和蛋黄中的蛋白质都有不良反应。说到肉类，请吃你能够买到的最高质量的肉（我指的是 100% 的草饲肉，或者牧场饲养的家禽肉），而且尽量少吃（每天最多 4 盎司，约 113 克）。这些肉没有我们要试图避免的破坏能量的抗生素、激素和杀虫剂。

至于乳制品，忠实的悖论系列图书的读者知道吃了这些食物会是什么结果。在美国，大部分的奶制品都来自一种奶牛，这种奶牛产的奶含有一种叫作 A1 酪蛋白的高度炎症性乳蛋白。因此，请选择山羊或绵羊奶制品（酸奶、奶酪、液态奶等）或源自南欧奶牛的牛奶（含有 A2 酪蛋白）制成的奶酪。

现在，不要默认肉类是"必需的"蛋白质来源，想想大猩猩和马比你拥有更多的肌肉，而它们只吃树叶和草！你确实可以从富含植物的饮食中获得蛋白质。例如，几乎每一种你能想到的蔬菜中蛋白质含量都不低于 2 克 /100 克。我鼓励你尝试食用一些低凝集素、健康的植物蛋白，包括高压煮过的扁豆（每杯扁豆含有高达 18 克蛋白质，约 15 克对肠道有益的纤维）和火麻豆腐，以及火麻蛋白粉。你也可以食用坚果中的浓缩植物蛋白，每盎司（约 28 克）坚果中含有 4~9 克蛋白质，包括所有必需的氨基酸。如果你想吃更多的异国风味食品，巴鲁克坚果和美藤果种子在所有坚果或种子中蛋白质含量最高。还有三种植物蛋白质来源是螺旋藻、亚麻籽蛋白和火麻蛋白粉。

凝集素－宏量营养素攻击

  毫无疑问，你已经看到了食品行业对汉堡替代品的最新回应，你可能会忍不住把它当作"优质蛋白"来使用。这种替代品是一种植物肉饼，比如 Impossible 汉堡和 Beyond 汉堡。二者都声称在味觉和嗅觉上和真的一样。但是，奶牛们应该为它们的肉有了替代品而高兴吗？还为时过早。当然，植物汉堡是为了帮助保护动物，但这并不一定意味着它们对你是健康的。

  Impossible 汉堡将大豆和土豆蛋白以及其他"天然风味"列为其主要成分。Beyond 汉堡列出了豌豆和大米蛋白。Beyond 汉堡是非转基因的，Impossible 汉堡因含有转基因成分和致命的干扰物草甘膦而受到批评。两种汉堡的主要成分——豌豆和大豆蛋白都富含凝集素。最重要的是，这些仍然是高度加工过的食物，会刺激肠道并导致炎症。正如我们曾经在洛马林达医学院经常问的那样，我们今天用 TVP（组织化植物蛋白质，高压高温烹制过的大豆）做出了什么"神秘肉"？我的观点是：请吃天然食品。

规则 9：不要吃含有转基因脂肪的转基因食物

典型的美国饮食结构中有很多高度加工、高糖高脂肪的食物。我们已经知道这种饮食不仅会导致炎症，有害健康，还大大减少了人体的能量生产。[14] 一种常见的垃圾食品添加剂可以改变我们的肠道微生物群系，导致炎症，尤其是在结肠里。[15] 如果我们还需要更多的理由，那么我告诉你，吃大量含有有害脂肪的食物，尤其是含有多不饱和脂肪和反式脂肪的油炸食品（大豆油、玉米油等），会破坏你产生硫化氢的能力。[16] 希望在第四章中读到的东西会让你远离隐藏在加工食品和油炸食品中的反式脂肪。如果你真的吃了，我建议你多吃一些 omega-3 脂肪酸，可以吃野生鲑鱼或高质量的补充剂。研究表明，DHA（二十二碳六烯酸）和 EPA（二十碳五烯酸）也可以通过阻止反式脂肪进入细胞膜来重塑线粒体膜（从某种意义上说，将那些破坏分子踢走）。[17]

特别提醒：要避免所有我建议你避免的脂肪，不要在这一点上犯错误！你可能知道，我一直喜欢吃橄榄油，部分原因是它含有多酚（和褪黑素）。事实上，我喜欢的一句话是"饮食只为吃更多的橄榄油"。我现在有另一种首选油：芝麻油。越来越多的研究表明，芝麻油有难以置信的好处：一项研究表明，每天两汤匙就可以大大降低高血压。[18] 作为一种超强的抗氧化剂，芝麻油还可以阻止脂多糖（LPSs，胰岛素抵抗的主要驱动因素）的影响[19] 和电磁场损伤。所以在你每天的食物中加入一些芝麻油，它的烟点很高，是烹饪的好选择。

时间饮食法

既然你已经更好地掌握了什么该吃、什么不该吃来支持你的线粒体和微生物群系（M^2），我们再来看能量公式（$E=M^2C^2$）的 C^2 部分："时间饮食"。这是我采取的限时进食法（间歇性禁食的一种），它将有助于重建你的身体和微生物群系的自然昼夜节律，训练你的新陈代谢每天进入禁食状态。

这个精心编排的饮食时间表包括有策略地安排你的用餐时间，以最大限度地利用你身体的休息和修复功能，同时限制全天的进食高峰时段对线粒体的冲击。换句话说：你会增加一天最后一餐和第二天第一餐之间的时间间隔。有些人觉得，这可能是这个计划中最令人生畏的部分。毕竟，早餐是"一天中最重要的一餐"的观念已经在我们的脑海中根深蒂固了，许多人很难空腹开始一天的生活。

但别担心：我会让你轻松做到。现在我可以要求你明天起床后禁食到中午（信不信由你，6 周后这对你来说很可能是轻而易举的事），但坦率地说，这相当于给你的生物钟和微生物群系时钟增加了 6 小时的时差。如果你曾经坐飞机在各大洲之间飞行过，你就会知道，在到达目的地后的几天里，你会感到身体不在状态，精疲力竭。我们的目标是提高而不是减少你的能量。所以，我们要慢慢地开始，一开始每天可以有 12 小时的进食时间，然后逐渐把进食时间缩小到每天 6~8 个小时，同时，睡前至少 3 小时不吃东西。这让你的身体，你的线粒体，你的肠道和你那可怜、混乱的大脑有充足的时间休息、修复和再生。而且，作为奖励和激励，周末你可以在合理的范围内自由地做任何你想做的事情。

现在，最好的是：你一天的第一餐，你的"早餐"，会让你的能量生产进入高速运转状态，让线粒体很轻松。欢迎采取单餐饮食。

以单一饮食开启一天

除了限制你的饮食时间，你还可以通过在一天的第一餐只提供一种燃料的方式让你的线粒体得到休息。还记得我们在第四章讨论过的单一饮食的影响吗？虽然我不建议长时间采取单一饮食的方式，但它在一开始是有效的，因为单一饮食减少了线粒体堵塞。我们要借鉴他们的做法，但不是采取单一饮食，而是通过单餐的方式。

你一天的第一餐将基于一种宏量营养素。最初，这一餐几乎是由纯蛋白质或纯碳水化合物组成的，后来，随着计划的进展，你可以选择脂肪作为宏量营养素。为什么要采取纯脂肪餐呢？因为你此时很可能代谢不够灵活，不能燃烧脂肪。根据我的经验，成千上万的病人一头扎进生酮饮食，他们通常会崩溃发炎，因为他们的胰岛素水平太高，身体无法以脂肪做燃料。但全蛋白质或全碳水化合物的饮食对你的线粒体来说仍然很容易，并提供你需要的所有能量。

最重要的是：我不在乎你选择什么宏量营养素，你的线粒体也不在乎。随你选择！碳水化合物？行，一碗粟米麦片加杏仁奶怎么样？要不来一碗像热腾腾的福尼奥米（小米的近亲）粥，就像燕麦粥一样？还是来一份益生元奶昔？或者红薯饼？该吃高蛋白早餐吗？简单地炒几个鸡蛋清（蛋清是鸡蛋的蛋白质部分，蛋黄是脂肪）、人工饲养的动物肉制成的火腿或者加拿大培根，或一些草饲牛肉干。素食蛋白的选择包括火麻蛋白粉奶昔或罗勒籽布丁，这让奇亚籽布丁相形见绌！一天中的第一餐对你的线粒体来说是一种享受，要用柔和的流行曲轻轻地唤醒它们而不是用重金属音乐。还有更多的好消息：你可以交替吃！第一天吃蛋清，第二天吃高粱"燕麦粥"，接下来吃火麻蛋白粉奶昔，再吃加拿大培根或火鸡香肠肉饼，或每天吃小米麦片。这是什么疯狂的饮食计划？我想告诉你们的是：这个饮食计划是有效、可持续的，不会让你重蹈覆辙。记住，单一饮食通常因为无聊而失败。但我们的饮食计划不会。

当你实施到第三周，你就可以享用丰盛的早餐了。我最喜欢的是把鳄梨切成两半，把核挖出来，放入两个蛋黄，放进烤箱或烤炉里烤熟，然后淋上橄榄油，撒上盐和胡椒。好吃极了！还可以来一大块法国的三层奶油布里奶酪。纯素食者们可以把鳄梨去核，里面放个橄榄，再淋上橄榄油。有很多令人满意的选择，选择哪一种都可以。

禁食并不是最快的能量生产方法

在所有关于限制进食时间的讨论中，你可能会倾向于做一个全面的禁食计划，也就是在几天（或更长时间）内只喝水。虽然各种形式的禁食都有很多好处，但是我不推荐传统的禁食作为能量悖论计划的一部分。原因是，当你停止进食的时候，你也停止了喂养你的微生物群系。是的，我完全赞成让"坏人"挨饿，但我们不想让"好人"遭罪。禁食并不容易做到这一点。此外，大多数人不容易使用储存的脂肪作为燃料，因为他们正与长期的高胰岛素水平做斗争，所以当他们禁食的时候，能量也消失了。这并不是我们想要的，对吧？更不用说，如果你超重，并开始禁食，你的身体就会释放储存在体脂中的重金属和环境毒素。快速减肥会释放大量的毒素，导致我们的肝脏无法安全地排毒。你可以猜到毒素会对你的线粒体产生什么影响！根据能量悖论计划的饮食安排，你会得到禁食的所有好处，而没有坏处。

6周的能量悖论计划是渐进的，每周分解如下：周一至周五，你将每天推迟一个小时吃早餐，争取在晚上7点前吃完最后一餐。换句话说，如果你周一早上7点吃早餐，那么周二早上8点吃早餐，周三早上9点吃早餐，以此类推，每天晚上7点前吃完最后一餐。然后，接下来的每一周都会重新开始同样的模式，把你每一周的第一餐再往后推一个小时。到第六周，你就会达到中午才吃早餐的目标，并将总用餐时长控制在 7 个小时（中午 12 点到晚上 7 点）。记住，你的早餐将是你自己选择的单一饮食——蛋白质、碳水化合物，两周后，如果你想，你可以吃脂肪。

到了周末，你可能在合理范围内变得更加灵活，你可以想什么时候吃早餐就什么时候吃，想吃什么就吃什么，但还是要遵循本章列出的饮食须知和饮食禁忌。这并不是让你尽情地吃甜甜圈，而是让你能够和家人朋友一起享受周末大餐。

表 7-1　渐进式饮食表

	星期一 早餐时间	星期二 早餐时间	星期三 早餐时间	星期四 早餐时间	星期五 早餐时间
第 1 周	早上 7 点	早上 8 点	早上 9 点	早上 10 点	早上 11 点
第 2 周	早上 8 点	早上 9 点	早上 10 点	早上 11 点	中午 12 点
第 3 周	早上 9 点	早上 10 点	早上 11 点	中午 12 点	中午 12 点
第 4 周	早上 10 点	早上 11 点	中午 12 点	中午 12 点	中午 12 点
第 5 周	早上 11 点	中午 12 点	中午 12 点	中午 12 点	中午 12 点
第 6 周	中午 12 点	中午 12 点	中午 12 点	中午 12 点	中午 12 点

为什么我们几乎要在每周开始的时候重新设置时钟，并且仅仅比前一周的第一餐晚一个小时？之所以采取这种交错式的方法，即在 5 天内逐渐推迟早餐时间，在周末不做要求，然后重新开始同样的安排，是因为这就像健康养生法一样，我们在逐渐训练我们的身体，使其遵循一种新的饮食规律。我们的生物钟和线粒体正在增加力量和灵活性，就像我们的肌肉一样，每天增加一

点时间和精力。这已经被证明是一种非常可靠的用来逐步调节和训练我们的新陈代谢的方法，而不是让它"措手不及"。另外，在坚持对自己和我的病人实施了 20 年之后，我发现，周末的自由对坚持下去是非常有用的。事实上，在对人类进行的每天 4~6 小时的饮食窗口的研究中，周末除外确实有助于坚持下去，而且不会影响你代谢的灵活性。[20]

在第六周结束时，你将会在一周 5 天的时间里，每天有 7 小时的进食时间。不仅你的新陈代谢会被训练得很容易将脂肪作为燃料，并能轻松地产生酮，开启重要的清理、修复和全身的再生过程，而且推迟每天第一餐的习惯也会建立起来。你不会再反抗这种习惯，甚至不会再去想它。我向你保证，经过努力，你的能量水平将会得到显著的提升。

事实上，6 周后，你会发现保持这个习惯很容易。获得代谢灵活性是一种馈赠，它可以让你想吃就吃，并拥有更多的能量。我希望你不要像坚持别的饮食方式和计划时一样，不久就回到你旧的生活习惯。让这个新的时间表成为你的新常态，你的线粒体、昼夜节律和微生物群系都会感谢你。如果你们在这个计划中表现出色，想要更进一步，我可以帮到你们。你们可以和我一起，每天只吃一顿饭，也就是实施"每日一餐"计划，我稍后会详细介绍。

喝什么？

限制你的饮食时间并不意味着不让你喝水。你应该经常喝大量的水或其他液体，黑咖啡和茶不会让你脱水。以下是能量悖论计划认可的几种饮品。

氢水： 如果你想增加能量，你可以喝含有氢分子的水。现在有超过 1500 份已发表的论文研究气体信使氢气（H_2）和饮用氢水的好处（就像听起来一样，氢气是溶于水的），许多研究显示了氢水是如何对抗疲劳的。[21] 因为氢是最小的分子，它会迅速扩散穿过肠壁。虽然把氢气片溶解在水中，每天喝一次要方便得多，但罐装的氢水也可以买到。氢水价格相当昂贵，所以如果你对价格敏感，新鲜的过滤水也有这个效果。

咖啡因： 你可以在早上随意摄入咖啡因，喝绿茶、黑咖啡或香草咖啡。记住，如果你在咖啡或茶里加任何东西，包括奶油或黄油，就是在破坏隔夜禁食。还没准备好放弃奶精吗？试试无糖杏仁、椰子、开心果或澳洲坚果牛奶，但说实话，尽量少吃这些。关于中链甘油三酯（MCT）油，我稍后会有更多的介绍。好消息：经允许的无热量甜味剂或益生元（你不能消化它们）不会影响你的禁食。

酒： 晚餐可以喝 4~6 盎司（113~170 克）的有机或生物动力红酒或香槟，或 1 盎司（约 28 克）的深色烈酒。

不要逃避禁食

当你刚开始这个计划的时候，你很可能会饿。我总是告诉我的病人去拥抱这种饥饿感，而不要逃避或恐慌，但我也是一个现实主义者。我知道在这个计划开始的时候，有些人会感到不舒服。特别是在第一周，你可能会发现很难把早餐推迟得越来越晚。如果你有这种感觉，那是因为你身体的新陈代谢还不够灵活，无法做出这些改变。

我们的最终目标是要坚持这个计划足够长的时间，来收获它的好处，所以，如果你真的很矛盾，别急，想想办法。例如，假设你在周一和周二做得不错，但是周三的时候，你觉得自己没有精力坚持到早上9点再吃早餐。如果你早上8点的时候状态还不错，可以定在8点吃早餐，或者尝试8:30吃早餐。下一周，再确定一个新的目标。

如果你有饥饿感，益生元纤维是抑制饥饿的好方法。用一勺益生元纤维冲水喝就行。它不含热量，你也不能消化它，但你的肠道伙伴可以，它们会向你的大脑发送一个信息，它们很满足，你不需要给它们更多的食物！此外，益生元纤维还会产生丁酸，这是一种不可思议的线粒体燃料和治疗剂。

如果你想按照你的时间表，少点不舒服，或者你做不到早餐的时间要求，你也可以吃点中链甘油三酯油，有时被称为液体椰子油，在很多杂货店都可以买到。它吃起来无味，可以很容易且迅速地在你的肝脏里转化为酮。当其他的方法都不起作用时，在开始的几天里，每天吃 3 次，每次 1 茶匙到 1 汤匙的量，你就会熬过那段难受的时期。有一点要注意，尤其是女性读者，她们的胃似乎对中链甘油三酯更敏感，要少吃！一开始吃太多中链甘油三酯油会出现腹泻，从而带走一些肠道伙伴。如果你试图让自己产生酮，你可以服用几粒或一勺预制成形的酮（酮酸盐或酯），其效果立竿见影。

另一个窍门是随身带一把坚果，当你饿得受不了时，就吃几个坚果。咸味坚果最好。当我们积极减肥时，我们会大量排尿，导致身体盐分流失。研究显示，在你刚开始限制饮食窗口的时候，增加盐的摄入量是有益的，这样有助于减轻饥饿感。[22] 所以不要害怕一点点盐，它并不是大家都认为的那样总是有害的。只要确保是加碘的海盐，而不是粉色的盐。

无论如何，对自己宽容一点，一开始感到饥饿和疲惫是很正常的。你需要一些时间来饿死坏的细菌，切断它们的联系。你越能克服这些不适，就能越快摆脱它们。

重置生物钟 vs 打败生物钟

一般美国人整天都在吃东西。不像我们认为的那样，每天坐下来吃三顿正餐，中间可能还会吃一些零食，实际上，我们很少有人真正坐下来好好吃顿饭。研究表明，大多数人一天中有 16

个小时处在饮食和消化的循环中。我们都很忙，四处奔波，无论是白天还是晚上，都有可能随时吃东西。这个世界已经变成一个食肉动物、食草动物和迷你餐食者构成的国度。

所以，如果你一开始能把你的进食时间减少至 12 个小时，然后慢慢地压缩到每天 6~8 小时，你就能达到一个你可以适应的进食时间窗口。记住，你要逐渐达到目标。我在实践中就是这么做的（非常成功），我的很多病人和你一样。

事实上，初次来我这里就诊的人绝大部分都有胰岛素抵抗，而且代谢不灵活。重要的一点是，要明白，如果你的胰岛素水平高，你就很难立即进行限时进食，因为当你的身体长期依赖糖时，就不可能从脂肪储存中调动游离脂肪酸。所以为什么要挑战生物学规律呢？当代谢不灵活时，你根本就不会得酮症，更不用说使用游离脂肪酸作为燃料来源了。因为这种情况下，你的身体根本就不会产生酮。最重要的是，如果你下定决心，强迫自己的身体出现酮症，你就会觉得很糟糕：无精打采，不高兴，"饿怒"。你会患上"酮流感"或阿特金斯综合征。

我的大多数新病人在来我的诊所之前，从来没有测量过他们的空腹胰岛素水平，他们都曾尝试过间歇性禁食、生酮饮食或只是大幅减少热量，但都失败了。他们感到自责，但事实是他们从来没有成功的机会，因为他们的线粒体缺乏灵活性来使用游离脂肪酸作为燃料，也不能从脂肪细胞中释放游离脂肪酸，然后在肝脏中合成酮。他们被困在一条用糖来生产劣质能量的死胡同里。因此，当你开始从饮食中去除所有的糖、淀粉和垃圾食品时，你实际上是在戒糖，因为你的线粒体不能使用脂肪做燃料。但是，按照我的交错计划，你会慢慢减少糖的摄入量，所以不会造成糖的突然下降，我会陪你走下山，而不是把你扔下悬崖。

现在你可能在想："听着，我不是你一般的病人，冈德里医生，我吃的是健康有机食物。但我还是很累。这是怎么回事呢？"有几点：第一，还记得第六章的那些致命干扰物吗？我们需要摆脱它们，或者至少消除它们的影响。第二，你们大多数的"健康饮食者"正吃着大量富含凝集素的食物，它们正在破坏你的肠壁，产生炎症。需要剔除这些食物，再继续这个计划。另外，还记得那些整天在吃健康食物的老鼠吗？与压缩了进食时间的老鼠相比，它们没有代谢灵活性。如果你吃得健康，但一直在吃，你仍然会觉得自己能量不足。最后，一些自称为"最健康的饮食者"的人也是水果狂，他们的肝脏和线粒体完全被掠夺能量的果糖压制了。[23、24]

现在有一个好消息：在你尝试开始这个饮食计划之后，你很快就会注意到你的能量水平和整体健康状况的真正变化，因为当你改变饮食时，微生物群系和线粒体都会迅速发生变化。自我感觉更好会帮助你保持前进的动力。记住，你不必做到完美。最重要的是"无论身在何处，尽你所能，物尽其用"。

有时，我的病人不能或不愿意在早餐时间放弃吃早餐。他们必须吃点东西才能开始一天的生活，否则就会饥饿难耐。通常，我在这里分享的技巧可以帮助他们渡过难关。但如果所有这些都失败了，还有一个变通的办法。

吃 – 停 – 吃

如果你真的不吃东西就无法开始一天的生活，我建议你遵循穆斯林斋月式的禁食方式。正如我们在前文中所讨论的，研究表明，在斋月期间禁食的人与那些采取时间控制饮食方式的人得到的好处是一样的。在斋月期间，信徒们在日出前吃一小顿饭，然后直到日落后吃主餐时才进食或喝水。这样他们在白天有 12 个小时不吃东西，睡觉时大约有 8 个小时不吃东西，他们基本上每天禁食 20 个小时。

为什么要尝试这样做？对那些注重早餐的人来说，不吃早餐是很难的。通常，在正常的工作日，吃午餐麻烦，所以很多人选择吃早餐，不吃午餐。如果你属于这一类或者你在选择限时进食方面有困难（我是真心的，我不想在为恢复能量而斗争的路上失去你和你的线粒体），请不要急于放弃，试着吃单一早餐（最好是高蛋白的），然后不吃午餐，等到晚餐时再吃最后一餐。说不定，一旦你的新陈代谢变得灵活起来，你就会觉得可以开始把早餐推迟得越来越晚。

如果你已经在限时进食方面取得了进步，并想在周末继续，可以尝试采取"吃 – 停 – 吃"的做法。实际上，我一整年几乎每个周末都这么做。

加强版能量悖论计划：一天一顿

对于那些 6 周后进展得很好并且正在寻找新的挑战的读者，我建议进阶到一天一顿（EOMAD）阶段，每天只吃一顿饭。我知道这个策略是有效的，因为我已经这样做了 18 年。我可以告诉你，这是可行的，也是可以持续的。当我的病人尝试这样做时，他们的胰岛素生长因子和糖化血红蛋白水平都大幅下降，这两项对延年益寿大有裨益。我相信，大幅减少你的身体必须用于消化的时间和能量，缓解线粒体高峰时段的拥堵，是我们能为我们的健康做的最好的事情之一。

如果你想尝试一下，我建议你在 6 周后，也就是在第七周的时候，下午 1 点吃第一顿饭，晚上 7 点之后停止进食。在第八周，下午 2 点吃第一顿饭，在第九周，下午 3 点吃第一顿饭。把你的进食窗口压缩至 4 个小时；你可以在任何时候停止，但是再坚持两周，你就可以做到每天两小时的 EOMAD。

顺便说一下，这种 EOMAD 最好的效果之一就是不吃东西而获得额外的空闲时间。我们在我的办公室里说说笑笑，因为我的"午餐时间"花在了播客或写作上，而不是花在了吃东西上。我因此而感到无比放松！顺便说一句，我从来不饿。当我实行 EOMAD 时，我只记得要给我的肠道伙伴应得的食物。那样它们和我就都不会发狂（GOMAD）。

热量计数和"宏量营养素"

不像许多流行的饮食方式，在能量悖论计划中，你不必担心计算热量或宏量营养素。计算热量是毫无意义的，特别是这些热量被你的肠道伙伴消耗掉的时候，坦白地说，我不关心你的蛋白质、脂肪和碳水化合物的比例。实施这个饮食计划，你不需要限制热量。事实上，时间控制饮食比限制热量摄入更能实现代谢的灵活性。[25] 能量的产生取决于限制你的饮食窗口和线粒体燃料的选择，而不是限制热量摄入量或宏量营养素。最后，如果我能让你既限制吃东西的时间，又确保你吃的食物能喂养你的肠道伙伴，这能帮助你感觉到能量的不同。（大多数时候，其效果体现在体重和衣服的合身程度上。）

能量悖论计划食物清单

下面的"是"和"否"清单构成了能量悖论计划的核心。这些食物清单应该是前面饮食须知和饮食禁忌规则的补充，是方便快捷的参考资源。同样，你们也可以在网站 www.DrGundry.com 上找到这些信息，并有 PDF 文件可供下载。

可提供能量的食物清单

十字花科蔬菜

芝麻菜	韩国泡菜
白菜	大头菜
西蓝花	小白菜
球芽甘蓝	卷心菜（绿色和红色）
酸菜（生）	花椰菜
甘蓝	豆瓣菜
羽衣甘蓝	

其他蔬菜

洋蓟	韭黄
芦笋	白萝卜
竹笋	蕨菜
甜菜（生）	大蒜
胡萝卜叶	蒜薹
胡萝卜（生）	姜
芹菜	棕榈芯
菊苣	辣根
耶路撒冷洋蓟（洋姜）	欧洲防风草
韭葱	苦苣
柠檬香草	水萝卜
蘑菇	芜菁甘蓝
仙人掌	大葱
秋葵	青葱
洋葱	荸荠

绿叶蔬菜

水菜	罗勒
芥菜	奶油生菜
欧芹	香菜
紫苏	蒲公英叶
马齿苋	苦菊
红叶生菜和绿叶生菜	阔叶菊苣
长叶生菜	小茴香
海洋蔬菜	什锦生菜（嫩绿的）

薄荷   菠菜

起脂肪作用的水果

鳄梨（每天最多一个）   橄榄（所有种类）

油类

藻油   中链甘油三酯油
鳄梨油   橄榄油（特级初榨）
黑籽油   紫苏油
菜籽油（非转基因，有机油）   开心果油
椰子油   红棕榈油
鱼肝油（柠檬和橘子味的没   米糠油
有鱼的味道）   芝麻油（原味或烤制）
澳洲坚果油   核桃油

坚果和瓜子（每天半杯）

杏仁（白灼或煸炒）   巴鲁卡坚果
坚果酱（如果是杏仁酱，最好用去皮   巴西胡桃（限量，每天 3 个以摄取硒）
的杏仁，因为杏仁皮含有凝集素）   板栗
美国山胡桃   霹雳坚果
松子   开心果
亚麻籽   洋车前子
榛子   美藤果籽
芝麻   火麻籽
夏威夷果   核桃

能量棒（限一天一根）

适配棒：椰子棒和巧克力棒   贵士能量棒：柠檬奶油派、香蕉坚果、
B-up 能量棒：巧克力薄荷、   草莓芝士蛋糕、肉桂卷、双层巧克力块、
巧克力曲奇、糖果曲奇   枫糖华夫饼、摩卡巧克力片、薄荷皮、
冈德里能量棒   巧克力甜甜圈、肉桂卷
酮能量棒：杏仁奶油巧克力蛋糕、咸味   乐迪能量棒：酮巧克力曲奇卷
焦糖、柠檬罂粟籽、巧克力曲奇   金盏花牌能量棒：巧克力椰子、咖啡、
斯托卡能量棒：香草杏仁和可可杏仁   姜椰子
原始厨房能量棒：杏仁香料和椰子酸橙

加工过的抗性淀粉（可以每天吃，但要限量）

（注意：糖尿病患者或前驱糖尿病患者平均每周吃一次）

面包和百吉圈（没有葡萄干的）

卡佩罗宽面和其他意大利面

加州康加三明治

克里比尼鸡蛋薄饼

朱利安面包原始饮食卷（椰子面粉
制成）、原始饮食薄面包、杏仁面包，
三明治面包、椰子面包

木薯、芋头和大蕉片

兴旺有机椰子片

乔氏豆薯

西特薯片（这里要小心，我的几只金丝
鼠对薯片里少量的奇亚籽有反应）和玉米
饼（只吃用木薯、椰子粉和杏仁粉做的）

杏仁饼干

高粱意大利面

无凝集素发酵面包和无米酵母卷

米奇原味和烤洋葱英式松饼

车前草玉米饼

真椰牌椰子木薯玉米饼和薯片

乔氏大蕉片

抗性淀粉（适量）

（注意：糖尿病和前驱糖尿病患者一开始应该限制这些食物）

猴面包树果实

木薯

芹菜根

魔芋根粉

青香蕉

青芒果

青木瓜

青大蕉

豆薯

小米

欧洲防风草

柿子

芜菁甘蓝

高粱

红薯或山药

芋头

老虎坚果

芜菁

丝兰

可以接受的面条

木薯面条

Edison Graineru 高粱意面

冈德里意面

左威尔木薯意面

康腾意面

海带面条

魔芋面条

小米面条（毕格林牌，除意大利
天使面之外的所有面食）

Miracle 面条

Miracle 米粉

自然天堂棕榈芯意大利面和
烤宽面条

帕米尼棕榈芯面

日式魔芋面

细意面

红薯意面，弯管通心粉

乔氏意大利菜花团子

海鲜（任何野生捕捞的海鲜，每天4盎司）

阿拉斯加鲑鱼

凤尾鱼

鱿鱼

蛤蚌

鳕鱼

螃蟹

淡水鲈鱼

大比目鱼

夏威夷鱼，包括蜞鳅、小野鱼和月鱼

龙虾

贻贝

牡蛎

沙丁鱼

扇贝

小虾（野生）

金枪鱼（罐装）

白鲑鱼

牧场家禽（每天4盎司）

鸡

鸭

禽类野味（雉鸡、松鸡、鸽子、鹌鹑）

鹅

鸵鸟

散养或 omega-3 鸡蛋（每天最多 4 个）

火鸡

畜肉（100%草饲，每天4盎司）

牛肉

北美野牛肉

草饲牛肉干（低糖）

羊肉

猪肉（人道饲养，包括熏火腿、利比里亚火腿、5J 火腿）、加拿大熏肉、火腿

野猪肉

麋鹿肉

鹿肉

野味

植物性蛋白质和"肉类"

火麻豆腐

素汉堡

海带干

高压煮熟的扁豆和其他晒干、浸泡过然后

高压煮熟（用电压力锅）的豆类†（罐装，

如伊登或左威尔牌）

阔恩素肉制品：素肉块，素肉粒，素食牛排，素肉片，素食烤肉（不要吃其他的，因为含有凝集素 / 谷蛋白）

† 扁豆和豆类浸泡和高压烹饪说明在网上很容易找到。

水果（周末限吃一小份，而且只吃应季水果）

（最好的选择是石榴和西番莲籽，其次是覆盆子、黑莓、草莓，以及蓝莓）

苹果	油桃
杏子	西番莲果（百香果）
黑莓	桃子
蓝莓	李子
樱桃	石榴
柑橘（不要果汁）	树莓
脆梨	草莓
猕猴桃	

奶制品和替代品（限每天1盎司奶酪和4盎司酸奶）

A2 酪蛋白牛奶	凯特希尔奶油奶酪交替
水牛黄油（乔氏超市有卖）	凯特希尔（植物性）酸奶
马苏里拉奶酪（意大利）	凯特希尔乳清干酪（以杏仁为原料）
瑞士奶酪	拉芙（植物性）酸奶
椰子酸奶（原味）	有机奶油芝士
法式/意式黄油	有机奶油
法式/意式奶酪	有机酸奶油
酥油（草饲）	帕尔马干酪
山羊奶和绵羊奶开菲尔（原味）	绵羊奶奶酪
山羊奶奶酪	绵羊奶酸奶（原味）
山羊奶奶油	乳清蛋白粉（草饲牛、山羊、绵羊）
山羊奶酸奶（原味）	

香草、调味料和香料

鳄梨蛋黄酱	营养酵母
椰子氨基酸酱油	海盐（最好是碘盐）
鱼露（不加糖）	芝麻酱
香草和香料（辣椒片除外）	香草精（纯）
味噌	醋（任何不加糖的）
黄芥末	绿芥末

各种粉

杏仁（白灼）粉	青香蕉粉
竹芋粉	榛子粉

木薯粉	小米粉
栗子粉	芝麻（籽）粉
椰子粉	高粱粉
咖啡果粉	红薯粉
葡萄籽粉	老虎坚果粉

甜味剂

阿洛酮糖（非转基因）	罗汉果（来康多牌的很好）
赤藓糖醇（獐牙菜含糖量低，是我的最爱）	甜菊糖苷（甜叶牌是我的最爱）
菊粉（如糖是很好的一种）	木糖醇
本地蜂蜜或麦卢卡蜂蜜（非常有限！）	雪莲果（尚福甜味雪莲果糖浆亚马逊有售）

巧克力和冷冻甜点

不含乳制品的冷冻椰奶甜点（真味蓝标，每份只含 1 克糖）	奇乐冰激凌：香草味、焦糖味和薄荷味
黑巧克力，不含糖，72% 或以上（每天 1 盎司）	猛犸奶制品：香草豆荚冰激凌
茵莱冰激凌	未咸化的可可粉
酮冰激凌：巧克力、薄荷片、海盐焦糖	利贝尔冰激凌：奶油胡桃味、树莓味、咸焦糖味、草莓味、香草味
	朴真冰激凌：奶油胡桃味和巧克力味

酒水

香槟（每天 6 盎司）	圣培露或潘纳水
咖啡	红酒（每天 6 盎司）
深色烈酒（每天 1 盎司）	茶（所有种类）
氢水	
凯维塔低糖康普茶（如椰子味康普茶和椰子莫吉托）	

应拒绝的含凝集素的食物清单

精制食物、淀粉类食物

面包	曲奇
麦片	咸饼干
米饭	甜点
薯片	小麦粉
土豆	

谷物、发芽谷物、伪谷物

大麦（压煮也不行）

爆米花

大麦苗

藜麦

糙米

黑麦（压煮也不行）

荞麦

斯佩尔特小麦

干小麦碎粒

玉米

小麦（压煮也不行，压煮不会去除任何

玉米制品

形式的小麦中的凝集素）

玉米糖浆

单粒小麦

小麦苗

卡姆小麦

白米饭（压力煮的白色巴斯马蒂大米

荞麦粥

除外†）

燕麦（压煮也不行）

野生稻

†印度的白色巴斯马蒂大米品种是高抗性淀粉，美国的品种不是。

糖和甜味剂

龙舌兰素

阿斯巴甜

椰子糖

三氯蔗糖（蔗糖素）

低糖饮料

苏尼特一号甜味剂（安赛蜜）

砂糖（甚至有机蔗糖）

麦芽糖糊精

低脂糖（糖精）

豆类及豆制品

豆芽

豌豆

鹰嘴豆 *（包括鹰嘴豆泥）

大豆

毛豆

大豆蛋白

青豆

蜜豆

豆荚 *

组织化植物蛋白

所有扁豆 *

豆腐

豌豆蛋白

* 只有在高压锅中适当压煮之后才能食用。

坚果和瓜子

带皮的杏仁

花生

腰果

南瓜子

奇亚籽

葵花籽

水果和蔬菜

灯笼椒	南瓜
辣椒	西葫芦（任何种类）
黄瓜	黏果酸浆
茄子	西红柿
枸杞	甜瓜（任何种类）

含有A1酪蛋白的乳制品

黄油（即使是草饲的也不行，除非来自 A2 奶牛、绵羊或山羊）	冰激凌
	开菲尔（牛奶酒）
干酪	牛奶或羊奶
白软干酪	意大利乳清干酪
冻酸奶	酸奶（包括希腊酸奶）

油类

菜籽油（大部分是转基因）	花生油
玉米油	藏红花油
棉籽油	大豆油
葡萄籽油	葵花籽油
部分氢化油	蔬菜油

调味料

番茄酱	酱油
蛋黄酱（鳄梨蛋黄酱除外）	瓶装辣肉酱
红辣椒片	伍斯特沙司（一种辣椒酱）

现在你知道了一个饮食计划，这个计划治疗你的肠道，滋养你的肠道伙伴，并确保线粒体获得其所需，使能量生产最大化。现在看看你每天做的其他选择，这些选择会影响你的能量水平。现在认真审视一下你的生活方式，找出并消除隐藏的能量消耗源。

疑难解答

问：如果我必须去参加一个很晚的晚宴，我第二天该怎么办？

首先，我知道你的问题了。生活中什么事情都会发生。你可能有一个很重要的晚宴，晚上 8 点开始，直到 9 点或 10 点才结束。第二天早上，继续之前的计划，如果你的饮食窗口期缩短到 10 个小时，试着把你的早餐推迟到中午。就像我对我所有的病人说的那样，偶尔破例之后，接着遵守就行了。一天不会有太大的影响。

问：开始这个计划的时候我很难受。对此你有什么建议来应对这种进食的渴望和饥饿感吗？

首先，渴望吃不健康食品是完全正常的。记住，你身体中有害细菌控制着你对食物的渴望，要经过一段时间才能将它们饿死。相信我，我知道它们传达的信息很强烈。有点像奥德修斯和塞壬之歌。你需要被绑在桅杆上几天！帮助你走上正轨的另一个方法是得到他人——你的另一半，你的朋友、同事以及其他任何能够帮助你的人的支持。让他们提醒你参加这个计划的所有原因，并向他们保证，当他们帮助你坚持计划时，你不会生气！如果这些都失败了，你就把我当作你的伙伴吧——你可以随时再翻看这本书，看看一旦你改变了饮食习惯，你的感觉会有多好。只要三天的时间，这些坏家伙就会离开你，而你就会开始渴望你的肠道伙伴需要的食物。

在我的检查室里，我不仅有一张尤达大师的大海报，还有几个尤达娃娃，以及我们的一则座右铭："不要尝试。要么坚持，要么不做。没有尝试。"你早餐吃得越来越晚，饥肠辘辘，要拥抱它。正如我向我所有的病人保证的：你不会被饿死的。

问：我度假的时候怎么办？

这个计划的一个很大的好处是，它可以为良好的行为留出"空闲时间"。幸运的是，很多假期都是为期三天的周末，所以不要害怕从周二而不是从周一开始一周的计划。但请记住，我和其他人在社交媒体 YouTube 和 Instagram（照片墙）上有很多关于如何制作符合能量悖论计划的节日大餐的帖子，放松的同时你不需要违背饮食计划。

问：如何让我的家人同意这个计划？

首先，这个计划是为了让你恢复能量。你的精力越充沛，你的家人就越想要你现在拥有的一切（就像电影《当哈利遇上莎莉》中讲的那样）。就像我上面说的，让你的家人成为你的伙伴，让他们对你负责。我无法告诉你，有多少孩子在不吃经他们的父母批准"能吃"的食物时，会把他们父母的做法视为"暴行"。

问：我得出差。我怎样才能按计划行事，尤其是当我在不同的时区时？

在新冠肺炎疫情发生之前，我到处旅行、演讲、参加国际会议，并研究世界各地长寿、精力充沛的健康人士。事实上，你可以在任何地方享受这个饮食计划。记住，当你跨时区旅行时，你的生物钟和微生物群系的生物钟会被打乱。这时，让自己多晒太阳，到达当地的那天晚点睡，这样你就可以按照"新的"生物钟睡觉。此外，在到达后的几天内服用益生菌和益生元有助于重置微生物群系的生物钟。最后，考虑连续几天补充 3~5 毫克的延时释放褪黑素。

问：我的工作使我的日程安排到很晚，我经常晚上 7 点或 8 点才回家，我该怎么做呢？

我整个大学期间都在夜班做手术技术员，所以我能理解这种疯狂的工作时间。对老鼠（它们是夜间进食的动物）的研究发现，当老鼠的进食时间缩短时，即使给它们喂高脂肪／高糖的饮食，它们也不会患肥胖症和糖尿病。[26] 还有研究表明，6 个小时的限时进食和 4 个小时的限时进食在减肥效果上是一样的。[27] 如果你很晚才吃东西，在前一天晚上最后一餐的 12 个小时后开始饮食计划，并且每天把早餐时间推迟一个小时。你的早餐可能在下午 3 点开始。

— 第八章 —

能量悖论生活方式

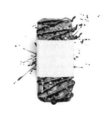

现代世界带来的便利在无数方面改善了我们的生活——温度控制让炎炎酷暑降温，让寒冷刺骨的早晨变得暖和；太阳下山后用电照亮我们的家；汽车在几分钟之内把我们从一个地方带到另一个地方；等等。但这些让生活变得更容易的伟大创新，实际上却让我们的身体很难发挥出最佳功能。人类的身体不仅可以忍受挑战，而且能在挑战中茁壮成长。我们的生理机能需要适度的生物和环境不适来使身体达到最佳状态，我们应该确保我们的身体能够找到它们渴望的挑战。

我们每天所做的选择可以增加我们的能量，也会消耗我们的能量。我把这些生活方式因素分成六类，我称之为"6S"：汗水（Sweat）、阳光（Sunlight）、关机模式（Shutdown Mode）、睡眠（Sleep）、感官挑战（Sensory Challenges）和应激管理（Stress Management）。

如今，我们比人类历史上任何时候都更缺乏锻炼，久坐的生活方式对我们的健康产生负面影响，使我们更容易患肥胖症和其他代谢疾病。现代的便利设施使生活更加愉快，同时也使人们很容易长时间坐着不动。虽然看起来储存能量可以防止我们感到精疲力竭，但事实恰恰相反——我们需要用能量来生产能量。

汗水：用能量生产能量

我们的身体是为运动而设计的。你可能还记得第一章中对超级健康的哈扎部落的研究。哈扎人狩猎-采集的生活方式使他们比一般的美国上班族更有活力，哈扎人即使"休息"的时候，也不是完全坐着不动。例如，像坐和站这样简单的事情也能让他们更有活力，他们做深蹲动作，更准确地说是做类似"亚洲蹲"的动作。当你读到这里的时候，试着离开你舒适的座位，蹲下来，你会感到腿后部的肌肉和臀部得到了拉伸。在日常生活中，多次深蹲和起立需要大肌肉的持续参与，并使关节得到全方位的运动。这种持续的运动消耗能量，保持新陈代谢的旺盛，并提高线粒体的效率。

研究表明，任何能让你的身体和肌肉保持活跃的持续运动都可以认为是心血管活动。事实上，有强有力的研究表明，即使是低水平的运动，如敲笔或跺脚，也有助于身体更有效地利用能量，每天可以多消耗 300~350 卡路里的热量。[1] 在今天的文化中，许多人认为，"健身"只能通过一种特殊的（通常是昂贵的）活动或课程来实现，但人类的身体并不适合一天坐上 10 个小时，然后站起来跳 45 分钟的尊巴舞。我认为我们需要改变锻炼的观念，而不是追求精心设计的运动方式。简单地模仿哈扎部落的体力活动，多运动，使我们的能量系统保持良好的工作状态。任何时候，只要你让肌肉运动起来，即使只是做家务或站在办公桌旁，你也会燃烧葡萄糖、储存糖原，最终（如果你站立在办公桌旁不吃碳水化合物），你的线粒体会燃烧脂肪酸。如果让你的身体更有力地动起来（像尊巴舞），你将开始产生和燃烧酮。

简而言之，这就是代谢的灵活性，有规律的运动有助于保持你线粒体的活性。好消息是，什么时候行动都不晚：研究表明，运动和锻炼可以恢复受损的线粒体功能。[2] 而且，有证据表明，运动给我们的线粒体功能和再生带来的好处会随着年龄的增长持续下去。[3] 运动还有助于保持身体对胰岛素的敏感性，因此运动已被证明可以预防胰岛素抵抗和糖尿病。

当肌肉运动时（无论是低强度还是高强度），在体内发生了另一个巨大的连锁反应，产生了新发现的信号分子——肌细胞因子，它们几乎影响着身体的每一个器官，包括大脑。事实上，研究表明，肌细胞因子可能是定期运动能促进认知健康的原因。我在《长寿的科学》中讲到，运动与减少脑雾、减少焦虑和降低神经退化（包括阿尔茨海默病和失智症）的风险有关。除了有益于大脑，运动诱导的肌细胞因子还通过刺激有丝分裂或产生新的线粒体来支持产生能量的线粒体。[4,5,6] 这些肌细胞因子也能加强你的脑力活动，帮助延缓神经退化，让你睡个好觉。（尽量在睡前60~90分钟完成锻炼，以避免过度刺激。）

很明显，让身体运动起来是毋庸置疑的，其好处不容忽视。问题是，我们如何制订一个合适的运动计划呢？如果你正在读这本书，你可能没有很多额外的时间来进行一项新的运动计划——你的计划表已经被安排得满满的，疲惫不堪。所以，让我们来了解一下你现在的情况，并考虑如何用最少的付出来获得最大的收益。

"零星"锻炼

与你所想的相反，你不需要锻炼 45 分钟或更长时间来获得运动的好处。事实上，研究表明，每天进行 3 次 10 分钟的运动，其效果至少与持续 30 分钟的运动相同，甚至更好。[7,8] 总的目标是在一天中持续不断地运动，不时地进行"爆发式"的剧烈运动使你的新陈代谢变得更灵活。

在能量悖论计划中，我把这些短时间的运动称为"零星"锻炼，这种快速、简单的运动，可以随时随地进行。如果你刚开始锻炼，即使散步 10 分钟这样简单的事情也是一个很好的开端，因为散步是根植于我们的进化设计中的，我们的基因要求我们走路！每天散步可以帮助启动能量生产，改善新陈代谢，降低患糖尿病的风险，[9] 并有助于提高思维清晰度。事实上，2016 年的一项研究发现，饭后散步 10 分钟会显著降低血糖，[10] 你知道推迟摄入糖会对你的能量产生什么影响。我喜欢晚上和我的妻子佩妮还有我们的狗一起散步，我们家的狗总是迫不及待地想出去。（我经常告诉我的病人，养狗对他们的长期健康是一项很好的投资。研究表明，养狗的人比不养狗的人活得更长！[11]）

如果可能的话，尽量每天进行上山和下山的活动，锻炼更多的肌肉，获得更大的好处。如果你住的地方不适合这样做，你在室内也可以获得同样的好处。你家或者工作的地方有楼梯吗？研究表明，只要快速上下楼梯 1 分钟，线粒体的功能就会改善，如果坚持 5~10 分钟益处就更大了。[12,13]

禁食状态下晨练

虽然说晚饭后散步很棒，但我也推荐在早上做一些运动。正如我们在第六章中讨论的，在禁食状态下锻炼，你会获益更多，早餐前晨练是最理想的。空腹状态下，你的能量系统从锻炼中获得多少好处取决于你的健康水平（你的健康状况越差，潜在的好处就越大），但无论你的健康水平如何，在禁食状态下进行锻炼有助于增加有丝分裂，减少活性氧的产生，提高胰岛素敏感性。[14]此外，运动还可以通过改变发出饥饿感信号的激素水平来降低食欲，这是无害的。[15]我还认为，饥饿的痛苦在一定程度上是由无聊引起的，这种感觉可以通过运动减弱。[16]因此，这不仅对你的线粒体有好处，而且当你开始进行新的耗能计划时，你可能会发现，早上锻炼有助你更舒适地推迟进食时间。以快速锻炼开始新的一天，绝对能让你一天能量满满！

如果刚开始锻炼，你不需要任何特殊的设备来立即提高你的能量，做一些简单的运动即可。比如：出去给花园除草或者修剪草坪，把房子周围收拾一下，原地慢跑 5 分钟，或者做开合跳，利用椅背做平衡拉伸，练习深蹲或弓步，买个迷你蹦床或弹跳板，在上面跳 10 分钟。弹跳是一种极好的低冲击活动，对关节来说很轻松，而且有助于提高免疫力并促进淋巴引流（清除毒素）。一天中，有各种各样的方法可以让你多做一点运动，所有这些零星的锻炼加起来会带来很大的改善。

如果你喜欢一开始有一个更具体的锻炼计划，我在下面给你准备了一个"零食循环"——低强度的运动。每天完成两次循环，或者在任何你觉得需要站起来活动身体的时候（尤其当你一天中大部分时间都是坐着的时候）开始运动。

锻炼"零食循环"

1. 原地慢跑。优雅轻松地小跑 1 分钟。如果这对你来说太难了，试着坐着，像跑步一样运动你的腿和胳膊。

2. 仰卧起坐。做仰卧起坐，背部平躺膝盖弯曲，双手放在脑后或指向脚尖，将头和肩膀离开地面，然后慢慢地将躯干抬起来。尽可能地抬升躯干，在 1 分钟内做得尽可能多，但不要做太快，你要始终保持你的姿势，确保是腹肌在运动，而不是手臂或脖子在运动。

3. 平板支撑。平板支撑是一项调动全身的运动，几乎在任何地方都可以做。做平板支撑时，在地板上做出俯卧撑的姿势，双臂和双腿伸直，脚尖着地（如果需要支撑，可以弯曲膝盖），背部挺直，头部和颈部保持中立，双手放在肩膀下方，收缩臀大肌、腹肌和股四头肌，坚持1分钟。如果你刚开始做，你可能会觉得这有点挑战性，那么需要休息的时候就休息。还可以稍微调整一下姿势，用手肘支撑身体，前臂向前伸。无论选择哪种姿势，你都应该感到你的核心力量的参与。如果你不喜欢平板支撑，可以做常规或改良版（膝盖支撑在地板上）的俯卧撑。

4. 深蹲。这是另一个在任何地方都可以做的动作。双脚平行站立，脚间距离比臀部稍宽。抬起手臂与肩平行，收缩腹肌，抬头挺胸，慢慢弯曲膝盖。在你的活动能力允许的情况下，尽可能深地弯曲，然后通过臀肌的力量恢复到站立的姿势。1分钟之内尽可能多做，注意保持你的姿势。如果你需要保持平衡，用一只手抓住柜台或椅背。

从零食到正餐

如果你正从高水平的健身开始，或者你准备进行有规律的锻炼，或者锻炼"零食"之后要进入更高水平的锻炼，你肯定会从挑战身体中受益更多。长时间的有氧运动和高强度间歇训练（HIIT）是把你的运动从零食提升到正餐的两种方式。持续时间更长、强度更高的运动并不是能量悖论计划的必要组成部分，但你越能挑战你的身体，你就会获得越多的能量。

HIIT 通常是一系列短时间高强度运动和短暂恢复期交替进行。HIIT 有很多变化，但也可以很简单，比如在固定自行车上做一些间歇性运动，也可以跑步或使用划船机。具体是这样：踩踏板、跑步或划船，以你所能达到的最快速度坚持 45 秒，然后休息两分钟，尽可能久地重复。我个人每周至少进行一次 30 分钟的 HIIT 自行车训练。你可以在 Instagram、YouTube 和任何健身应用软件上找到多种 HIIT 锻炼方法，它们的理念各不相同，所以你可以随意查看，看看有什么吸引你。

除了像固定自行车和划船这样的设备，我鼓励你尽可能在户外进行锻炼。因为皮肤和眼睛暴露在全光谱自然光下的时间越长，你的线粒体就越受益，就会睡得越好。而且，谁不想在大汗淋漓时呼吸新鲜空气，享受阳光照在脸上的感觉呢？在户外锻炼身体感觉很好。现在让我们来看看进行户外锻炼的其他好处。

阳光：大自然的免费维生素

我经常告诉我的病人，他们应该把阳光看作最便宜、最有效的补充剂之一。暴露在阳光下可以帮助我们的身体产生维生素

D，第三章中讲到，维生素 D 与能量水平密切相关，因为它维持肠壁的完整性和免疫功能。[17]另外，研究显示，有一条皮肤－肠道轴，自然光中的 B 波紫外线对肠道微生物群系有益。[18]我提出要晒太阳的另一个原因是：全光谱自然光在我们的能量储存中起着重要的作用，通过给到皮肤它需要的黑色素，帮助制造三磷酸腺苷（记住，我们比我们认为的更像植物！）。在太阳红外线的帮助下，我们可以降低血压，同时增加总血流量。[19]你可能有过这样的经历，当阳光充足时，你的心情会得到改善，晚上会睡得更好。所以，出去走走，你接触的光照越多（是的，即使在阴天），你的内部能量系统功能就越好。

我建议你每天晒一个小时太阳，每天都要。在理想的条件下，你应该露出尽可能多的皮肤。说真的，虽然我知道在 1 月穿着 T 恤和短裤散步可能是一件很难的事，但暴露在寒冷环境中是另一个激活激效的有益应激源———一举两得。

经常晒太阳不仅可以利用阳光提升能量，而且有人认为（矛盾的是）晒太阳可能也是保护自己免受阳光伤害的关键。事实上，光生物学领域的研究者，防蓝光眼镜品牌 Ra Optics 创始人马特·马鲁卡（Matt Maruca）就谈到过建立一层"太阳愈伤组织"的新兴科学。就像学习弹吉他或光脚走路会使你长出老茧一样，反复做一件事会让你长出保护性的皮肤。马鲁卡指出，一年四季有规律地、适度地晒太阳也会让你长出保护性的皮肤。[20]当我们一年四季都不能得到足够的阳光照射时，在夏天毫无准备

　　　　　　　　　　　疲惫的真相

地到户外晒太阳，会晒伤我们的细胞，造成致癌损伤和应激。经常晒太阳有助于我们形成健康的愈伤组织，减少皮肤损伤的可能，同时还能使我们安全地受益于太阳促进产生多种维生素的作用。

"吃防晒霜"

你的皮肤科医生可能已经告诉过你，外出之前要涂防晒霜，紫外线确实会对皮肤造成危害。也就是说，防晒霜完全阻挡了太阳产生能量的光线，所以如果你一直涂防晒霜，你根本无法获得太阳能提供的能量这一好处。（而且，如果你使用的是含有干扰内分泌的化学物质的传统防晒霜，你实际上是在损害你的能量生产！有关安全防晒霜选择的更多信息，请参阅本书第六章"能量干扰源3"。）这取决于你居住的地方和你的皮肤类型，如果你遵循常识，你可能根本不需要使用很多防晒霜。

你也可以像我一样"吃防晒霜"，在你逐渐形成太阳愈伤组织的时候，提供额外的保护。但我不是说你要吞下一瓶防晒霜，而是许多食物中天然存在的几种化合物提供了保护性能，让我们免受太阳伤害（这些化合物也可以以补充剂的形式摄入）。下面是其中几种化合物。

番茄红素：这种化合物通常存在于番茄中，但你知道我反对吃那些富含凝集素的茄科植物！卷心菜、芦笋和粉红葡萄柚（应季）也富含番茄红素。

Omega-3 脂肪酸：为了保护你的皮肤免受阳光的伤害，吃 omega-3 鸡蛋、核桃、野生鲑鱼、亚麻籽和马齿苋，更好的方法是服用鱼类或藻类的 DHA，DPA（二十二碳五烯酸）和 EPA 补充剂。

萝卜硫素：这种化合物存在于西蓝花和芝麻菜等十字花科的蔬菜中，已经被证明可以减少由紫外线辐射引起的炎症。[21]

维生素 C：我称维生素 C 为"美容营养素"，因为有非常好的证据表明维生素 C 可以防止阳光对皮肤的伤害。[22] 西蓝花、羽衣甘蓝和其他十字花科蔬菜、柠檬汁和柠檬皮都富含维生素 C。（是的，柠檬是一种水果，但它几乎不含糖。）为了确保你获得足够的维生素 C，我建议每天服用两次 1000 毫克的延时释放补充剂。

关机模式：关闭蓝光

我们对太阳的研究还没结束。你可能还记得我在第六章中提到，太阳调节我们的睡眠周期，以及我们的饮食周期。在有电之前，我们的祖先根据每天和季节日照的变化来进食，这就像在夏季漫长白天的蓝光促使熊吃果酱和鲑鱼填饱肚子一样，这些食物会转化为脂肪，为它们度过漫长冬眠提供营养。像那些熊一样，温暖而漫长的季节也促使我们增加食物消耗（包括曾经能吃到的唯一甜食——水果），这样在食物匮乏时我们就有额外的燃料来消耗。虽然人类不冬眠，但传统上冬季气候寒冷、昼短夜长意味着食物选择更少，狩猎或采集等活动的时间更少，休息和久坐的时间更多。

我们以这种方式生存了数千年。但是电的发现和随后发明的人工照明严重扰乱了人类的自然节奏。很快，各种发光设备，包括电视、电脑和智能手机等都出现了。这些设备都会发出人造蓝光，这种人造蓝光近年来被称为"垃圾光"。蓝光会扰乱我们的生物钟，如今我们很难摆脱它。太阳落山之后，我们坐在被人造光照亮的社区和城市里，我们会久久地盯着电子设备发出的蓝光。这种环境光污染不仅让我们很难看到星星，也干扰了褪黑素的调节，让我们难以入睡，因为它会向我们的大脑发送信号——还没到睡觉时间。

暴露在垃圾光下的另一个后果是体重增加。当我们的视网膜细胞检测到蓝光时，它们会向大脑负责调节食欲的区域传递信息，并发出该吃东西的信号。（记住，从历史上看，我们在夏秋季节吃得更多，白天时间越长，蓝光就越多。）在 2019 年的一项研究中，研究人员将老鼠在夜间暴露在蓝光下，然后检测老鼠的食物消耗和葡萄糖耐受情况。[23] 为了更好地模拟人类暴露在蓝光下的情况，这些通常在夜间进食的老鼠被培育成"白天活动"的老鼠，也就是说，它们和人类一样，白天醒着，晚上睡觉。仅仅在夜间暴露在蓝光下 1 小时后，雄性老鼠的葡萄糖耐受性就改变了，这是前驱糖尿病的警告信号。此外，当提供多种食物选择时，老鼠选择吃更多的含糖食物。就像你在煲剧的时候，往往会想吃甜食，这是巧合吗？我认为不是。似乎是垃圾光使我们想吃垃圾食品。

为了恢复我们的能量和整体健康，我们必须重新建立我们的昼夜节律，并与自然日光的起落保持同步。这意味着我们必须尽可能减少蓝光的照射，并在日出和日落时多看自然平衡的红光。（记住，光谱的红色和红外线可以帮助线粒体发挥作用。）为了模仿这一点，你可以买一个像 Joovv（红光设备品牌）这样的红光设备。你也可以用任何五金店都能买到的红外灯泡做一个简单的灯箱。（在我的网站上，你可以找到 Joovv 创始人的播客，他们提供了很多关于如何获得更多红光照射的有用信息。）

我意识到，在晚上关掉蓝光看起来不实际，也很无趣，因为这可能是你一天中仅有的用来浏览社交媒体、收发邮件或者放松一下看看电视的时间。幸运的是，随着技术的快速发展，让我们能够安全使用设备的功能也在与时俱进。例如，你现在可以在任何设备上下载应用程序，这些应用程序允许你在日落之后切换到非蓝光模式，或者如果你有苹果手机，你可以切换到"夜间模式"。如果你想在天黑之后看电视——我知道你会看——那就为自己买一副琥珀色防蓝光眼镜。为了达到最好的效果，从日落一直戴到睡觉。你也可以买一种特殊的灯泡，安装在家里室内室外，这种灯发出的光没有蓝光。

上床睡觉的时候，必须关掉电子设备——不要把电子设备带上床！有些电子设备在休眠状态下也会发出蓝光，而且它们也会发出干扰睡眠的电磁场，因此把它们插在卧室的另一边充电。（最好是在卧室外面，这样你就不会在半夜刷手机了。）接下来我们来看生活方式计划的下一个"S"，这是我的很多病人都缺乏的东西：睡眠。

睡眠：给细胞充电

睡眠（或缺乏睡眠）是造成"我长时间无精打采"的典型原因。我们这个国家的人就像缺觉的僵尸一样四处行走，可悲的是，我们已习惯了这样。对许多人来说，直到真正缺觉的时候，他们才会想着去解决，到那时，损伤已经有一段时间了。正如我的朋友阿里安娜·赫芬顿（Arianna Huffington）在她的《睡眠革命》（*The Sleep Revolution*）一书中分享的那样，她在努力成为终极"女超人"的过程中，认识到了睡眠的重要性。在她因长期睡眠不足导致了一场可怕的事故之后，她醒悟过来了。

高质量和充足睡眠的重要性不容低估，睡眠和营养一样对我们的健康至关重要。我经常拿车轮来做比喻，缺觉就像轮毂少了辐条一样。直到最近，科学界才充分认识到睡眠对我们健康的各种好处，我希望在我与公众分享睡眠的好处之后，人们开始重视他们的夜间睡眠。

众所周知，蓝光是影响睡眠质量的障碍之一，蓝光会影响人体的生物钟，扰乱睡眠模式。为了获得身体所需要的睡眠时间，重建我们的昼夜节律并做到与日光的消长同步很重要。但光线并不是阻碍睡眠的唯一因素。事实上，我给那些有睡眠问题的病人的第一条建议就是睡前三小时不要进食。正如我们在第五章中讨论的，在睡眠期间，身体会进入修复模式，尤其是大脑会进行自我"清理"，这对健康的认知功能和神经功能至关重要。[24] 消化过程将血液分流到肠道，而不是给大脑提供其恢复所需要的资源。所以，请至少每周一次在睡前三小时不吃东西，但最好每天都这样。你会惊讶地发现，你比之前睡得更香更沉。[25]

如果你是一个睡眠很浅或难以入眠的人，而且你没有经常锻炼的习惯，我也建议你在白天多运动。睡眠和锻炼是相辅相成的。缺乏睡眠会妨碍你锻炼，反之亦然。换句话说，很少有东西能像肌肉在运动后感到疲劳一样帮助你有个好睡眠。

睡眠补充剂

找点帮助，让你轻松进入梦乡没什么坏处。但请注意，并不是所有的睡眠助剂都是一样的，你需要的是那些能帮助你自然入睡的补充剂，而不是那些会改变你自然睡眠周期的药物。以下是我向我的失眠症患者推荐的一些安全的睡眠辅助剂。

　　　　　　　　　　　　疲惫的真相

褪黑素：这种激素是身体在夜间自然产生的，长期以来被认为是一种有益的睡眠补充剂，几乎没有副作用。我并不建议你每晚服用褪黑素（你应该按照本章所述的那样改变生活方式），但是如果你的生物钟被旅行或繁忙的工作日程打乱了，我建议你服用延时释放的褪黑素来帮助你重置自然睡眠周期。通常每次 3~5 毫克的量就足够了。

雷洛拉（Relora）：这种木兰皮提取物和黄柏（一种软木树的树皮）的混合物也有显著的睡眠恢复作用，但它不是镇静剂。如果你恰好是少有的皮质醇水平升高的人，这种补充剂将帮助你的皮质醇水平恢复正常。每天服用两到三次，每次 300 毫克。

甘氨酸：甘氨酸具有组合效果。在临睡前服用甘氨酸可以降低体温（而低体温对诱导睡眠至关重要），甘氨酸还能与草甘膦竞争组织结合位点，这是它额外的好处。因此，在帮助你入睡的同时，它也能保护你免受餐食中任何农药残留的伤害！每天睡前服用 1000 毫克。

益生菌和益生元：旅行时，我总是在身边准备一些益生菌和益生元。有时候，仅仅给你的肠道一个刺激就能帮助你重置生物钟，尤其是当你到达不同时区的时候。

γ-氨基丁酸、茶氨酸、印度人参、缬草提取物和迷迭香提取物：如果你有睡眠问题，这些都是很好的补充剂。有一些常见的睡眠助剂将这些成分混合在一起。只是剂量有所不同。

一点点的自律也是很难形成的，我鼓励人们坚持自己的睡眠模式。抑制长时间看电子屏幕的冲动，每晚在同一时间上床睡觉，或者至少尽可能做到。确保你有 7~8 个小时的睡眠。记住，这不是一种奢侈，你的大脑、身体和肠道伙伴都依赖于它。即使在周末，也要遵守作息时间表。睡懒觉并不能弥补一周中失去的睡眠时间，事实上，它会打乱你整体的昼夜节律。

感官挑战：好事多磨

你知道你可以通过限时饮食和锻炼来激活激效，但正如我之前建议的，在 1 月的阳光下穿短裤散步，体验感官的极限（极冷和极热）是诱导你身体有益的应激反应的另一种方法。研究表明，这种暴露使我们的能量系统更高效，这似乎与达尔文的说法一致，我们的细胞得到了这样的信息，如果它们想要生存，就必须变得更坚强，它们将蛋白质作为一种保护手段。这些蛋白质告诉任何不携带自身重量的细胞进行自我毁灭和自我循环（自噬），一旦细胞完成自噬，一切又恢复正常，只留下健康、新生的细胞。[26] 此外，极端的温度对我们身体系统的冲击会激活抗炎特性，增加让我们感觉良好的激素——血清素的产生。

你可能听说过冷疗法或冷冻疗法：脱掉衣服，进入一个充满零度以下空气的空间里，通常持续 2~4 分钟。冷冻疗法有很多好处，但可能因为价格高昂，并不适合每个人。（如果你确实想试一试，请提前做调查，并找个有相关资质的医生。）你也可以通过所谓的"苏格兰淋浴"来达到类似的效果，即在淋浴结束的时候，调到冷水，在你能承受的情况下时间越长越好。（我建议逐渐调冷，让身体建立弹性。）我在这里提醒一下。这不适用于"心脏虚弱"的患者，有任何心脏疾病（如冠状动脉疾病，植入支架、起搏器，或心房颤动）的人不要尝试，因为这可能导致心律失常和血压突然下降。

你对寒冷的忍耐力比你想象的要强，忍受会改变你的精神状态，经常把自己暴露在更冷的环境中会帮助你建立更强的忍耐力。克服这种不适的方法之一就是进行呼吸练习。事实上，运动员维姆·霍夫（Wim Hof）推广的一种强化呼吸技术在培养对极端寒冷的耐受性方面显示出了显著的效果。你可以在网上找到免费的视频，来帮助你练习这个非常简单而有效的方法。

热疗

也许你更喜欢夏天。一个提高温度的好方法就是蒸桑拿。如果蒸过桑拿你就知道，这是一种放松肌肉的好方法（如果出汗的话）。桑拿浴随处可见，甚至可以在你当地的健身俱乐部免费使用，所以这是一个很好的、负担得起的温度刺激的选择。

但如果你不喜欢出汗（或者半裸着和一群陌生人坐在一起），你可以通过红外线桑拿得到类似的效果，这样甚至对你的线粒体更有好处。

红外线桑拿利用电磁红外线辐射来提高身体的温度，身体的温度升高了，但是周围的空气温度并没有，而且温度范围要温和得多。红外加热温度一般在 110~120 华氏度（43.3~48.8 摄氏度），传统桑拿温度在 160 华氏度（约 71 摄氏度）甚至更高。红外线桑拿没有蒸汽和湿气，是"干"桑拿。红外线疗法被认为是非常安全的，已经在医院应用了一段时间，甚至用来给新生儿取暖。

除了刺激身体机能，红外线桑拿还被证明有其他促进能量产生的作用，包括帮助缓解疲劳症状，这很可能是因为红外线桑拿能够维持正常的血压和血液循环。[27]事实上，红外线桑拿对心血管的促进作用可能与运动相同。使身体出汗、血管扩张增加血液流动。在一项对慢性疲劳综合征患者的研究中，经过 15~25 个疗程的热疗后，患者的症状得到了显著改善。[28]

所以，差不多每周一次在桑拿房或蒸汽房待一会儿、让自己暴露在近红外光或红光线中、参加热瑜伽课程，或者在夏天来棕榈泉温泉找我！如果这些都不现实，那就洗个热水澡。最近的研究表明，热水澡比抗抑郁药更能缓解轻度抑郁。[29]为了避免你的细胞过度紧张，在浴缸温度相对高的时候进入浴缸，然后不断放掉一些水，再加入更多的热水。只要你出汗，就能达到同样的刺激效果。

应激管理：养精蓄锐

从历史上看，应激在我们生活中出现的时间很短，我们有充足的时间休息和恢复。当然，今天应激影响我们生活的方式完全不同了，这种应激通常是慢性而无情的，更糟糕的是，我们已经将这种状态常态化（就像一直觉得很累一样），成了现代生活的代价。

我们知道，体内持续大量的应激激素会增加全身的炎症，对肠道造成严重破坏，是造成脑部炎症（以及由此产生的认知障碍）的主要原因。如果我们想要恢复精力（和理智），就不能处于高度的应激状态。我知道这说起来很容易做起来难，但是我想让你明白，应激是一种非常真实的生理现象，具有危险性。

那么，让我们来谈谈如何应对今天看似无穷无尽的挑战。我总是告诉那些生活在巨大压力下的人务必要做两件事情：日常锻炼（我们知道这是一个有效的减压方法）和充足的睡眠。一旦这些习惯根深蒂固，你就会开始意识到白天发生的应激反应。你对应激的掌控力比你想象的要大得多！你的有意识的想法可以激活你的应激激素网络和肠道，或让它们平静下来。最简单、最廉价的用来缓解你身体应激反应的方法是控制呼吸。当你学会通过有意识的呼吸来"驾驭你的呼吸"时，你就会利用迷走神经的力量来平静你的神经系统，并与你的肠道和肠道伙伴交流，告诉它们

"一切都好"。呼吸技巧是一种自由、简单、非常有效的应激管理方法。

我最喜欢的呼吸训练

作为一名外科医生，我掌握了一种最简单的减压方法。在多数情况下，我在手术室里全神贯注，就像运动员在赛场上参加比赛一样。但当意外发生时，我会用控制呼吸的方法来保持心率稳定和神经系统正常。方法如下：

用鼻子吸气，数3下，然后嘟嘴呼出（就像吹灭蜡烛一样），数6下，不断重复，直到你感到呼吸加深，你的心率平静下来，你的内心更加可控。吸气，数3下，呼气，数6下，再吸气，数3下，再呼气，数6下。下次你感到恐慌的时候试试，我保证你会有新的发现！

除了呼吸练习，我还建议每天留出一些时间（也许是早上的第一件事，或者是晚上的最后一件事）专注于生活中积极的事情。在我的播客中，我和许多很棒的嘉宾谈论过这个话题，很多非常成功的人都提到过感恩练习可以帮助他们管理自己的应激。花几分钟来想一想幸福的事情会产生显著的效果，让你更容易控制失控的消极情绪或沉思。尽管在艰难的时候会遇到挑战，但总有值得感恩的事情。

除了专注于感恩，我还鼓励每个人尝试冥想。有非常有说服力的证据表明冥想的人可以改善肠道健康。首先，冥想者比不冥想者有更多样的微生物群系。而且你的微生物群系越多样化，你管理应激的能力就越强。[30]冥想还能让人在短时间内得到深度的休息，集中精力，对那些练习冥想的人来说，冥想是能量的救星！如今，有效的冥想练习实际上触手可及，有很多很棒的应用程序可以帮助你平静内心。

在你使用手机进行引导冥想后，请放下手机。暂时远离社交媒体，给自己一份现实生活中的礼物，与那些在你生活中起积极作用的人建立联系。有时候，没有什么比和最好的朋友或兄弟姐妹聊上一个小时更能消除压力了。我们看到在新冠病毒大流行的隔离期间，家人和亲人之间的Zoom（一款视频会议软件）通话是如何支撑人们的，对联系的天生需求真的有助于缓解我们的情绪，进而帮助我们的身体得到彻底的放松。

— 第九章 —

能量悖论食谱

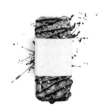

好了，你已经看完了，我打赌你现在已经饿坏了。幸运的是，我有一些新的食谱可以帮助你把能量悖论计划付诸实践。这些食谱对你的线粒体和微生物群系有益。记住，你是为它们而吃，而不是为了你自己。这意味着你要吃大量的益生元、益生菌和后生元食物以满足它们的需求，从而为你提供你应该得到的能量。你会注意到这些食谱中包含很多贝类、软体动物和双壳类海味，它们会让你摄入大量的磷脂，而磷脂是线粒体膜的支柱。你甚至要吃虾饼当早餐！

为了帮助你开始能量悖论饮食计划，我整理了一个 5 天饮食计划的样本，让你知道实施能量悖论计划第一周的食谱是什么样的。

饮食计划样本

第一天

早　餐　一碗小米麦片加无糖杏仁奶

午　餐　蘑菇汤

| 晚　餐 | 凯特的感恩节沙拉 |

第二天

早　餐	福尼奥（小米）、高粱米或用不加糖的杏仁奶制成的"燕麦粥"
午　餐	羽衣甘蓝、西蓝花，谷物汉堡加奶油鳄梨酱
晚　餐	不含凝集素的炸牡蛎和越式法包

第三天

早　餐	4 个炒蛋白（可以随意加入香草）
午　餐	碎"牛肉"玉米卷
晚　餐	西班牙式贝类炖菜

第四天

早　餐	火麻蛋白绿冰沙
午　餐	堪称经典的蛤蜊浓汤
晚　餐	蘑菇贝类椰子咖喱

第五天

早　餐	花椰菜华夫饼
午　餐	电压力锅煮扁豆、羽衣甘蓝、韭葱和蘑菇汤
晚　餐	花椰菜扇贝烩饭

零食和甜点

半个鳄梨加味噌芝麻酱

一小片时令水果

蘑菇热巧克力

黑巧克力花椰菜布朗尼

食谱

早餐

不含凝集素的小豆蔻榛子麦片加陈皮

我有不少病人，很难让他们放弃他们的早餐主食——酸奶加格兰诺拉麦片。因此，我并没有强迫他们放弃，而是想出了一种不含凝集素、无糖的替代品，比无糖椰子酸奶更棒。你甚至可以在应季的水果上撒上格兰诺拉麦片，做成水果酥饼！请记住，这不是单一饮食，所以请在完成前 6 周的饮食计划后享用。

8~10 人份

2 杯粗切的榛子	1 杯无糖椰子片
1/4 杯磨碎的亚麻籽	1/4 杯芝麻
半杯黄油或椰子油	2 个陈皮
1 茶匙研磨的小豆蔻	1/4 茶匙肉桂粉
半茶匙盐	1/4 杯罗汉果甜味剂
1/4 杯食沃（Swerve）甜味剂	半茶匙香精

- 预热烤箱至 300 华氏度（约 149 摄氏度），在烤盘上铺上羊皮纸或者胶垫，备用。
- 在一个大碗里，放入榛子、椰子片、亚麻籽和芝麻搅拌，备用。
- 在小平底锅里，将黄油融化（或直接用椰子油）。加入陈皮、小豆蔻、肉桂粉、盐、罗汉果甜味剂和食沃甜味剂，开火加热，不断搅拌，直到甜味剂基本溶解。关火，然后加入香精搅拌。
- 把黄油（或椰子油）混合料倒在坚果混合料上，搅拌均匀。
- 将混合料转移到准备好的烤盘上，铺成薄而均匀的一层饼。烤 20~30 分钟，直到烤成金黄色，香味浓郁，然后从烤箱中拿出来，冷却。
- 将烤好的薄饼撕成小块，在室温下可储存 10 天，在冰箱中可储存 3 个月。

甜味或风味花椰菜华夫饼

花椰菜做的华夫饼？这听起来可能很不寻常，但花椰菜是任何传统碳水化合物食谱的基础原料，现在我发现了一种方法，将这种促进肠道健康的十字花科蔬菜用来做华夫饼！确保在华夫饼烤盘中倒好油，烤的时候要小心，因为华夫饼易碎。

2 人份

原味华夫饼

3 杯花椰菜米饭，放入食物	3 汤匙杏仁粉
加工机中搅拌均匀	2 汤匙椰子粉
3 个 omega-3 大鸡蛋	鳄梨油喷雾
新鲜香草或应季水果（可选）	

风味华夫饼，加入：

1/4 杯帕尔马奶酪	1 茶匙红辣椒粉
半茶匙蒜蓉	3 汤匙切碎的新鲜韭菜
1 汤匙切碎的新鲜迷迭香	
甜味华夫饼，加入：	
2 汤匙杏仁粉	2 汤匙椰子粉
1 茶匙半木薯淀粉	2 汤匙罗汉果或食沃甜味剂粉末
1 茶匙肉桂粉	1 个陈皮

- 将原味配料中的花椰菜米饭、杏仁粉、椰子粉和鸡蛋放入大碗中搅拌均匀。
- 加入甜味或风味配料（选其中一种），搅拌均匀。
- 在华夫饼烤盘上喷上鳄梨油，用中火加热。当指示灯亮时，再倒一次油。
- 将 1 杯花椰菜米饭混合料倒入华夫饼烤盘，盖上盖子，烤至深金黄色，时间 5~7 分钟。
- 小心地把华夫饼取出来，用剩下的混合料重复制作，放入新鲜的香草或应季的水果。

单餐饮食早餐

这里有一些我最喜欢的尽快开始单餐饮食的方法。记住，无论你的第一餐吃的是蛋白质、碳水化合物还是（第二周后）脂肪，你的线粒体都处于放松的状态，以便尽可能有效地为你生产能量。

蛋白质

鸡肉香肠饼

2 人份

橄榄油喷雾	1 棵葱切碎
1 茶匙禽类调味料	1/4 茶匙甜椒粉
半茶匙加碘海盐	8 盎司（约 227 克）牧场饲养的鸡肉

- 在大煎锅里喷上橄榄油，然后用中火加热。
- 加入葱、禽类调味料和甜椒粉，搅拌至混合料发出香味，葱变软。将混合料倒入碗中，冷却至室温。将平底锅擦干净，备用。将盐和鸡肉加到葱的混合料中，搅拌均匀。
- 把混合料做成 4 个薄饼（像快餐汉堡的肉饼一样），备用。
- 在煎锅里喷上油，用中高火加热。将肉饼放入锅中，每面煎 4~5 分钟（如果是深色肉，每面煎 7~10 分钟），直到每个肉饼的中心温度达到 160 华氏度（约 71 摄氏度）。从锅里拿出来就可以吃了。

虾饼

2 人份

14 盎司（约 397 克）野生的虾，去壳，切碎	2 根芹菜，切丁
	半个黄洋葱，切丁（留 1 茶匙做酱汁）
2 瓣大蒜，压碎	1 茶匙老湾（Old Bay）调味料
1 个柠檬皮	2 汤匙木薯粉，需要可再加

1/4 杯 omega-3 蛋白（2 个鸡蛋）1/4 杯去皮杏仁粉

鳄梨油喷雾

- 在一个大碗里，搅拌虾、芹菜、黄洋葱、大蒜、老湾调味料、柠檬皮、木薯粉和蛋白。将虾仁混合料拌到很容易用手制成饼状（如果散开了，加入更多的木薯粉，每次 1 茶匙，直到混合料具有黏性）。
- 将杏仁粉放入一个浅碗中。将虾仁混合料做成 4 个大小相同的虾仁饼，沾上杏仁粉，轻轻拍匀。放在盘子上，冷藏 15~20 分钟。
- 在一个大煎锅中喷上鳄梨油，然后用中高火加热。将虾仁饼煎 3~4 分钟，直至底部变黄。轻轻翻面，再煎 3~4 分钟，将另一面煎黄。把火调小继续煎，直到将锋利的刀子插入虾仁饼中心再拔出来时刀是热的，再煎 1~2 分钟。

碳水化合物

小米草莓粥

4~6 人份

1 杯半没煮的小米	2 杯水
1 杯无糖罐装椰奶	半杯无糖的椰丝
1/4 杯罗汉果甜味剂（可选）	1 茶匙肉桂粉
1/4 茶匙多香果粉	半茶匙加碘海盐
1 杯切碎的有机草莓（冷冻的也可以）	1 个柠檬皮

- 在电压力锅上选择"炒菜"功能，使它预热几分钟。加入小米，快速搅拌，直到闻起来有坚果味，需要 5~6 分钟。
- 加入水、椰奶、椰丝、罗汉果甜味剂（如果用的话）、肉桂粉、多香果粉、盐、草莓和柠檬皮搅拌混合。盖好盖子，选择高压，将烹饪时间设置为 10 分钟。
- 按"取消"，手动释放压力。打开盖子，搅拌，就可以享用了。

花椰菜华夫饼，单一型

2 人份

3 杯花椰菜米饭，放入食物加工机中搅拌均匀	5 茶匙杏仁粉
	1/4 杯椰子粉
1 茶匙半木薯淀粉	2 汤匙罗汉果甜味剂
1 茶匙肉桂粉	1 个陈皮
6 个蛋白（或 3 个亚麻蛋 [①]）	鳄梨油喷雾
半杯新鲜浆果，供食用	

- 在一个大碗中，将花椰菜米饭、杏仁粉、椰子粉和木薯淀粉、罗汉果甜味剂、肉桂粉和陈皮搅拌在一起。

---

① 亚麻蛋是亚麻籽粉（磨碎的亚麻籽）和水的混合物。亚麻籽粉吸收水分变成凝胶状，类似于蛋清。如果不想用鸡蛋，可以用亚麻蛋来代替。——编者注

- 如果用的是蛋白，在一个小碗里打至起泡。将蛋白或亚麻蛋与干的混合料混合搅拌，直到形成黏性面糊。静置 5~10 分钟，让椰子粉保持湿润。在华夫饼烤盘上喷上鳄梨油，用中火加热。当指示灯亮时，再喷一次油。将 1 杯花椰菜米饭混合物倒入华夫饼烤盘中（大号华夫饼烤盘可以倒入更多），盖上盖子，烤 5~7 分钟，直到变成金黄色。
- 小心取出华夫饼，重复以上步骤，做完剩余的面糊，然后在上面放些浆果。

火麻蛋白绿冰沙
1 人份

1 杯切碎的长叶生菜	半杯嫩菠菜
1/4 杯火麻仁	1 根带茎的薄荷枝
1/4 杯鲜榨柠檬汁	3~6 滴甜叶菊提取液或 1 茶
1/4 杯冰块，需要可再加	匙阿洛酮糖甜味剂
1 杯水	

- 把所有的原料放入强力搅拌机中，高速搅拌直至细滑蓬松，如果你喜欢，可以加入更多的冰块。

副菜

凯特的感恩节沙拉
当我建议在感恩节时来一份沙拉时，人们总是用奇怪的眼光看着我，直到我给他们上了这份沙拉。这是一道餐馆风味的菜肴，里面隐藏了许多"乐趣"，每一口都让人感到特别和兴奋。

4 人份

1 个大红薯，去皮切丁	2 杯蘑菇（白色口蘑或褐色口蘑），切片
4 汤匙橄榄油，分两份	3 汤匙切碎的新鲜鼠尾草，分两份
1 茶匙加碘海盐，口味重的话可以多加些	2 杯切碎的球芽甘蓝（约 6 盎司，170 克）
1 束羽衣甘蓝，去茎，切成薄片	2 杯西蓝花沙拉
1 个球茎茴香，切成薄片	1 个陈皮
1 个柠檬的皮和榨出的汁	2 棵青葱，切碎
1 茶匙黑胡椒粉	2 茶匙第戎芥末
3 汤匙红酒醋	半杯碎帕尔马奶酪（可选）
1 杯烤榛子	1/4 杯烤芝麻
1 杯石榴籽（应季）	

- 将烤箱预热至 400 华氏度（约 204 摄氏度）。
- 在一个大碗里，加入 2 汤匙橄榄油搅拌红薯和蘑菇。加入 1 汤匙鼠尾草和一小撮盐。
- 将红薯混合物放至烤盘上，烤 10~15 分钟，直至红薯变软。从烤箱中取出，冷却至室温。

- 在一个小炖锅里，用小火加热剩下的两汤匙橄榄油和 2 汤匙鼠尾草。加热大约 2 分钟，当鼠尾草闻起来有香味时，从火上移开。
- 同时，将球芽甘蓝、羽衣甘蓝、西蓝花沙拉和茴香与剩下的盐一起搅拌。用手轻轻揉搓绿色蔬菜抹盐。静置 5~10 分钟。
- 将陈皮、柠檬皮、柠檬汁和青葱放入碗中搅拌。将黑胡椒粉、芥末和醋加入葱混合物中，搅拌至芥末完全溶解。加入鼠尾草橄榄油混合物，大力搅拌，直至调味汁乳化。
- 将调味汁加入蔬菜混合料中，然后加入红薯和蘑菇混合物。轻轻搅拌均匀，然后在上面撒上奶酪，也可以撒上榛子、芝麻和石榴籽，就可以享用了。

蘑菇汤

商店有很多现成的高汤和肉汤可供选择，很容易买到（但很多肉汤的钠含量极高，而且原料富含凝集素）。一旦你做了下面这道美味的蘑菇汤，你就会爱上它，再也不想吃别的蘑菇汤了。

约 2 夸脱 [①]（1.9 升）

1/4 杯鳄梨油	4 根葱，切碎
10 瓣大蒜，剁碎	2 汤匙新鲜百里香叶
1 个柠檬的皮和榨出的汁	1 磅（约 454 克）新鲜蘑菇（可用
1/4 杯红色或白色味噌	白色口蘑、大褐菇、褐色口蘑、平菇或
1/4 杯椰氨酸	混用），切丁
8 盎司（约 227 克）干蘑	1 杯干白葡萄酒 *
菇（可用香菇、喇叭菇、	1 汤匙罗汉果甜味剂
龙虾菇、牛肝菌或混用）	8 杯水

*如果你不想加葡萄酒，再多加一杯水。

- 在一个大汤锅里，用中火将油加热。
- 加入葱、大蒜、百里香叶、柠檬皮、柠檬汁和新鲜蘑菇一起煎，不断搅拌，直到蘑菇变成金黄色，并散发出香味。加入味噌，把火调至中低火，不断搅拌，直到味噌和蘑菇充分混合。加入椰氨酸、干蘑菇、葡萄酒和甜味剂，搅拌均匀。
- 加水，盖上盖子，开小火炖 30~40 分钟，直到蘑菇变得很软，汤变得浓稠。
- 过滤即可食用，或冷却，转移到一个密封容器，可冷藏 2 周或冷冻 3 个月。

瑞士蒜味甜菜面条汤

这道汤是爱吃大蒜的人的口福。这道美味解馋的汤里加入了甜且有坚果味的烤大蒜和炒大蒜。花椰菜泥做成的奶油色的汤底，与唐莴苣"面条"完美搭配，成为一道丰盛的、令人满意的冬季汤，整年都吃不腻。

---

① 夸脱是个容量单位，分英制和美制两种，美制又分为干量夸脱和湿量夸脱，此处应为美制湿量夸脱，1 夸脱 =0.946 升。

4 人份

40 瓣大蒜，去皮   4 汤匙特级初榨橄榄油，分两份

1 个中等大小的黄洋葱，切碎   2 根芹菜，切碎

2 杯花椰菜碎   1 茶匙新鲜百里香叶

1 茶匙加碘海盐，按需增加   1 茶匙黑胡椒粉

6 杯蘑菇汤   1 杯无糖罐装椰奶

1/4 杯磨碎的帕尔马奶酪（可选）   2 杯切成薄片的唐莴苣叶

- 将烤箱预热至 350 华氏度（约 177 摄氏度）。
- 在一个小烤盘里放 30 瓣大蒜，淋上 2 汤匙油。盖上锡箔，烤 20 分钟，直到大蒜变成浅金黄色。
- 将剩下的 10 瓣大蒜切碎。
- 在一个大汤锅里用中高火加热剩下的 2 汤匙油。加入洋葱、芹菜、花椰菜、切碎的大蒜、百里香叶、盐和胡椒粉，不断搅拌，直到洋葱变软、闻到有香味，需要 5~7 分钟。
- 加入蘑菇汤，把火调小，盖上锅盖，炖 15~20 分钟，直到花椰菜变软。
- 把锅从火上移开，加入烤大蒜、椰奶和奶酪搅拌。使用浸泡式搅拌器，或在立式搅拌器中分批搅拌至细滑成奶油状。把锅放回到炉子上，加入甜菜，搅拌至甜菜萎蔫即可。
- 尝一尝，根据需要调整调味料或汤汁（取决于你喜欢清汤还是浓汤），然后就可以享用了。

蘑菇汤（2.0 版）

几乎在我所有的烹饪书中，都有各种各样的蘑菇汤——因为我就是吃不够！如果你想吃更经典的"奶油蘑菇"，你可以不加调味料，但是相信我，不加调味料你将错过一道美味的汤。调味料可以提前两天准备好。

8 人份

汤料

1 个大头花椰菜，去掉   4 汤匙特级初榨橄榄油，分两份

外面的叶子，粗切   2 磅（约 907 克）蘑菇，切丁

1 茶匙新鲜百里香叶   1 茶匙新鲜迷迭香叶

1 个柠檬皮   4 根葱，切碎

2 瓣蒜，剁碎   2 根芹菜，切丁

1 茶匙半加碘海盐   半茶匙黑胡椒粉

半茶匙洋葱粉   1 茶匙第戎芥末

1 汤匙白色味噌酱   2 汤匙芝麻酱

6 杯蘑菇汤   1 杯无糖罐装椰奶

调味料

1 杯切成薄片的白色口蘑或   1 个陈皮

奶油蘑菇   1 个柠檬的皮和榨出的汁

半茶匙加碘盐   1/4 杯切碎的新鲜平叶或

1 瓣蒜，切碎　　　　　　　　意大利欧芹

1/4 杯橄榄油

- 将烤箱预热至 400 华氏度（约 204 摄氏度）。
- 在一个大碗里，加入 2 汤匙油，搅拌花椰菜。
- 将花椰菜倒在烤盘上，烤 15~20 分钟，直到烤出坚果味，呈金黄色。
- 在一个大汤锅中用中火加热剩余的 2 汤匙油。加入蘑菇、百里香叶、迷迭香叶和柠檬皮，搅拌 5~7 分钟，直到蘑菇的边缘呈金黄色，混合料散发香味。
- 加入葱、蒜、芹菜、盐、胡椒粉和洋葱粉，搅拌 2~3 分钟，直到芹菜和葱变软。加入芥末、味噌和芝麻酱搅拌均匀。加入蘑菇汤，调至小火，盖上盖子，炖 10~15 分钟，直至蘑菇变软。
- 在炖汤的过程中，你可以做调味料：把所有食材倒入大碗里搅拌，在室温下放置 15 分钟（或者在冰箱里放置 2 天），让味道充分融合。
- 将烤好的花椰菜放入汤中搅拌（用立式搅拌机或浸泡式搅拌器）至细滑。加入椰奶，放入锅中用中低火加热，不盖锅盖，直到达到你想要的浓度。尝一尝，根据你的喜好加调味料。在汤上放入蘑菇调味料即可享用。

电压力锅煮扁豆、羽衣甘蓝、韭葱和蘑菇汤

这道丰盛的素食汤味道鲜美，口感清爽，而且有很强的饱腹性。等到第二天味道充分融合后会更好吃，但我建议在食用之前加入薄荷和欧芹来保持汤的味道。为了增加随性感，可以在上面放一团椰奶。

6~8 人份

1/4 杯特级初榨橄榄油	1 根大韭葱，洗净切成薄片
2 根青葱，切碎	3 瓣蒜，切碎
2 杯切碎的褐色口蘑或大褐菇	1 茶匙干牛至
1 茶匙加碘盐	半茶匙孜然粉
半茶匙研磨的小豆蔻	1 个柠檬皮
1 个陈皮	2 汤匙番茄酱（可选）
1 汤匙芝麻酱	1 杯干红扁豆
8 杯蘑菇汤	4 杯切成薄片的羽衣甘蓝
或者蔬菜汤	1/4 杯新鲜薄荷叶，粗切

1/4 杯新鲜的平叶或意大利欧芹叶，粗切

- 在电压力锅上选择"炒菜"，预热几分钟。加入油、韭葱、青葱、大蒜和蘑菇，不断搅拌，直到蘑菇变软，需要 3~5 分钟。加入牛至、盐、孜然粉和小豆蔻，炒至有香味，需要 1~3 分钟，加入柠檬皮和陈皮，再炒 1 分钟，然后加入番茄酱（如果用的话）和芝麻酱，再往锅中加入扁豆和汤，搅拌均匀。盖好锅盖，选择高压，煮 12 分钟。
- 在电压力锅上选择"取消"，让压力自然释放 10 分钟。手动释放锅内剩余的压力，然后打开盖子，加入羽衣甘蓝。重新盖上锅盖密封，高压煮 2 分钟，然后让压力自然释放 5 分钟。手动释放锅内剩余的压力。打开盖子，加入薄荷和欧芹搅拌，就可以享用了。

堪称经典的蛤蜊浓汤

我确实非常喜欢蛤蜊浓汤，但大多数都是用土豆、牛奶和其他不健康的食材做的。幸运的是，你仍然可以喝到不含凝集素的超级奶油味、超级美味的汤。

6~8 人份

20 盎司（约 567 克）罐装蛤蜊	1/4 杯鳄梨油
1 个洋葱，切碎	2 根芹菜杆，切碎
1 杯切丁的芹菜根（块根芹）	3 杯花椰菜碎
1 茶匙黑胡椒粉	半茶匙加碘海盐，根据口味，可以再加
1 杯瓶装蛤蜊汁	1 茶匙鱼露
4 杯蔬菜汤或鸡汤	2 杯全脂无糖罐装椰奶
1 片月桂叶	1 小枝百里香
1 个柠檬皮	新鲜的平叶欧芹和细香葱剁碎，装饰用

- 将蛤蜊沥干，切大块，保留汤汁，冷藏备用。
- 在一个大汤锅里，用中火将油加热。加入洋葱、芹菜杆、芹菜根和花椰菜碎，翻炒至洋葱变软，5~6 分钟。加入胡椒粉和盐，1 分钟后在锅中加入蛤蜊汁、保留的蛤蜊汤、鱼露、蔬菜（鸡）汤和椰奶，用文火慢炖。加入月桂叶、百里香和柠檬皮。调至小火炖 20~30 分钟，直到煮出香味，花椰菜变得非常软。
- 关火，捞出月桂叶和百里香。使用浸泡式搅拌器或立式搅拌器，小心地搅拌直到汤成奶油状，但仍有一些块状。加入蛤蜊，搅拌均匀。用小火煮熟蛤蜊。吃的时候撒上切碎的欧芹和香葱。

花椰菜扇贝烩饭

这道菜的灵感来自我吃过的最喜欢的食物之———我在意大利和我的妻子佩妮一起吃过的一顿丰盛、鲜亮、柠檬味的意式烩饭。我们用花椰菜米饭做的这道质感柔滑的经典意式烩饭，加入了黄油扇贝和芦笋，吃起来口感清爽，令我感到自豪。

4 人份

4 汤匙鳄梨油，分成 2 份	2 根中等大小的韭葱，洗净，切成薄片
1/4 杯青葱末	加碘海盐
1 包（1 磅）花椰菜米饭	3 汤匙竹芋淀粉
2 杯蘑菇汤	半杯椰奶
两个柠檬的皮和榨出的汁，分成 2 份	1/4 杯营养酵母或帕尔马奶酪
1/4 杯切碎的新鲜平叶欧芹	8 盎司（约 227 克）粗切的芦笋
1 磅（约 454 克）野生扇贝，用纸巾拍干	

- 在大锅中倒入 2 汤匙油，用中高火加热。加入韭葱和青葱，加入一小撮盐，炒 4~5 分钟，直到韭葱和青葱变成半透明状。加入花椰菜饭，炒约 5 分钟，直至花椰菜饭变软，将锅里多余的水分炒干，然后加入竹芋淀粉，搅拌约 1 分钟。加入蘑菇汤，煮开，汤很快变稠（2~3 分钟）。
- 当烩饭沸腾变稠后，加入椰奶，调至小火慢炖。加入一份柠檬皮和柠檬汁、

营养酵母（或奶酪）和欧芹，搅拌均匀。备用。

- 将平底锅擦干，然后用中高火加热剩余的油。
- 用纸巾把扇贝拍干，加入一撮盐调味。将扇贝放入锅中煎至金黄色，每面煎 2~3 分钟。从锅中取出，备用。
- 将芦笋和剩余的柠檬皮与柠檬汁倒入平底锅。把火调小，炒 1~2 分钟，直到芦笋变绿，将锅从火上移开。
- 在烩饭上撒上扇贝、芦笋和剩余的欧芹即可食用。

蘑菇贝类椰子咖喱

以前经常吃外卖的时候，我的首选之一就是泰国菜，辣的红色椰子咖喱是我的最爱。我建议把这道美味的咖喱配上蒸过的花椰菜饭来做一道丰盛的大餐。如果你是素食主义者，不要放贝类，加入切碎的棕榈芯和羽衣甘蓝即可。

8 人份

1 汤匙芝麻油（烤的或原味的）	3 根韭葱，洗净切碎
2 瓣大蒜，压碎或切碎	1 汤匙切碎的生姜
2 杯切片的棕色蘑菇	2 汤匙泰国红咖喱酱
1 汤匙芝麻酱	8 盎司（约 227 克）带壳贻贝，去须
8 盎司（约 227 克）带壳蛤蜊（小圆蛤）	2 罐（14 盎司）无糖全脂椰奶
	半杯蘑菇汤
6 盎司（约 170 克）去皮野生虾	1 杯半切成薄片的羽衣甘蓝
5~6 滴液体甜叶菊	1 汤匙鱼露或椰氨酸
1 个酸橙，榨汁	1 小把新鲜罗勒叶或香菜，切碎
花椰菜米饭（可选）	

- 在一个大汤锅里用中火将油加热。加入韭葱，炒 3~5 分钟，直到变软、半透明。加入大蒜和生姜，炒至变色。加入蘑菇，炒 4~6 分钟，直到变软。加入咖喱酱和芝麻酱搅拌均匀。炒 1~2 分钟，炒出香味。加入贻贝、蛤蜊、椰奶和蘑菇汤搅拌。盖上盖子，煮 6~10 分钟，将贝壳煮至开口。
- 加入虾（或棕榈芯）、羽衣甘蓝、甜叶菊和鱼露（或椰氨酸），盖上盖子，再煮 4~6 分钟，直到虾熟透，羽衣甘蓝变蔫。揭开盖子，小火炖 3~4 分钟，直到稍微变稠。加入酸橙汁和罗勒叶或香菜，如果喜欢的话，可以和花椰菜饭一起享用。

西班牙式贝类炖菜

这道美味的炖菜的灵感来自西班牙加泰罗尼亚（Catalan）地区的经典菜肴萨尔苏委拉（Zarzuela）。我认为，藏红花真的很适合这道菜（一点点就足够），但如果你找不到藏红花，或者超出预算，我建议加一点姜黄来增加颜色。

4~6 人份

1 磅（约 454 克）中号带壳虾	半杯干白葡萄酒
一大撮藏红花	1/4 杯特级初榨橄榄油
1/4 杯切丁火腿（可选）	1 个大洋葱，切丁

1 根芹菜，切丁	1 个白薯，去皮切丁
2 杯花椰菜碎	半茶匙黑胡椒粉
半茶匙烟熏辣椒粉	半茶匙加碘海盐，根据口味可以再加
6 瓣蒜，切碎	1 汤匙切碎的新鲜迷迭香
1 汤匙新鲜百里香叶	半杯去皮去籽的番茄酱，如
5 杯鱼高汤、蘑菇汤或	Pomi 番茄酱（可选）
蔬菜高汤	1 磅（约 454 克）马尼拉蛤，洗净
1 磅（约 454 克）贻贝，	3 片月桂叶
洗净去须	1/4 杯杏仁粉
1 个柠檬，榨汁	1/4 杯切碎的新鲜平叶欧芹

- 将虾去壳，把虾壳放在小炖锅里。把虾放入冰箱备用。
- 把葡萄酒倒在虾壳上，把藏红花倒入锅中。小火炖 15~20 分钟，直到藏红花煮开，把虾壳的香味煮出来。备用。
- 同时，在大汤锅里用中火加热油。如果用的是熏火腿，把它放入锅中煎 3~4 分钟，不停地搅拌，直到煎出油脂，肉变脆。用漏勺把肉从油里捞出来备用。
- 将洋葱和芹菜加入汤锅中炒，不断搅拌，直到洋葱变成半透明，需要 2~3 分钟。加入白薯、花椰菜、黑胡椒粉、辣椒粉、盐、大蒜、迷迭香和百里香叶，炒 2~3 分钟。加入月桂叶和番茄酱（如果用的话），再炒 2~3 分钟。锅里加入备好的汤，调至小火，盖上锅盖煮 10~20 分钟，直到花椰菜和红薯煮到非常软。
- 用金属网过滤，将葡萄酒混合料倒入锅中，捞出虾壳、月桂叶和藏红花丝。加入虾、蛤蜊、贻贝和杏仁粉，小火炖 7~10 分钟，直到虾变成粉红色，煮透，贝类煮至张开。加入柠檬汁、欧芹和意大利熏火腿（如果吃的话）搅拌，即可享用。

非常健康的西蓝花砂锅菜

我在中西部吃砂锅菜的地方长大。说实话，来一盘芝士味酥脆的砂锅菜是我的最爱，但吃了又感到内疚。所以我进行了改良，把经典的中西部西蓝花切达奶酪砂锅菜变成了一种对身体有益的食物（吃起来仍然相当美味！）。

6 人份

橄榄油喷雾	2 杯夏威夷坚果，在水里泡一夜
8 杯西蓝花碎	4 汤匙橄榄油，分成 2 份
1 个洋葱，切碎	1 杯切碎的蘑菇
1 罐（14 盎司）全脂无	半杯蘑菇汤
糖椰奶	半个柠檬，榨汁
1/4 杯营养酵母	1 茶匙第戎芥末
1 茶匙洋葱粉	半茶匙黑胡椒粉
1 杯半加碘海盐，分成两份	1 杯半鳄梨油

1 杯碎红薯或木薯片　　　　　　　半杯切碎的核桃

1 茶匙切碎的新鲜迷迭香

- 预热烤箱至 425 华氏度（约 218 摄氏度）。在一个 9 英寸 ×13 英寸的砂锅盘上喷上油（或刷上橄榄油），备用。

- 将夏威夷果过滤备用。

- 将西蓝花倒入一个大碗里，加 2 汤匙橄榄油搅拌。将西蓝花铺在烤盘上，烤 10~20 分钟，直到西蓝花变软，边缘开始变金黄。

- 将烤箱温度降低到 350 华氏度（约 177 摄氏度），将西蓝花从烤箱中取出。

- 在烤西蓝花的同时，将剩下的 2 汤匙橄榄油放入大炒锅中，中高火加热。加入洋葱和蘑菇炒，直到洋葱变软，蘑菇变成金黄色。

- 将洋葱混合料从火上移开，拌入西蓝花混合料。转移到准备好的烤盘上。用干毛巾将锅擦干净，备用。

- 制作"奶酪"酱汁：在装有 S 形刀片的食物加工机中，将滤出的夏威夷果搅碎。加入椰奶、蘑菇汤和柠檬汁，搅拌 2~3 分钟，直到变得细滑柔润。加入营养酵母、芥末、洋葱粉、黑胡椒粉和一份盐，搅拌至细滑柔润（根据需要用水和汤来稀释，直到达到玉米片芝士酱的稠度）。将"奶酪"混合料倒在西蓝花上，搅拌均匀。备用。

- 在炒锅中，用中火加热鳄梨油。加入薯片、核桃、迷迭香和剩下的盐，不断搅拌，直到坚果和迷迭香散发出香味。将坚果混合料放在砂锅上，放入烤箱，烤 25~30 分钟，直到冒泡。即可享用。

西蓝花 - 羽衣甘蓝香蒜酱

利用剩下的青菜最好的方法之一是将它们做成香蒜酱。我喜欢将西蓝花加入酱汁的甜味，我发现西蓝花和略带苦味的羽衣甘蓝与黄油芝麻搭配起来很好。这种香蒜酱有多种做法。试着把它和魔芋面或红薯粉一起搅拌，或者蘸生蔬菜吃。

约 1 杯半份量

半杯蒸熟的西蓝花，冷却　　　　　半杯切成薄片的拉齐纳多羽衣甘蓝叶

1/4 杯蓬松包装的新鲜罗勒叶　　　1/4 杯蓬松包装的新鲜平叶欧芹

1 小瓣蒜，去皮　　　　　　　　　1/4 杯烤芝麻（或 2 汤匙芝麻酱）

1/4 杯帕尔马奶酪或营养酵母　　　半杯特级初榨橄榄油

加碘海盐

- 将西蓝花、羽衣甘蓝、罗勒、欧芹和大蒜放入 S 形刀片的食物加工机中搅拌，直至充分混合。加入芝麻（或芝麻酱）和奶酪（或营养酵母），继续搅拌，直到混合均匀，混合料仍然有点粗。随着食物加工机的运转，将油倒入西蓝花混合物中，直至混合均匀。尝一尝，根据需要加盐。

羽衣甘蓝、西蓝花、谷物汉堡加奶油鳄梨酱

我一直在做完美的素食汉堡，如果你尝试过我其他烹饪书里的素食汉堡，你就知道：我做的素食汉堡很美味。但素食汉堡的美妙之处在于它们具有

无限的适应性。这道西蓝花和羽衣甘蓝汉堡将会受到所有的十字花科蔬菜爱好者的欢迎。

注意：去掉酱汁，这就是很好的单一饮食早餐。

做 4 张素饼

酱汁料

2 个成熟的鳄梨，切成两半，去核，挖出果肉	1 个柠檬，榨汁
	1 瓣蒜，去皮
1/4 杯切碎的新鲜小茴香	1/4 杯切碎的新鲜欧芹
半茶匙加碘海盐	1 根葱，切碎
2 汤匙刺山柑	

馅饼料

1 汤匙鳄梨油，需要可再加	2 根葱，切碎
1 根芹菜，切碎	1 汤匙切碎的新鲜迷迭香
1 杯切碎的羽衣甘蓝	1 杯半蒸西蓝花，冷却
1/4 杯切碎的新鲜平叶欧芹	半茶匙加碘海盐
半茶匙红辣椒粉	半茶匙大蒜粉
1 茶匙第戎芥末	1 汤匙芝麻酱

1 杯煮熟的小米（稍微煮过头就可以，剩饭很适合做这个）

半杯小米粉，根据需要再加

- 首先，做酱汁：将鳄梨、柠檬汁、大蒜、小茴香、欧芹和盐混合，放入有 S 形刀片的食物加工机中，加工至细滑、奶油状。如果酱汁没有黏性，加水，每次一茶匙，直到稠度适中。
- 加入葱和刺山柑。盖上盖子，放入冰箱备用。
- 将烤箱预热至 375 华氏度（约 191 摄氏度）。在烤盘上刷上油或铺上羊皮纸。备用。
- 接下来，制作汉堡馅饼：在一个大平底炒锅中，用中火将油加热。加入葱、芹菜和迷迭香，炒 1~2 分钟，炒出香味。加入羽衣甘蓝，继续炒 3~5 分钟，直到羽衣甘蓝变软。
- 将蒸好的西蓝花放入锅中，然后加入欧芹、盐、红辣椒粉和大蒜粉。一边炒一边不断搅拌，直到炒出香味，搅拌均匀，时间 1~2 分钟。
- 将蔬菜混合料放入有 S 形刀片的食物加工机中，搅碎至没有大块的蔬菜（呈米粒大小甚至更小）。加入芥末和芝麻酱，搅拌均匀。
- 将混合料放入一个大碗里，加入小米。使小米与混合料充分混合。
- 加入小米粉，每次加一半，直到一小撮混合料在手中能捏压形成一个成形的黏性球（可能需要加很多小米粉）。
- 量出半杯蔬菜混合料，做成饼，然后放在准备好的烤盘上，在上面刷上油。烤 12~15 分钟，直到上面开始变黄。小心地翻面，再烤 10 分钟，直到边缘金黄酥脆。
- 与鳄梨酱一起享用，或用生菜卷着吃，也可以直接吃。

杏仁和香草烤贻贝

下次晚宴可以做贻贝，这是一道很棒的开胃菜，做起来简单，看起来别致。我喜欢用新鲜的贻贝，但我也用开市客（Costco）的冷冻贻贝做过。

做 2~4 人份主食，4~6 人份副餐或开胃菜

鳄梨油或橄榄油喷雾	2 磅（约 907 克）贻贝，洗净，去须
1 杯水	1 汤匙特级初榨橄榄油
6 瓣蒜，切碎	1 汤匙切碎的新鲜迷迭香
3/4 杯切碎焯过的杏仁	1/4 杯切碎的新鲜平叶或卷曲的欧芹
1/4 杯帕尔马奶酪或营养酵母	半茶匙辣椒粉

- 将烤箱预热至 400 华氏度（约 204 摄氏度）。在烤盘上喷油，备用。
- 把贻贝放在一个能盖紧的大平底锅里，加入水。
- 盖上锅盖，用中火煮熟，偶尔摇晃平底锅，直到将贻贝煮开，时间 5~15 分钟。贻贝张开后，倒入一个干净的盘子。扔掉没有张开的贻贝（这很常见）。
- 冷却贻贝的同时，用炒锅加热油。加入大蒜和迷迭香，不停翻炒 2~3 分钟，直到大蒜炒至黄色。加入杏仁，继续翻炒 1~2 分钟，直到杏仁呈金黄色。从火上移开冷却。
- 在冷却杏仁混合料时，去掉贻贝顶部外壳，将贻贝打开，朝上放在准备好的烤盘上。如果你不能让它们直立起来，试着用锡箔纸把它们固定住（或者把整张纸铺上一层盐，把贝壳放在盐里）。
- 将欧芹、奶酪（或营养酵母）和辣椒粉加入杏仁混合物中。小心地将"碎屑"混合料舀进每一个贻贝中，把肉完全盖住。
- 把贻贝喷上油，烤 10 分钟，或烤至金黄色。从烤箱中取出即可食用。

不含凝集素的炸牡蛎和越式法包

没有什么比酥脆的炸牡蛎更美味了，尤其是配上香草味浓郁的越式沙拉。可惜没有好的素食来替代牡蛎，不过你也可以用类似的方法来准备洋蓟心，而且它们也非常美味，只需要用一个亚麻蛋而不是真正的鸡蛋。（在越式法包中，用椰氨酸替代鱼露。）

2~4 人份

炸牡蛎

12 只新鲜去壳牡蛎（约 8 盎司，227 克）	半杯木薯粉，分两份
	1/4 杯杏仁粉
1/4 杯帕尔马奶酪或营养酵母	1 汤匙老湾调味料
1 个大 omega-3 鸡蛋	1 茶匙第戎芥末
鳄梨油，煎炸用	加碘海盐

越式法包

1 个酸橙，榨汁	2 汤匙鱼露
1 茶匙罗汉果甜味剂	1 瓣蒜，切碎
1 个胡萝卜，切成薄片	1 根青葱，切成薄片

2 杯沙拉蔬菜	半个鳄梨
1/4 杯切碎的新鲜薄荷叶	1/4 杯切碎的新鲜罗勒叶
炸牡蛎（见上）	你最喜欢的辣酱和（或）鲜榨酸橙汁

制作炸牡蛎

- 加工牡蛎：将牡蛎放在过滤器中沥干。
- 将 1/4 杯木薯粉、杏仁粉、奶酪和老湾调味料放在碗里搅拌均匀。
- 将鸡蛋和芥末放入另一个碗里，搅拌均匀直到产生泡沫。
- 将沥干的牡蛎放入 1/4 杯木薯粉中，然后加入鸡蛋混合料，再加入木薯粉 - 杏仁粉混合料。放到铁丝架或纸巾上。
- 在一个大平底锅中加入 1 英寸深的油，中火加热，直到油沸腾。将牡蛎轻轻放入锅中，每面炸 1~2 分钟，直到牡蛎呈金黄色。捞出放在纸上冷却。在食用前撒上盐。

制作越式法包

- 将酸橙汁、鱼露、罗汉果甜味剂和大蒜放入碗中，搅拌至罗汉果甜味剂融化。加入胡萝卜和青葱，腌 15~20 分钟。
- 蔬菜腌好后，将蔬菜、腌泡汁和沙拉蔬菜搅拌在一起。放上鳄梨、切碎的香料和油炸牡蛎。食用前，淋上辣酱或挤一点酸橙汁。

碎"牛肉"墨西哥卷饼

一种不含加工的假肉的素食墨西哥卷饼？这不仅是可能的，而且非常美味。由于加入了核桃和蘑菇，这种素食墨西哥卷饼很有饱腹感。我建议用生菜卷着吃，但如果你想放纵一下，可以试试西特木薯卷饼。

4 人份

制作"肉"

1 杯切碎的核桃	2 磅（约 907 克）蘑菇
1/4 杯橄榄油	1 个红洋葱，切碎
2 瓣大蒜，切碎	1 汤匙磨碎的孜然
1 茶匙半辣椒粉	1 茶匙干牛至
1 茶匙半鱼露或椰氨酸	1 汤匙芝麻酱
加碘海盐	

卷心菜沙拉

1/4 杯红酒醋	2 汤匙罗汉果甜味剂
1/2 茶匙加碘海盐	2 个胡萝卜，切碎
1 个红洋葱，切薄片	2 杯切碎的卷心菜
1 汤匙第戎芥末	2 汤匙芝麻酱
2 汤匙鳄梨蛋黄酱	

莎莎酱

2 个熟鳄梨，切成两半，去核，挖出果肉	2 个酸橙，榨汁
	1 个柠檬，榨汁
1/4 杯新鲜的平叶欧芹或香菜，切碎	1 瓣大蒜，压碎

1 根葱，切碎   半茶匙加碘海盐
备用
12 片黄油生菜叶   1/4 杯山羊奶切达干酪（可选）
1/4 杯无糖罐装椰奶（可选）
制作"肉"
- 把核桃和蘑菇放在食物加工机里，搅碎成小块（像碎牛肉一样）。
- 在一个大的平底炒锅中，用中火加热油。加入洋葱和大蒜，不断翻炒，将洋葱炒至半透明，大蒜炒出香味，时间 2~3 分钟。
- 加入核桃混合料，然后加入孜然、辣椒粉和牛至，炒出香味，香料混合均匀，蘑菇变软，时间 6~10 分钟。
- 加入鱼露（或椰氨酸）和芝麻酱，炒至充分混合。尝一尝，根据需要加盐。盖上锅盖，备用，再准备这道菜的其他材料（保持"肉"的温度略高于室温）。
制作沙拉
- 将红酒醋、罗汉果甜味剂和盐放在一个小炖锅里，加热直到甜味剂和盐溶解，红酒醋也热了。加入胡萝卜和洋葱，关火，盖上锅盖。放置 5~10 分钟，把蔬菜稍微腌一下，醋混合料冷却。
- 把蔬菜从醋里挑出来，留醋备用。把腌制的蔬菜和卷心菜拌匀。
- 将芥末酱、芝麻酱和蛋黄酱加入留下的醋中搅拌制成调味汁。将调料倒在沙拉上，搅拌均匀。
制作莎莎酱
- 将鳄梨、酸橙汁和柠檬汁放入食物加工机中，搅拌至柔滑细腻。加入欧芹（或香菜）、大蒜、葱和盐，搅拌几次，直到均匀但仍有块状。根据需要加水，搅拌至浓稠可倾倒状态。冷却后即可食用（在这个食谱中你只需要一半的莎莎酱）。
- 卷墨西哥饼：用勺子将"肉"混合料舀到每片生菜叶中，然后在上面放上沙拉和少许莎莎酱。加入切达干酪和椰奶（如果吃的话）。你可以随意邀请餐桌上的每一个人做他们喜欢的墨西哥卷饼。

甜点和零食

蘑菇热巧克力

可可粉里加蘑菇？！我知道，这听起来很奇怪，但非常好喝！这款热饮是一款很好的甜品替代品，可以和咖啡混合在一起，味道很好。如果你用椰奶，你可以把它冷冻起来做成浓缩的巧克力布丁。这也是获取褪黑素和多胺的好方法！

2 人份

2 汤匙蘑菇粉（桦树茸、   1/4 茶匙肉桂粉
冬虫夏草、灵芝或自制   1 颗八角（可选）
蘑菇粉＊）   1 撮加碘海盐
1 盎司（约 28 克）苦甜参半的巧克力（至少含 72% 可可粉），切丁
1 杯半无糖椰奶、杏仁奶或榛子奶

* 自制蘑菇粉：将干燥脱水的蘑菇放入搅拌机、食物加工机或香料研磨机中，搅拌直至磨成细粉。可用常见的香菇、牛肝菌、喇叭菇或平菇。

- 在一个小炖锅里，把蘑菇粉、肉桂粉、八角（如果用的话）和盐搅拌在一起。在炖锅中加入巧克力和奶，用小火煮 3~5 分钟，不断搅拌，让巧克力不会烧焦。
- 当混合物热了，巧克力融化后，用细网过滤器过滤到你喜欢的杯子里，即可享用。

罗勒籽布丁

奇亚籽布丁已经流行好几年了，但是，奇亚籽对肠道有害。用不起眼的罗勒籽！就是药用植物园里用的那种。在亚洲人开的集市或者网上就能够买到，你可能会发现它们的标签名字是 sabja, tukmaria，或者 falooda。我列出了两种不同的罗勒籽布丁，都是第二周后的单餐饮食。

椰子酸橙布丁

4 人份

2 杯全脂无糖罐装椰奶	2 汤匙罗汉果甜味剂
1 个酸橙皮	半茶匙香草精
1/4 茶匙椰子提取物	1/4 杯罗勒籽
1/4 杯烤椰子片	

- 在一个大锅中，用中火加热椰奶和罗汉果甜味剂，偶尔搅拌，直到甜味剂溶解。把火调小，加入酸橙皮，搅拌至香味溢出。把混合物从火上移开，加入香草精、椰子提取物和罗勒籽。搅拌混合物，然后静置 5 分钟，让罗勒籽吸收液体。
- 再次搅拌均匀，然后分别盛在 4 个盘子里，在冰箱里放置 3~4 个小时。在布丁上撒上烤椰子片即可食用。

巧克力榛子布丁

4 人份

半杯烤榛子，分成两份	2 杯全脂无糖罐装椰奶
2 盎司（约 57 克）苦甜参半的巧克力（至少含 72% 的可可粉），切丁	半茶匙香草精
	1 小撮加碘海盐
	1/4 杯罗勒籽

- 在食物加工机或搅拌机中，加入 1/4 杯烤榛子，直到榛子呈奶油状。将剩下的 1/4 杯烤榛子切碎，备用。
- 在一个大锅中，用小火加热椰奶和巧克力，不时搅拌，直到巧克力融化。把混合料从火上移开，加入香草精和盐。加入罗勒籽并搅拌，静置 5 分钟，让罗勒籽吸收液体。
- 再次搅拌均匀，然后分别倒入 4 个盘子里，在冰箱里放置 3~4 个小时。食用前，在布丁上撒上切碎的榛子。

生蔬菜加味噌芝麻酱

这是我做任何沙拉的首选调料，当你想吃鲜香美味的零食时，它也可以作为新鲜蔬菜的蘸料（可以再加一点味噌酱，这样蘸料更加浓稠）。这种香甜的味道让人上瘾！

半杯的分量

1/4 杯烤芝麻油	2 汤匙白色味噌酱
1 个酸橙，榨汁	2 汤匙米醋
1 汤匙椰氨酸	1 茶匙磨碎的新鲜生姜（可选）

- 在一个大碗里搅拌芝麻油和味噌酱，直至细滑呈奶油状。加入酸橙汁、米醋和椰氨酸，继续搅拌，直到搅拌均匀。加入生姜（如果吃的话），然后与新鲜蔬菜，如花椰菜、菊苣、芦笋或芹菜一起食用。调味汁可以在冰箱中保存长达一周。食用前再次搅拌。

黑巧克力花椰菜布朗尼

如果你想让孩子吃蔬菜，这是一个很好的秘密食谱。即使你是成年人，非常清楚这些蛋糕里有花椰菜，你也很可能会吃得停不下来！

12 人份

1 杯花椰菜米饭	半杯全脂无糖罐装椰奶
4 盎司（约 113 克）90%	1/3 杯椰子油
可可巧克力，切成块	2 汤匙有机奶油芝士，意大利
2/3 杯罗汉果甜味剂	马斯卡普奶酪，或者无糖椰奶
2 个 omega-3 鸡蛋或者亚麻蛋	2 杯杏仁粉
1/4 茶匙加碘海盐	3/4 茶匙烘焙粉
1/4 杯天然可可粉	半杯巧克力片（72% 可可粉或更高）

- 烤箱预热至 350 华氏度（约 177 摄氏度）。在一个 8 英寸的烤盘上铺上羊皮纸，备用。
- 将花椰菜米饭和椰奶放入搅拌机或装有 S 形刀片的食品加工机中，搅拌至顺滑细腻，备用。
- 在双层蒸锅上，或在微波炉中加热 10 秒钟，将巧克力和椰子油一起融化，频繁搅拌防止烧焦。待巧克力完全融化后，从火上拿开，拌入花椰菜米饭混合料。
- 在立式搅拌机中，或者用一个大碗和一个打蛋器，加入奶油芝士（或其他奶酪）和罗汉果甜味剂搅拌，直至蓬松均匀。加入鸡蛋，每次加一个，充分搅拌。将花椰菜米饭混合料加入鸡蛋混合料中，搅拌均匀。
- 在另一个碗中，将杏仁粉、盐、烘焙粉和可可粉搅拌均匀。
- 将干的材料加入湿的材料中，搅拌均匀，但不要过度混合。加入巧克力片，然后倒入准备好的烤盘中。烤 25~35 分钟，直到把牙签插到馅料中，拿出来只有一些碎屑粘在上面。完全冷却后再切片（最好是冷藏）。

— 第十章 —

能量悖论之补充剂[①]

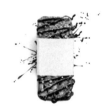

在本书前面的章节中，我提醒过不要过度依赖补充剂来消除我们的迟钝、脑雾和全面疲劳。有些人为了让自己感觉好一点，不惜倾尽毕生积蓄去买最新的"神奇"补充剂，但到最后可能还是无济于事。但我绝对不反对补充剂。我相信当它们被用来对基本的健康饮食和促进能量的生活方式做补充时，会有很多好处。

好消息是，通过遵循本书的能量悖论计划，你将夯实健康的基石，利用一些简单的补充剂来减轻炎症，保持健康的微生物群系，并最大限度地增加三磷酸腺苷的生产。虽然我在悖论系列书籍中都列出了服用补充剂的建议，但下列补充剂清单包含了补充能量的必需品。

镁

许多人都缺镁，但镁对身体的许多功能都至关重要，包括加强新陈代谢、改善睡眠和阻断电磁场的影响。镁也有助于缓解肌肉痉挛，这可能会出现在你开始能量悖论计划的时候。当你转向将脂肪作为燃料时，你将消耗肌肉中的糖原。因为糖原与水、镁和钾一起储存，糖原没有了，镁和钾也随之消失了！

镁有助于胰岛素将糖从血液中释放出来，进入肌肉细胞，提高代谢的灵活性，从而帮助逆转胰岛素抵抗。我推荐门冬氨酸镁钾组合，但如果分开服用，我建议每次服用299~300毫克镁和99毫克钾，每天两次。如果你服用镁会腹泻，用泻盐泡脚或洗澡，或在腿上或腹部擦镁油喷雾。

甘氨酸

甘氨酸是一种重要的氨基酸补充剂，可以帮助我们抵御草甘膦（草甘膦是农达和其他除草剂中的危险成分）对肠道的伤害，还可以抵抗衰老。[1]此外，甘氨酸有助于促进睡眠；研究表明，有失眠倾向的人在睡前摄入甘氨酸会引起体温下降，从而显著改善他们的主观睡眠质量。一项研究表明，喂食甘氨酸的老鼠体内核心温度显著下降，这可能有助于解释为什么甘氨酸能促进睡眠。我建议睡前服用1000毫克甘氨酸来帮助睡眠，或者每天服用2000毫克来帮助抗衰老和抗草甘膦。

磷脂

这些复杂的脂肪是构成我们细胞膜和线粒体膜的脂质分子。最近的一项研究发现，补充磷脂可以减少人体高达 40% 的疲劳![2] 这些重要的磷脂可以通过双壳类和贝类饮食获得，或通过磷虾油进行补充。找一种胶囊中磷脂含量最高的品牌。胆碱、磷脂酰胆碱、磷脂酰丝氨酸是另外一些以补充剂形式提供的磷脂，每天需要服用的剂量为 500~1000 毫克。

维生素 K_2

维生素 K_2 是线粒体功能的重要辅助因子，很可惜，这种维生素在我们的现代饮食中缺失了。草饲乳制品，包括黄油和奶酪中含有维生素 K_2，但我建议限制乳制品，服用 K_2 补充剂。每天服用 100 微克的 MK–4 和 MK–7 的维生素 K_2 就足够了。

辅酶 Q10、泛醇或吡咯喹啉醌

这些都是线粒体电子传递链中的重要辅酶补充形式，这些酶是制造能量所必需的！一般来说，每天 100~300 毫克辅酶 Q10，100 毫克泛醇或 20 毫克吡咯喹啉醌对线粒体是很好的剂量。如果你正在服用他汀类药物，你可能会耗尽这些辅酶，需要更高的剂量；我建议，在这种情况下，将辅酶 Q10 的剂量提高到每天 300 毫克。

小球藻和活性炭

正如生物圈 2 号实验[①]显示的那样，快速减肥（每周约 1 磅，454 克）会释放出无法被肝脏正常解毒的重金属，它们会以胆汁的形式排出，然后被我们的肠道重新吸收，形成一个恶性循环。因此，这些重金属必须被限制在肠道内，以防止再吸收。在我的诊所里，我通过使用破碎的小球藻（也是碘的重要来源）和活性炭，大大降低了体内汞、铅和镉等重金属的含量，因为小球藻和活性炭都有助于与有毒物质结合，以安全地排出去。这些在我的解毒配方里有，在大多数健康食品店或网上也都能找到。建议每天服用 500~3000 毫克小球藻和 50~100 毫克活性炭。提醒一句：我建议将使用活性炭的时间限制在 2 个月以内，在你禁食期间和禁食后的一个月服用。服用活性炭的时间不能太长，因为它是一种很好的黏合剂，可能会开始与有益物质（维生素和矿物质）结合，并将它们排出。

———————————

① 生物圈 2 号是美国建于亚利桑那州图森市以北沙漠中的一座微型人工生态循环系统，在密闭状态下研究生态与环境，帮助人类了解地球如何运作，并研究仿真地球生态环境的条件下，人类是否适合生存的问题。——编者注

乙酰左旋肉碱或左旋肉碱

肉碱是将游离脂肪酸"运送"到线粒体能量生产管道（称为氧化）所必需的；多年来，我一直使用这种化合物治疗认知障碍和充血性心力衰竭。肉碱以处方药的形式提供，如左卡尼汀（Carnitor），但也很容易以非处方补充剂的形式获得。我使用乙酰左旋肉碱作为我的配方的一部分。肉碱的这种能力有一个恰当的名字：能量更新。可以买乙酰左旋肉碱250~500毫克，每天服用两次。

能量 B 族维生素（甲基 B_{12}、甲基叶酸和维生素 B_6）

超过一半的人携带有一个或多个亚甲基四氢叶酸还原酶基因突变，要避免出现综合作用，否则就会使一些不同形式的 B 族维生素同时在体内呈现活性。我建议补充日常活性 B 族维生素，如甲基 B_{12}（1000~5000微克，含在舌头下）、甲基叶酸（1000微克），以及活性形式的维生素 B_6，P–5–P（50~100毫克）。甲基 B_{12} 随处可见，甚至在开市客就可以买到。我研制的粉末，如活力红（Vital Reds）、原始植物（Primal Plants）和力量蓝（Power Blues）也含有全系列的维生素 B。

肝脏保护剂

很多第一次来找我就诊的病人都患有脂肪肝，或非酒精性脂肪性肝炎或非酒精性脂肪性肝病，这些疾病通常是由线粒体超负荷、高果糖／糖摄入和肠漏共同引起的。如果你的肝脏转氨酶升高，这表明你的肝脏正在进行一场真正的战争。我推荐多酚水飞蓟和橘子皮中一种叫柠檬烯的成分，每天服用约 1000 毫克。它们在减轻肝脏炎症方面非常有效，但不是你继续你以前不良饮食行为的借口！

小檗碱和槲皮素

在月桂树果实和俄勒冈葡萄根（不要和葡萄籽精华混淆）等植物中发现的小檗碱，在洋葱、柑橘类水果和苹果中发现的槲皮素，这两种化合物已经被证明是激活线粒体修复和腺苷酸活化蛋白激酶有丝分裂的主要推动力。这两种补充剂的推荐剂量为 500 毫克一次，每天两次。（顺便说一下，对过敏患者来说，槲皮素是最好的天然和非镇静的抗组胺药物之一。）

酮盐

预制酮是加快酮生产的一个很好的方法。这些酮可以以盐或酯的形式吞食。坦率地说，酯的味道很糟糕，我不用，也不推荐。

另一方面，酮盐很容易以粉末或胶囊的形式获得，并且在能量悖论计划的早期，当你因为胰岛素水平升高而无法自己制造酮时，可以有效地提高体内的酮水平。在开始这个计划时，考虑在早晨服用大约 10000 毫克的混合酮盐。可以把它视为让酮在你的体内开始循环的启动者，直到你的身体能够产生自己的酮。

能量悖论的"G8"

如果你读过我之前的书，你就已经对我说的"G7"很熟悉了，我强烈建议将这些营养物质融入每一种饮食中（无论是通过食物还是补充剂）以支持肠道健康，促进长寿，预防疾病，提高整体健康水平。在能量悖论计划中，我又增加了一种必需营养素，以帮助提高整体的能量生产，所以这个列表现在是"G8"！下面是我希望你下次在杂货店或健康食品店购物时考虑的 8 种补充剂。

1. 维生素 D_3

大多数来找我的病人都缺乏维生素 D，其中自身免疫力不足、疲惫和代谢不灵活的病人维生素 D 水平都很低。事实上，维生素 D 水平低与代谢综合征以及对新冠病毒和其他病毒的易感染性密切相关。[3] 我建议每个人的维生素 D 水平维持在每毫升 100 ~ 150 纳克（包括 Quest 和克利夫兰 HeartLab 在内的许多实验室认为这个水平属于"正常"）。经常暴露在阳光下是增加体内维生素 D 生成的一种简单且免费的方法，而且蘑菇等食物也富含维生素 D，但在我看来，这两种方法都不足以达到你所需要的水平。说到补充剂，我建议每天至少摄入 5000 国际单位（125微克）的维生素 D_3，对肠漏患者（大部分患者都有肠漏症），我们从 10000 国际单位（250 微克）开始用。[4] 我还没有看到维生素 D 的毒性，即使超过每毫升 200 纳克，这也得到了其他人的证实。

2. 多酚类物质

我一直在做讲座和发表关于多酚类物质（在某些植物中发现的微量营养素）的科学论文，因为它们不仅是不可思议的天然能量助推器，还有许多其他的治疗效果。例如，多酚有益于心脏健康：我自己的研究发现，多酚可以改善血管功能，降低心血管疾病指标。多酚还被证明有助于平衡健康的胆固醇水平。此外，多酚为肠道中有益的细菌提供营养，帮助身体从食物中获得更多能量，并通过在能量产生过程中防止活性氧的产生，增强线粒体功能。

深蓝色或紫色的水果（比如石榴、桑葚、野樱莓和火龙果）富含多酚。它们也存在于许多其他食物中，包括特级初榨橄榄油、芹菜籽提取物、姜黄、核桃、刺山柑、榛子、咖啡豆、生姜、茶、红酒、黑巧克力、菊苣、羽衣甘蓝和茴香籽。

3. 绿色植物化学物质

虽然在能量悖论计划中，你对绿色蔬菜的渴望会呈指数增长，但我建议你同时服用植物化学物质，因为它们往往会抑制你对单糖和脂肪等不健康食物的欲望。

市场上有许多很好的混合粉末，但买家注意：我一直未能找到一种不含小麦草、大麦草或燕麦草的绿色混合物（所有的混合物都含麸质凝集素），而谷物和草类中的凝集素是你最不需要的东西。我有自己的绿色配方，叫作原始植物（Primal Plants），它结合了菠菜提取物和其他 11 种蔬菜，尤其是二吲哚甲基烷，这是一种存在于西蓝花中的免疫刺激化合物，但含量很低，还有改良柑橘果胶和低聚果糖，后者是一种食欲抑制剂，对你的肠道伙伴有好处。

你也可以服用菠菜提取物，相当于 500 毫克胶囊；我建议你每天吃两粒。二吲哚甲基烷以胶囊形式获得，每天服用 100 毫克。我也很喜欢低分子柑橘果胶粉，因为它可以帮助身体摆脱氧化应激。它有粉末或 600 毫克胶囊两种形态。每天服用两到三粒胶囊或一勺粉末。

4. 益生元

你已经在第一部分中了解了很多关于益生元的内容，但如果你想要确保身体摄入足够的益生元，有必要给你一些具体的建议。菊粉可以作为一种补充剂或甜味剂，而亚麻籽或车前草粉末也很容易获得。从每天一茶匙开始，逐渐增加到一汤匙或更多。我用多种不同的益生元纤维制作了自己的益生元生长配方，可以很方便地同时获得多种益生元。

5. 凝集素阻断剂

我承认,要一直远离凝集素是很难的。幸运的是,一些有益的化合物可以帮助吸收凝集素。凝集素盾(Lectin Shield),我的产品之一,有9种经证实的成分,可以吸收凝集素或阻止它们从肠壁进入体内。在吃含凝集素的餐食之前,我建议吃两粒胶囊。你也可以服用氨基葡萄糖和甲基磺酰甲烷或玻尿酸或包含所有成分的片剂。像Osteo BiFlex和Move Free(二者都是美国品牌关节强化剂)这样的产品在开市客和其他大型零售店都可以买到。

6. 止糖制剂

正如你所知道的,糖无处不在,不仅是蔗糖,还有高果糖玉米糖浆和简单的碳水化合物,它们存在于预先包装的食物中,甚至存在于你最喜欢的水果中。这种冲击会给你产生能量的线粒体带来重大问题,因为线粒体无法立即处理所有的糖分。高糖摄入还会干扰胰岛素调节,促进胰岛素抵抗和其他代谢问题,如糖尿病。

为了远离糖,你能做的最重要的事情就是从一开始就避免吃糖。但除了调整饮食,还有一些补充剂可以帮助调节葡萄糖,这反过来会减轻线粒体堵塞。寻找含有铬、锌、硒、肉桂皮提取物、姜黄提取物、小檗碱和黑胡椒提取物的补充剂。(黑胡椒可以提高姜黄的吸收能力,任何时候吃姜黄,一定要吃黑胡椒!)姜黄中的活性成分姜黄素是一种抗氧化剂和抗炎剂,还能改善认知功能。开市客出售的 CinSulin（新素林）补充剂富含铬和肉桂。每天吃两粒。

7. 长链 Omega-3 脂肪酸

大多数人都严重缺乏 omega-3 脂肪酸二十碳五烯酸（EPA），以及更重要的二十二碳六烯酸（DHA）和二十二碳五烯酸（DPA）。这是个问题，因为大脑的约 60% 由脂肪组成，其中一半是 DHA。研究表明，血液中 omega-3 脂肪含量最高的人比血液中 omega-3 脂肪含量最低的人记忆力更好，大脑更大，认知能力更好。你可能还记得，鱼油有助于修复肠壁，防止脂多糖渗漏到身体的其他部位从而形成炎症、消耗能量。

在医学实践中，我发现只有那些每天吃沙丁鱼或鲱鱼的人，在不服用补充剂的情况下，拥有足够水平的这些促进大脑发育的脂肪。除非你是葡萄牙人、意大利南方人或挪威人，否则你可能缺这种脂肪，你应该补充一下。我建议选择分子蒸馏的鱼油（有几个不错的美国品牌，如 Nature's Bounty, OmegaVia, Carlson Elite Gems 或 Carlson 鳕鱼肝油），每天一汤匙。如果你是素食主义者，选择海藻提取的 DHA、EPA 和 DPA 胶囊，比如我的高级植物 Omegas（Advanced Plant Omegas）。不管哪种方式，目标是每天摄入 1000 毫克 DHA，因为这是 omega-3 脂肪酸中最重要的成分，如果你喜欢，也可以摄入 1000 毫克 EPA。在我写这本书的时候，已经有大量关于 DPA 益处的新研究发表，所以请继续关注这个"被遗忘的"omega-3 脂肪。

8. 线粒体助剂

时间饮食法和暴露在红光下确实是提升线粒体效率的最好方法，但对于像我这样的极客，我也想给大家推荐一些化合物，确保你能最大限度地生产三磷酸腺苷。这些包括乙酰半胱氨酸（NAC），500 毫克；绞股蓝提取物，450 毫克；喜来芝（Shilajit），300 毫克；还原性谷胱甘肽，150 毫克；保哥果（Pau d'arco），50 毫克；还原态烟酰胺腺嘌呤二核苷酸（NADH），10 毫克。

说到补充 NADH，有几种化合物可供选择：一种是烟酰胺核糖，专利和产品名为 TRU Niagen。最近的一项人体研究表明，每天 1000 毫克剂量的烟酰胺核糖可以提高单核细胞中的烟酰胺腺嘌呤二核苷酸（NAD+）的水平（线粒体中产生三磷酸腺苷的重要前体）。类似剂量的烟酰胺单核苷酸目前还没有一个合理的价格供临床使用（但肯定可用）。我的朋友，哈佛医学院和麻省理工学院的长寿研究员戴维·辛克莱在老鼠身上已经证明，烟酰胺单核苷酸比烟酰胺核糖更有效。但从成本上来看，每天 500~1000 毫克的烟酰胺核糖要便宜得多，实际上可能有同样的效果。

·后记·

当我开始写这本关于持续性疲劳问题的书时，新冠肺炎疫情还没有发生。几个月后，疫情暴发，并开始在全球蔓延，我们的现实生活发生了巨大变化。由此产生的挑战在范围和规模上都是非同寻常的，在持续的压力和焦虑状态下，人们的能量水平进一步下降到红色警戒线。在本书的写作接近尾声时，我们的日常生活仍然受到新冠病毒的严重干扰，未来充满了不确定性。令人非常悲伤的是，许多人都在为本不应面对的损失而悲恸，包括所爱之人、生计、梦想和生活方式，甚至可能对我们保持健康的能力失去信心。

然而，我觉得有些事情是肯定的，其中最主要的是，我们能够通过强化肠道来促进健康，恢复微生物群系的生长条件，为身体提供免疫系统和肠道伙伴工作所需要的营养，并安排饮食确保细胞得到定期的维护和修复。长期来看，采取这些行动将有助于建立抵御各种意外入侵者的韧性。短期来看，它们会帮助我们恢复能量水平，重新找回自我。

这些正是你按照本书的规则所需要做的事情。当然，你可能在第一次阅读时发现能量悖论计划在某些方面有点挑战性。也许要改变你的饮食习惯、科技使用习惯、锻炼习惯或睡眠习惯的想法太极端了，尤其是现在。但亲爱的读者，恕我直言，现在是极端时期。虽然新冠病毒（或下一种病毒）的确切作用机制仍是人们关注的焦点，但病毒大流行向我们表明，我们习惯的生活方式已经让我们付出了可怕的代价。我们的免疫系统受到攻击，我们的微生物群系被大量消灭，我们日常生活中的污染和化学物质使得我们特别容易受到严重的能量损失、失智和脑雾、糖尿病等慢性疾病的伤害，由于这些"既有疾病"的存在，微生物群系似乎无法抵御有害微生物。简而言之，我们已经成了活靶子，今天比近代历史上任何时候都容易受到新冠病毒等病原体的攻击。

但是，通过我多年的实践，希波克拉底 2500 年前传授的智慧——所有的疾病都始于肠道，所有的生物，包括我们，都有一种与生俱来的"绿色生命力能量"或真理（veriditas）——提供了另一种可能性。通过对病人的指导，我了解到，如果我们给他们（和我们的微生物群系）实现这一目标所需要的东西，我们的身体不仅能保护我们的安全，而且能茁壮成长。同时，我们必须消除实现这一目标的障碍，包括实际上会抑制绿色生命力能量的破坏性便利。所以，从决定恢复你的真实状态开始，建立一个功能最佳的免疫系统，的确，这需要大量的能量。

我们社区的长者，包括我最近去世的父母，回忆起他们的家庭是如何为了克服第二次世界大战的极端挑战挺身而出，在家中种植粮食的——全国 40% 的粮食都是在胜利花园 ① 种植的（糖和面粉这类商品是定量供应的）。这确保了粮食安全和复原力，但也极大地改善了健康指标，因为家庭自种的蔬菜取代了导致胰岛素升高的主要食物。在今天前所未有的"居家令"和出行限制的情况下，一场类似的运动正在开始萌芽，因为我们中有更多的人重新与食物联系在一起，无论是在自家厨房做饭，自己种植食物，还是在离家更近的地方采购。看似矛盾的是，一个新的黎明正在这个看似黑暗的时代中出现，我们从食物开始，在健康的基础上重新获得了更多的活力。通过参与能量悖论计划，通过发现养活自己（和肠道伙伴）的新方法，你是这个新时代的一部分——从头开始重建我们的集体健康。我最大的希望是，这能激励你自信地走下去，即使道路仍不平坦。

---

① 第一次世界大战和第二次世界大战期间，在美国、英国、加拿大和德国的私人住宅和公园里种植蔬菜、水果和药草的花园。——译者注

　　　　　　　　　　　　　　　疲惫的真相

·致谢·

　　《疲惫的真相》这本书几乎是在新冠病毒大流行期间完成的，其间，我仍然在棕榈泉和圣巴巴拉坐诊，每天如此。而且，正如你所想象的那样，在写作的过程中，即使有艾米丽·格里芬和凯西·哈克的合作，也是费尽心力、断断续续的，因为对家庭、员工、病人、安全措施的担忧，以及注意力不集中，付出了代价。正如人们所说的那样，生活不是冲你而来，而是为你而来。在本书的写作过程中，实际写作时间的延迟也是一种礼物，这让我能够更深入地探究问题，有更多的发现。我希望这种发现能让你惊讶，也让我更加坚定，让这本书更加充实。感谢艾米丽和凯西！

　　这些食谱依然由冈德里公司的主厨凯瑟琳·凯特·霍尔茨豪尔提供，这次有一些更有趣的方法，让你吃到更多对肠道友好的食物，这样它们就可以为你的线粒体制造更多的后生元。感谢凯特！

　　HarperWave 出版团队一直在努力，但这一次，非常感谢你们能够在时间上给予宽限，让本书得以面世。我确信我们不会忘记为本书出版所付出的努力。感谢我的出版人凯伦·里纳尔迪、营销副总裁布莱恩·佩林、宣传总监叶莲娜·内斯比特、美术总监米兰·博齐克（他设计了悖论系列所有图书的封面）、编辑助理艾玛·库珀，还有出版社副总裁兼编辑主任朱莉·威尔，他一手操盘我所有的 6 本畅销书。感谢这个伟大的出版团队在背后支撑着我。

国际心肺研究所（International Heart and Lung Institute）的队伍，以及位于加州棕榈泉和圣巴巴拉的康复医学中心在新冠肺炎期间做出了巨大的努力。在长期担任我行政助理的苏珊·洛肯和我长期的同事和医生助理美津·基利昂 – 雅各布的领导下，团队成员阿达·哈里斯、谭雅·玛尔塔、辛迪·克罗斯比，我女儿梅丽莎·佩科、耶塞尼亚·佩拉，以及最受欢迎的新人——奈莉·梅雷罗和艾丽卡·基里安，所有人都坚守岗位，兢兢业业，让团队正常运作。再一次衷心地感谢你们，我相信，我们的病人也会由衷地感谢你们。血液检测人员劳里·阿库纳、林恩·维斯克和萨曼莎·阿库纳，不顾风险，继续进行血液检测。

同时感谢我的会计乔·塔梅斯和我的律师兼朋友戴夫·巴伦，他们一直给我提供帮助。

我所有的工作都是在我的长期代理人和早期的支持者香农·马文的指导下进行的，她是杜普蕾·米勒公司的总裁，她花了很多时间打电话给我，让我在新冠病毒大流行期间有更多的时间完成这本书。再次感谢，期待"下一本书"！

最后，我要感谢冈德里公司的 600 多名员工，是他们成就了我，GundryMD.com 网站和冈德里医生播客成为数以亿计的人获取可靠的健康和营养建议的来源。尽管发生了新冠病毒大流行，但一些员工每周五都会来公司，接受核酸检测并做好准备，为人们的健康带来至关重要的最新信息，尤其是现在。虽然我不能在这里一一提到他们的名字，但感谢他们在此期间继续用我们的产品和知识来服务和支持数百万的冈德里大家庭。再次衷心感谢我在冈德里的得力助手兰尼·李·内尔，她保护和管理着我，以及我上面提到的凯特和伟大的作家团队，让信息畅通无阻。

正如我在所有悖论系列的书中所说的，在过去的 20 年，如果没有我的病人和读者让我向他们学习，并进行康复医疗实践，就不会有你读到的这些图书。现在，我依旧每周 6 天全职从事康复医疗工作（甚至周六和周日）。再次感谢大家。

最后，如果没有我的灵魂伴侣、爱妻佩妮的爱和支持，我将无法做到这一切。她如此容忍我的这一切工作，真令人吃惊！但是，对于那些关心我在《植物悖论家庭烹饪指南》中提到的我们的房子被泥石流摧毁的人来说，我想说生活是为你而来，不是冲你而来。我们现在搬进了新房子，坦率地说，相比被毁掉的房子，佩妮更喜欢现在的新房子。生活在继续！能量在继续！

实验室检测项目

当你试图评估你的能量水平时，以下是你的医疗服务人员可以安排的检测。他们可能不愿意安排，因为他们根本不知道这些检测意味着什么，但要坚持，他们应该知道这些在衡量病人健康方面有多重要。如果他们不能够提供帮助或者拒绝提供帮助，那你就找一个康复或功能医学从业者，其中许多人通过访问功能医学研究所（Institute for Functional Medicine）网站 www.ifm.org 就能找到。

我没有给出参考值或指标，因为不同的实验室采用的范围和测试结果标准差别很大。

空腹胰岛素水平和胰岛素抵抗指数（HOMA-IR）

维生素 D 水平

高半胱氨酸

空腹血糖

糖化血红蛋白（HbA$_1$C）

高敏 C 反应蛋白（Hs-CRP）

髓过氧物酶

肿瘤坏死因子–α（TNF-alpha）（如果可以测的话）

纤维蛋白原

甘油三酯/高密度脂蛋白比率（高密度脂蛋白应该高于甘油三酯；如果你的甘油三酯超过 80，你就是摄入了过多的糖和淀粉，包括水果）

尿酸

肝功能测试，包括谷氨酰转移酶（GGT）

镁

维生素 B$_{12}$

血清叶酸

血清钙

血清锌

血清硒

晨起皮质醇（CORT8am）

促甲状腺激素（TSH）

游离 T3（三碘甲状腺原氨酸）

游离 T4（甲状腺素）

反向 T3

如果服用甲状腺激素，还应测试抗甲状腺过氧化物酶（TPO）

和抗甲状腺球蛋白水平，找桥本氏自身免疫性甲状腺炎的标志物

胱抑素 C（检测肾功能的"高科技"方法）

基于胱抑素 C 的表皮生长因子受体（eGFR）

N 端脑钠肽前体，即 NT-proBNP（一种检测心脏功能的方法）

·注释·

第一章　我们何以如此？

1. Garton, Eric, "Employee Burnout Is a Problem with the Company, Not the Person," *Harvard Business Review*, July 20, 2017. https://hbr.org/2017/04/employee-burnout-is-a-problem-with-the-company-not-the-person.
2. Liu, Yun-Zi, Yun-Xia Wang, and Chun-Lei Jiang, "Inflammation: The Common Pathway of Stress-Related Diseases," *Frontiers*, June 1, 2017. https://www.frontiersin.org/articles/10.3389/fnhum.2017.00316/full.
3. "Stress Facts," Global Organization for Stress RSS. Accessed September 13, 2020. http://www.gostress.com/stress-facts/.
4. "45 Alarming Statistics on Americans' Caffeine Consumption," TheDiabetesCouncil.com. https://www.thediabetescouncil.com/45-alarming-statistics-on-americans-caffeine-consumption/.
5. Branum, Amy M., Lauren M. Rossen, and Kenneth C. Schoendorf, "Trends in Caffeine Intake Among US Children and Adolescents," *American Academy of Pediatrics*, March 1, 2014. https://pediatrics.aappublications.org/content/133/3/386.
6. Pontzer, Herman, et al., "Hunter-Gatherer Energetics and Human Obesity," *PLOS ONE*, July 25, 2012. https://journals.plos.org/plosone/article?id=10.1371%2Fjournal.pone.0040503.

第二章　身体上火——炎症是如何偷走能量的？

1. Wang, Hui, and Jianping Ye, "Regulation of Energy Balance by Inflammation: Common Theme in Physiology and Pathology," *Reviews in Endocrine & Metabolic Disorders* 16, no. 1 (2015): 47–54. doi:10.1007/s11154-014-9306-8.
2. Pontzer, Herman, et al., "Hunter-Gatherer Energetics and Human Obesity," *PLOS ONE*, July 25, 2012. https://www.ncbi.nlm.nih.gov/pmc/articles/PMC3405064/.
3. Amar, Jacques, et al., "Intestinal Mucosal Adherence and Translocation of Commensal Bacteria at the Early Onset of Type 2 Diabetes: Molecular Mechanisms and Probiotic Treatment," *EMBO Molecular Medicine*, John Wiley & Sons, Ltd, August 3, 2011. https://www.embopress.org/doi/abs/10.1002/emmm.201100159.
4. Gundry, Steven R., and Jean Epstein, "Abstract 137: Reversal of Endothelial Dysfunction Using Polyphenol Rich Foods and Supplements Coupled with Avoidance of Major Dietary Lectins," *Arteriosclerosis, Thrombosis, and Vascular Biology*, March 17, 2018. https://www.ahajournals.org/doi/abs/10.1161/atvb.33.suppl_1.a137.

第三章　根系受损、土壤退化和后生元难题

1. Verdam, Froukje J., et al., "Human Intestinal Microbiota Composition Is Associated with Local and Systemic Inflammation in Obesity," Wiley Online Library, John Wiley & Sons, Ltd, June 22, 2013. https://onlinelibrary.wiley.com/doi/pdf/10.1002/oby.20466.

2.　Fernández-Veledo, Sonia, and Joan Vendrell, "Gut Microbiota-Derived Succinate: Friend or Foe in Human Metabolic Diseases?" *Reviews in Endocrine and Metabolic Disorders*, Springer US, October 25, 2019. link.springer.com/article/10.1007/s11154-019 -09513-z/figures/2.

3.　Smits, Samuel A., et al., "Seasonal Cycling in the Gut Microbiome of the Hadza Hunter-Gatherers of Tanzania," *Science*, American Association for the Advancement of Science, August 25, 2017. https://science.sciencemag.org/content/357/6353/802.full.

4.　Chiu, Karen, et al., "Impact of Environmental Chemicals on the Gut Microbiome," *OUP Academic*, Oxford University Press, May 11, 2020. https://academic.oup.com/toxsci /article/176/2/253/5835885.

5.　Patnode, Michael L., et al., "Interspecies Competition Impacts Targeted Manipulation of Human Gut Bacteria by Fiber-Derived Glycans," *Cell* 179, no. 1: 59−73.e13. doi: 10.1016/j.cell.2019.08.011.

6.　Nowak, Albina, MD, et. al., "Effect of Vitamin D_3 on Self-Perceived Fatigue," *Medicine* 95, no. 52 (December 2016): e5353. doi: 10.1097/MD.0000000000005353.

7.　Spiljar, Martina, Doron Merkler, and Mirko Trajkovski, "The Immune System Bridges the Gut Microbiota with Systemic Energy Homeostasis: Focus on TLRs, Mucosal Barrier, and SCFAs," *Frontiers*, October 3, 2017. https://www.frontiersin.org/articles /10.3389/fimmu.2017.01353/full.

8.　Rooks, Michelle G., and Wendy S. Garrett, "Gut Microbiota, Metabolites and Host Immunity," *Nature Reviews, Immunology*, U.S. National Library of Medicine, May 2016. https://pubmed.ncbi.nlm.nih.gov/27231050/.

9.　den Besten, Gijs, et al., "The Role of Short-Chain Fatty Acids in the Interplay between Diet, Gut Microbiota, and Host Energy Metabolism," *Journal of Lipid Research*, U.S. National Library of Medicine. Accessed September 13, 2020. https://pubmed.ncbi.nlm .nih.gov/23821742/.

10.　den Besten, Gijs, et al., "Role of Short-Chain Fatty Acids."

11.　Francis, C. Y., and P. J. Whorwell, "Bran and Irritable Bowel Syndrome: Time for Reappraisal," *Lancet* (London), U.S. National Library of Medicine, July 2, 1994. https:// pubmed.ncbi.nlm.nih.gov/7912305/.

12.　Leach, J. D., and K. D. Sobolik, "High Dietary Intake of Prebiotic Inulin-type Fructans in the Prehistoric Chihauhuan Desert," *British Journal of Nutrition*, 2010;103: 1158−61. https://pubmed.ncbi.nlm.nih.gov/20416127/, doi: 10.1017/S0007114510000966.

13.　Barr, Sadie B., and Jonathan C. Wright, "Postprandial Energy Expenditure in Whole-Food and Processed-Food Meals: Implications for Daily Energy Expenditure," *Food & Nutrition Research*, U.S. National Library of Medicine, July 2, 2010. https://pubmed .ncbi.nlm.nih.gov/20613890/.

14.　Zhang, C., "The Gut Flora-Centric Theory Based on the New Medical Hypothesis of 'Hunger Sensation Comes from Gut Flora': A New Model for Understanding the Etiology of Chronic Diseases in Human Beings," *Austin Internal Medicine* 3, no. 3 (2018). https://doi.org/10.26420/austin-intern-med.2018.1030.

15.　Yan, Hui, and Kolapo M. Ajuwon, "Butyrate Modifies Intestinal Barrier Function in IPEC-J2 Cells through a Selective Upregulation of Tight Junction Proteins and Activation of the Akt Signaling Pathway," *PLOS ONE*, June 27, 2017. https://journals.plos.org /plosone/article?id=10.1371%2Fjournal.pone.0179586.

16.　den Besten, Gijs, et al., "Role of Short-Chain Fatty Acids."

17.　den Besten, Gijs, et al., "Gut-Derived Short-Chain Fatty Acids Are Vividly Assimilated into Host Carbohydrates and Lipids." *The American Journal of Physiology-Gastrointestinal and Liver Physiology* 305, no. 12. U.S. National Library of Medicine. December 2013. https://pubmed.ncbi.nlm.nih.gov/24136789/.

18. Chang, Pamela V., et al., "The Microbial Metabolite Butyrate Regulates Intestinal Macrophage Function via Histone Deacetylase Inhibition," *PNAS*, National Academy of Sciences, February 11, 2014. https://www.pnas.org/content/111/6/2247.

19. Hylemon, Phillip B., Spencer C. Harris, and Jason M. Ridlon, "Metabolism of Hydrogen Gases and Bile Acids in the Gut Microbiome," *FEBS Press*, John Wiley & Sons, Ltd, May 7, 2018. https://febs.onlinelibrary.wiley.com/doi/full/10.1002/1873-3468.13064.

20. McNabney, Sean M., and Tara Henagan, "Short Chain Fatty Acids in the Colon and Peripheral Tissues: A Focus on Butyrate, Colon Cancer, Obesity and Insulin Resistance," *Nutrients* 9, no. 12 (2017): 1348. https://doi.org/10.3390/nu9121348.

21. Barrea, Luigi, et al., "From Gut Microbiota Dysfunction to Obesity: Could Short-Chain Fatty Acids Stop This Dangerous Course?" *Hormones* (Athens, Greece), U.S. National Library of Medicine, March 6, 2019. https://pubmed.ncbi.nlm.nih.gov/30840230.

22. Goh, Charlene E., et al., "Association Between Nitrate-Reducing Oral Bacteria and Cardiometabolic Outcomes: Results From ORIGINS," *Journal of the American Heart Association*, November 26, 2019. https://www.ahajournals.org/doi/10.1161/JAHA.119.013324.

23. Nicholls, Mark, "Nitric Oxide Discovery Nobel Prize Winners: Robert F. Furchgott, Louis J. Ignarro, and Ferid Murad Shared the Noble Prize in 1998 for Their Discoveries Concerning Nitric Oxide as a Signalling Molecule in the Cardiovascular System," *OUP Academic*, Oxford University Press, June 7, 2019. https://academic.oup.com/eurheartj/article/40/22/1747/5512074.

24. Case Western Reserve University, "New 'Interspecies Communication' Strategy between Gut Bacteria and Mammalian Hosts Uncovered," Phys.org, February 21, 2019. https://phys.org/news/2019-02-interspecies-strategy-gut-bacteria-mammalian.html.

25. Mészáros, András Tamás, et al., "Mitochondria as Sources and Targets of Methane," *Frontiers*, October 25, 2017. https://www.frontiersin.org/articles/10.3389/fmed.2017.00195/full.

26. Altaany, Zaid, et al., "Evaluation of Antioxidant Status and Oxidative Stress Markers in Thermal Sulfurous Springs Residents," *Heliyon*, Elsevier, November 29, 2019. https://www.sciencedirect.com/science/article/pii/S2405844019365442.

27. Ostojic, Sergej M., "Inadequate Production of H_2 by Gut Microbiota and Parkinson Disease," *Trends in Endocrinology and Metabolism*, U.S. National Library of Medicine, May 2018. https://pubmed.ncbi.nlm.nih.gov/29478695/.

28. Scheperjans, Filip, et al., "Gut Microbiota Are Related to Parkinson's Disease and Clinical Phenotype," *Movement Disorders: Official Journal of the Movement Disorder Society*, U.S. National Library of Medicine, March 2015. https://pubmed.ncbi.nlm.nih.gov/25476529/.

29. Niu, Yinghao, et al., "Hydrogen Attenuates Allergic Inflammation by Reversing Energy Metabolic Pathway Switch," *Nature News*, Nature Publishing Group, February 6, 2020. https://www.nature.com/articles/s41598-020-58999-0.

30. Han, Yuyi, et al., "Hydrogen Sulfide: A Gaseous Signaling Molecule Modulates Tissue Homeostasis: Implications in Ophthalmic Diseases," *Cell Death & Disease*, Nature Publishing Group, March 29, 2019. https://www.nature.com/articles/s41419-019-1525-1.

31. Shefa, Ulfuara, et al., "Roles of Gasotransmitters in Synaptic Plasticity and Neuropsychiatric Conditions," *Neural Plasticity*, Hindawi, May 6, 2018. https://www.hindawi.com/journals/np/2018/1824713/.

32. Lu, Ming, et al., "Hydrogen Sulfide Inhibits Plasma Renin Activity," *Journal of the American Society of Nephrology*, June 21, 2010. https://www.ncbi.nlm.nih.gov/pmc/articles/PMC2900962/.

33. Peh, Meng Teng, et al., "Effect of Feeding a High-Fat Diet on Hydrogen Sulfide (H_2S)

Metabolism in the Mouse," *Nitric Oxide*, Academic Press, March 14, 2014. https://www .sciencedirect.com/science/article/pii/S1089860314000226.

34. Peh, Meng Teng, et al., "Effect of Feeding a High-Fat Diet."

35. Xie, Zhi-Zhong, Yang Liu, and Jin-Song Bian, "Hydrogen Sulfide and Cellular Redox Homeostasis," *Oxidative Medicine and Cellular Longevity*, Hindawi, January 5, 2016. https://www.hindawi.com/journals/omcl/2016/6043038/.

36. Szabo, Csaba, et al., "Regulation of Mitochondrial Bioenergetic Function by Hydrogen Sulfide. Part I. Biochemical and Physiological Mechanisms," *British Journal of Pharmacology* 171, no. 8 (2014): 2099–122. https://doi.org/10.1111/bph.12369.

37. Fu, Ming, et al., "Hydrogen Sulfide (H₂S) Metabolism in Mitochondria and Its Regulatory Role in Energy Production," *Proceedings of the National Academy of Sciences*, National Academy of Sciences, February 21, 2012. https://www.ncbi.nlm.nih.gov/pmc /articles/PMC3287003.

38. Guo, Wei, et al., "Hydrogen Sulfide as an Endogenous Modulator in Mitochondria and Mitochondria Dysfunction," *Oxidative Medicine and Cellular Longevity* 2012 (December 5, 2012): 1–9. https://doi.org/10.1155/2012/878052.

39. Sonnenburg, Justin L., and Fredrik Bäckhed, "Diet-Microbiota Interactions as Moderators of Human Metabolism," *Nature News*, Nature Publishing Group, July 6, 2016. https://www.nature.com/articles/nature18846.

40. Cohen, S., et al., "Chronic Stress, Glucocorticoid Receptor Resistance, Inflammation, and Disease Risk," *Proceedings of the National Academy of Sciences* 109, no. 16 (2012): 5995–99. https://doi.org/10.1073/pnas.1118355109.

第四章 强大的线粒体混乱不堪

1. "Mitochondrial Dysfunction Is the Root Cause of Many Diseases," *ScienceDaily*, January 26, 2017. https://www.sciencedaily.com/releases/2017/01/170126093255.htm.

2. Rich, Peter, "Chemiosmotic Coupling: The Cost of Living," *Nature News*, Nature Publishing Group. Accessed September 11, 2020. https://www.nature.com/articles/421583a.

3. Degli Esposti, Mauro, "Bioenergetic Evolution in Proteobacteria and Mitochondria," *Genome Biology and Evolution*, Oxford University Press, November 27, 2014. https:// www.ncbi.nlm.nih.gov/pmc/articles/PMC4986455/.

4. Guo, Chunyan, et al., "Oxidative Stress, Mitochondrial Damage and Neurodegenerative Diseases," *Neural Regeneration Research*, Medknow Publications & Media Pvt Ltd, July 25, 2013. https://www.ncbi.nlm.nih.gov/pmc/articles/PMC4145906/.

5. Kundu, P., et al., "Neurogenesis and Prolongevity Signaling in Young Germ-Free Mice Transplanted with the Gut Microbiota of Old Mice," *Science Translational Medicine*, U.S. National Library of Medicine, pubmed.ncbi.nlm.nih.gov/31723038/.

6. Muoio, Deborah M., "Metabolic Inflexibility: When Mitochondrial Indecision Leads to Metabolic Gridlock," *Cell* 159, no. 6 (2014): 1253–62. https://doi.org/10.1016/j.cell .2014.11.034.

7. Sommer, Andrei P., Mike Kh. Haddad, and Hans-Jörg Fecht, "Light Effect on Water Viscosity: Implication for ATP Biosynthesis," *Scientific Reports*, Nature Publishing Group, July 8, 2015. https://www.ncbi.nlm.nih.gov/pmc/articles/PMC4495567/.

8. Pannala, Venkat R., Amadou K. Camara, and Ranjan K. Dash, "Modeling the Detailed Kinetics of Mitochondrial Cytochrome c Oxidase: Catalytic Mechanism and Nitric Oxide Inhibition," *Journal of Applied Physiology* (Bethesda, MD: 1985), U.S. National Library of Medicine. https://pubmed.ncbi.nlm.nih.gov/27633738/.

9. Herrera, Arturo Solís, "Melanin, Energy and the Cell," *Diabetes & Obesity International Journal* 2, no. S1 (2017). https://doi.org/10.23880/doij-16000S1-004.

10. Ball, Writoban Basu, John K. Neff, and Vishal M. Gohil, "The Role of Nonbilayer Phospholipids in Mitochondrial Structure and Function," *FEBS Press*, John Wiley & Sons,

Ltd, November 9, 2017. https://febs.onlinelibrary.wiley.com/doi/full/10.1002/1873 -3468.12887.

11. Sullivan, E. Madison, et al., "Mechanisms by Which Dietary Fatty Acids Regulate Mitochondrial Structure-Function in Health and Disease," *Advances in Nutrition* (Bethesda, MD), U.S. National Library of Medicine, May 1, 2018. https://pubmed.ncbi .nlm.nih.gov/29767698.

12. Høy, C.-E., et al., "Incorporation of Cis- and Trans-Octadecenoic Acids into the Membranes of Rat Liver Mitochondria," *Lipids*, Springer-Verlag, January 1, 1969. https:// link.springer.com/article/10.1007/BF02533898.

13. "Melatonin Protects the Powerhouses of Cells, the Mitochondria," *Atlas of Science*. Accessed September 11, 2020. https://atlasofscience.org/melatonin-protects-the -powerhouses-of-cells-the-mitochondria/.

14. Zimmerman, Scott, and Russel J. Reiter, "Melatonin and the Optics of the Human Body," *Melatonin Research*, 2019. https://www.researchgate.net/publication/331410779 _Melatonin_and_the_Optics_of_the_Human_Body.

15. Contrepois, Kévin, et al., "Molecular Choreography of Acute Exercise," *Cell Press*, May 28, 2020. https://doi.org/10.1016/j.cell.2020.04.043.

16. Chaurasia, Bhagirath, and Scott A. Summers, "Ceramides—Lipotoxic Inducers of Metabolic Disorders," *Trends in Endocrinology & Metabolism* 26, no. 10 (2015): 538–50. https://doi.org/10.1016/j.tem.2015.07.006.

17. Peterson, Linda R., et al., "Ceramide Remodeling and Risk of Cardiovascular Events and Mortality," *Journal of the American Heart Association* 7, no. 10 (2018). doi:10.1161 /jaha.117.007931.

18. Butler, T. J., et al., "Western Diet Increases Cardiac Ceramide Content in Healthy and Hypertrophied Hearts," *Nutrition, Metabolism and Cardiovascular Diseases* 27, no. 11 (2017): 991–98. doi:10.1016/j.numecd.2017.08.007.

19. Tharyan, Rebecca George, et al., "NFYB-1 Regulates Mitochondrial Function and Longevity via Lysosomal Prosaposin," *Nature Metabolism* 2, no. 5 (2020): 387–96. https://doi.org/10.1038/s42255-020-0200-2.

20. Law, Brittany A., et al., "Lipotoxic Very-Long-Chain Ceramides Cause Mitochondrial Dysfunction, Oxidative Stress, and Cell Death in Cardiomyocytes," *FASEB Journal* 32, no. 3 (2018): 1403–16. https://doi.org/10.1096/fj.201700300r.

21. Sokolowska, Emilia, and Agnieszka Blachnio-Zabielska, "The Role of Ceramides in Insulin Resistance," *Frontiers*, August 7, 2019. https://www.frontiersin.org/articles /10.3389/fendo.2019.00577/full.

22. Pinel, Alexandre, et al., "N‑3PUFA Differentially Modulate Palmitate-Induced Lipotoxicity through Alterations of Its Metabolism in C2C12 Muscle Cells," *Biochimica et Biophysica Acta (BBA)—Molecular and Cell Biology of Lipids*, Elsevier, October 22, 2015. https://www.sciencedirect.com/science/article/abs/pii/S1388198115001912.

23. Parker, Brian A., et al., "β-Hydroxybutyrate Elicits Favorable Mitochondrial Changes in Skeletal Muscle," *International Journal of Molecular Sciences*, MDPI, August 1, 2018. https://www.ncbi.nlm.nih.gov/pmc/articles/PMC6121962.

24. Chinopoulos, Christos, and Vera Adam-Vizi, "Mitochondria as ATP Consumers in Cellular Pathology," *Biochimica et Biophysica Acta*, U.S. National Library of Medicine, January 2010. https://pubmed.ncbi.nlm.nih.gov/19715757.

第五章 炎症和能量匮乏——现代人疲惫的大脑

1. Thompson, Robert S., et al., "Dietary Prebiotics Alter Novel Microbial Dependent Fecal Metabolites That Improve Sleep," *Nature News*, Nature Publishing Group, March 2, 2020. https://www.nature.com/articles/s41598-020-60679-y.

2. Zhu, Xiao-Hong, et al., "Quantitative Imaging of Energy Expenditure in Human

Brain," *NeuroImage* 60, no. 4 (2012): 2107–17. https://doi.org/10.1016/j.neuroimage.2012.02.013.

3. Yarandi, Shadi S., et al., "Modulatory Effects of Gut Microbiota on the Central Nervous System: How Gut Could Play a Role in Neuropsychiatric Health and Diseases," *Journal of Neurogastroenterology and Motility* 22, no. 2 (2016): 201–12. https://doi.org/10.5056/jnm15146.

4. Mayer, Emeran A., David Padua, and Kirsten Tillisch, "Altered Brain-Gut Axis in Autism: Comorbidity or Causative Mechanisms?" *BioEssays: News and Reviews in Molecular, Cellular and Developmental Biology*, U.S. National Library of Medicine, August 22, 2014. https://pubmed.ncbi.nlm.nih.gov/25145752/.

5. de Theije, Caroline G. M., et al., "Altered Gut Microbiota and Activity in a Murine Model of Autism Spectrum Disorders," *Brain, Behavior, and Immunity* 37 (2014): 197–206. https://doi.org/10.1016/j.bbi.2013.12.005.

6. Severance, Emily G., et al., "Discordant Patterns of Bacterial Translocation Markers and Implications for Innate Immune Imbalances in Schizophrenia," *Schizophrenia Research*, U.S. National Library of Medicine, June 6, 2013. https://pubmed.ncbi.nlm.nih.gov/23746484/.

7. Steenbergen, Laura, et al., "A Randomized Controlled Trial to Test the Effect of Multispecies Probiotics on Cognitive Reactivity to Sad Mood," *Brain, Behavior, and Immunity* 48 (2015): 258–64. https://doi.org/10.1016/j.bbi.2015.04.003.

8. Valles-Colomer, Mireia, et al., "The Neuroactive Potential of the Human Gut Microbiota in Quality of Life and Depression," *Nature Microbiology* 4, no. 4 (2019): 623–32. https://doi.org/10.1038/s41564-018-0337-x.

9. Sun, Yayi, et al., "Intra-Gastrointestinal Amyloid-β1–42 Oligomers Perturb Enteric Function and Induce Alzheimer's Disease Pathology," *Journal of Physiology*, July 2, 2020. https://doi.org/10.1113/jp279919.

10. Noonan, Sanjay, et al., "Food & Mood: A Review of Supplementary Prebiotic and Probiotic Interventions in the Treatment of Anxiety and Depression in Adults," *BMJ Nutrition, Prevention & Health*, 2020. https://doi.org/10.1136/bmjnph-2019-000053.

11. Noble, Emily E., Ted M. Hsu, and Scott E. Kanoski, "Gut to Brain Dysbiosis: Mechanisms Linking Western Diet Consumption, the Microbiome, and Cognitive Impairment," *Frontiers in Behavioral Neuroscience* 11 (2017). https://doi.org/10.3389/fnbeh.2017.00009.

12. Bonaz, Bruno, Thomas Bazin, and Sonia Pellissier, "The Vagus Nerve at the Interface of the Microbiota-Gut-Brain Axis," *Frontiers in Neuroscience* 12 (2018). https://doi.org/10.3389/fnins.2018.00049.

13. Obrenovich, Mark E. M., "Leaky Gut, Leaky Brain?" *MDPI*, Multidisciplinary Digital Publishing Institute, October 18, 2018. https://www.mdpi.com/2076-2607/6/4/107.

14. Noble, Emily E., et al., "Gut to Brain Dysbiosis."

15. Martinez, Adriana, and Abraham J. Al-Ahmad, "Effects of Glyphosate and Aminomethylphosphonic Acid on an Isogeneic Model of the Human Blood-Brain Barrier." *Comparative Study Toxicol Lett*, April 2019. https://www.ncbi.nlm.nih.gov/pubmed/30605748.

16. Morley, Wendy A., and Stephanie Seneff, "Diminished Brain Resilience Syndrome: A Modern Day Neurological Pathology of Increased Susceptibility to Mild Brain Trauma, Concussion, and Downstream Neurodegeneration," *Surgical Neurology International* 5, no. 1 (2014): 97. https://doi.org/10.4103/2152-7806.134731.

17. Schinkel, Alfred H., "P-Glycoprotein, a Gatekeeper in the Blood-Brain Barrier," *Advanced Drug Delivery Reviews* 36 (1999): 179–94.

18. Wadhwa, Meetu, et al., "Inhibiting the Microglia Activation Improves the Spatial Memory and Adult Neurogenesis in Rat Hippocampus during 48 h of Sleep Depriva-

tion," *Journal of Neuroinflammation*, BioMed Central, January 1, 1970. https://jneuro inflammation.biomedcentral.com/articles/10.1186/s12974-017-0998-z.

19. Liu, Yun-Zi, Yun-Xia Wang, and Chun-Lei Jiang, "Inflammation: The Common Pathway of Stress-Related Diseases," *Frontiers in Human Neuroscience* 11 (2017). https://doi.org/10.3389/fnhum.2017.00316.

20. van Kessel, Sebastiaan, and Sahar El Aidy, "Bacterial Metabolites Mirror Altered Gut Microbiota Composition in Patients with Parkinson's Disease," *Journal of Parkinson's Disease* 9, no. s2 (2019). https://doi.org/10.3233/jpd-191780.

21. Wu, Xinwei, et al., "Hydrogen Exerts Neuroprotective Effects on OGD/R Damaged Neurons in Rat Hippocampal by Protecting Mitochondrial Function via Regulating Mitophagy Mediated by PINK1/Parkin Signaling Pathway," *Brain Research* 1698 (2018): 89–98. https://doi.org/10.1016/j.brainres.2018.06.028.

22. Bourassa, Megan W., et al., "Butyrate, Neuroepigenetics and the Gut Microbiome: Can a High Fiber Diet Improve Brain Health?" *Neuroscience Letters* 625 (2016): 56–63. https://doi.org/10.1016/j.neulet.2016.02.009.

23. Kundu, Parag, et al., "Neurogenesis and Prolongevity Signaling in Young Germ-Free Mice Transplanted with the Gut Microbiota of Old Mice," *Science Translational Medicine* 11, no. 518 (2019). https://doi.org/10.1126/scitranslmed.aau4760.

24. Erny, Daniel, et al., "Host Microbiota Constantly Control Maturation and Function of Microglia in the CNS," *Nature Neuroscience* 18, no. 7 (2015): 965–77. https://doi.org/10.1038/nn.4030.

25. Khan, Naiman A., et al., "Dietary Fiber Is Positively Associated with Cognitive Control among Prepubertal Children," *The Journal of Nutrition* 145, no. 1 (2014): 143–49. https://doi.org/10.3945/jn.114.198457.

26. Wu, Xinwei, et al., "Hydrogen Exerts Neuroprotective Effects."

27. Dalile, Boushra, et al., "The Role of Short-Chain Fatty Acids in Microbiota-Gut-Brain Communication," *Nature Reviews Gastroenterology & Hepatology*, 16(8): 461–78, U.S. National Library of Medicine, August 2019. https://pubmed.ncbi.nlm.nih.gov/31123355.

28. Klinedinst, Brandon S., et al., "Aging-Related Changes in Fluid Intelligence, Muscle and Adipose Mass, and Sex-Specific Immunologic Mediation: A Longitudinal UK Biobank Study," *Brain, Behavior, and Immunity* 82 (2019): 396–405. https://doi.org/10.1016/j.bbi.2019.09.008.

29. Mielke, M. M., et al., "Serum Ceramides Increase the Risk of Alzheimer Disease: The Women's Health and Aging Study II," *Neurology* 79, no. 7 (2012): 633–41. https://doi.org/10.1212/wnl.0b013e318264e380.

30. Liu, Yun-Zi, Yun-Xia Wang, and Chun-Lei Jiang, "Inflammation: The Common Pathway of Stress-Related Diseases."

31. Galland, Leo, "The Gut Microbiome and the Brain," *Journal of Medicinal Food* 17, no. 12 (2014): 1261–72. https://doi.org/10.1089/jmf.2014.7000.

32. Guenther, G. G., et al., "Ceramide Starves Cells to Death by Downregulating Nutrient Transporter Proteins," *Proceedings of the National Academy of Sciences* 105, no. 45 (2008): 17402–7. https://doi.org/10.1073/pnas.0802781105.

33. Carr, Sheryl Teresa, "Insulin and Ketones: Their Roles in Brain Mitochondrial Function," BYU Scholars Archive, Brigham Young University, 2017. https://scholarsarchive.byu.edu/etd/6810.

34. Xu, Youhua, Hua Zhou, and Quan Zhu, "The Impact of Microbiota-Gut-Brain Axis on Diabetic Cognition Impairment," *Frontiers in Aging Neuroscience* 9 (2017). https://doi.org/10.3389/fnagi.2017.00106.

35. Martínez-Lapiscina, Elena H., et al., "Mediterranean Diet Improves Cognition: the

PREDIMED-NAVARRA Randomised Trial," *Journal of Neurology, Neurosurgery & Psychiatry* 84, no. 12 (2013): 1318–25. https://doi.org/10.1136/jnnp-2012-304792.

36. Noble, Emily E., et al., "Gut to Brain Dysbiosis."

第六章　时机和选择

1. de Cabo, Rafael, and Mark P. Mattson, "Effects of Intermittent Fasting on Health, Aging, and Disease," *New England Journal of Medicine* 381, no. 26 (2019): 2541–51. https://doi.org/10.1056/nejmra1905136.

2. Cignarella, Francesca, et al., "Intermittent Fasting Confers Protection in CNS Autoimmunity by Altering the Gut Microbiota," *Cell Metabolism* 27, no. 6 (2018). https://doi.org/10.1016/j.cmet.2018.05.006.

3. Zarrinpar, Amir, et al., "Diet and Feeding Pattern Affect the Diurnal Dynamics of the Gut Microbiome," *Cell Metabolism* 20, no. 6 (2014): 1006–17. https://doi.org/10.1016/j.cmet.2014.11.008.

4. Chaix, Amandine, et al., "Time-Restricted Eating to Prevent and Manage Chronic Metabolic Diseases," *Annual Review of Nutrition* 39, no. 1 (2019): 291–315. https://doi.org/10.1146/annurev-nutr-082018-124320.

5. Stekovic, Slaven, et al., "Alternate Day Fasting Improves Physiological and Molecular Markers of Aging in Healthy, Non-Obese Humans," *Cell Metabolism* 30, no. 3 (2019). https://doi.org/10.1016/j.cmet.2019.07.016.

6. Mitchell, Sarah J., et al., "Daily Fasting Improves Health and Survival in Male Mice Independent of Diet Composition and Calories," *Cell Metabolism* 29, no. 1 (2019). https://doi.org/10.1016/j.cmet.2018.08.011.

7. Moro, Tatiana, et al., "Effects of Eight Weeks of Time-Restricted Feeding (16/8) on Basal Metabolism, Maximal Strength, Body Composition, Inflammation, and Cardiovascular Risk Factors in Resistance-Trained Males," *Journal of Translational Medicine* 14, no. 1 (2016). https://doi.org/10.1186/s12967-016-1044-0.

8. Chaix, Amandine, et al., "Time-Restricted Feeding Is a Preventative and Therapeutic Intervention against Diverse Nutritional Challenges," *Cell Metabolism* 20, no. 6 (2014): 991–1005. doi: 10.1016/j.cmet.2014.11.001.

9. Monique Tello, "Intermittent Fasting: Surprising Update," *Harvard Health* blog, February 10, 2020. https://www.health.harvard.edu/blog/intermittent-fasting-surprising-update-2018062914156.

10. Brown, Andrew W., Michelle M. Bohan Brown, and David B. Allison, "Belief beyond the Evidence: Using the Proposed Effect of Breakfast on Obesity to Show 2 Practices That Distort Scientific Evidence," *American Journal of Clinical Nutrition* 98, no. 5 (2013): 1298–1308. https://doi.org/10.3945/ajcn.113.064410.

11. Matheson, Paul J., Mark A. Wilson, and R. Neal Garrison, "Regulation of Intestinal Blood Flow," *Journal of Surgical Research* 93, no. 1 (2000): 182–96. https://doi.org/10.1006/jsre.2000.5862.

12. Wallis, Gareth A., and Javier T. Gonzalez, "Is Exercise Best Served on an Empty Stomach?" *Proceedings of the Nutrition Society*, U.S. National Library of Medicine, October 18, 2018. https://pubmed.ncbi.nlm.nih.gov/30334499/.

13. Chavan, Rohit, et al., "Liver-Derived Ketone Bodies Are Necessary for Food Anticipation," *Nature Communications* 7, no. 1 (2016). https://doi.org/10.1038/ncomms10580.

14. Chavan, Rohit, et al. "Liver-Derived Ketone Bodies Are Necessary for Food Anticipation." *Nature Communications*, Nature Publishing Group. February 3, 2016. www.ncbi.nlm.nih.gov/pmc/articles/PMC4742855/.

15. Longo, Valter D., and Satchidananda Panda, "Fasting, Circadian Rhythms, and Time-Restricted Feeding in Healthy Lifespan," *Cell Metabolism* 23, no. 6 (2016): 1048–59. https://doi.org/10.1016/j.cmet.2016.06.001.

16. Mindikoglu, Ayse L., et al., "Intermittent Fasting from Dawn to Sunset for 30 Consecutive Days Is Associated with Anticancer Proteomic Signature and Upregulates Key Regulatory Proteins of Glucose and Lipid Metabolism, Circadian Clock, DNA Repair, Cytoskeleton Remodeling, Immune System and Cognitive Function in Healthy Subjects," *Journal of Proteomics* 217 (2020): 103645. https://doi.org/10.1016/j.jprot.2020.103645.

17. Rahbar, Alir, et al., "Effects of Intermittent Fasting during Ramadan on Insulin-like Growth Factor-1, Interleukin 2, and Lipid Profile in Healthy Muslims," *International Journal of Preventive Medicine* 10, no. 1 (2019): 7. https://doi.org/10.4103/ijpvm.ijpvm_252_17.

18. Gill, Shubhroz, and Satchidananda Panda, "A Smartphone App Reveals Erratic Diurnal Eating Patterns in Humans That Can Be Modulated for Health Benefits," *Cell Metabolism* 22, no. 5 (2015): 789–98. https://doi.org/10.1016/j.cmet.2015.09.005.

19. Wahl, Devin, et al., "Cognitive and Behavioral Evaluation of Nutritional Interventions in Rodent Models of Brain Aging and Dementia," *Clinical Interventions in Aging* 12 (2017): 1419–28. https://doi.org/10.2147/cia.s145247.

20. Schmitt, Karen, et al., "Circadian Control of DRP1 Activity Regulates Mitochondrial Dynamics and Bioenergetics," *Cell Metabolism* 27, no. 3 (2018). https://doi.org/10.1016/j.cmet.2018.01.011.

21. Newman, John C., and Eric Verdin, "Ketone Bodies as Signaling Metabolites," *Trends in Endocrinology & Metabolism* 25, no. 1 (2014): 42–52. https://doi.org/10.1016/j.tem.2013.09.002.

22. de Cabo, Rafael, and Mark P. Mattson, "Effects of Intermittent Fasting on Health, Aging, and Disease."

23. Luna-Sánchez, Marta, et al., "CoQ Deficiency Causes Disruption of Mitochondrial Sulfide Oxidation, a New Pathomechanism Associated with this Syndrome," *EMBO Molecular Medicine* 9, no. 1 (2016): 78–95. https://doi.org/10.15252/emmm.201606345.

24. Hine, Christopher, and James R. Mitchell, "Calorie Restriction and Methionine Restriction in Control of Endogenous Hydrogen Sulfide Production by the Transsulfuration Pathway," *Experimental Gerontology* 68 (2015): 26–32. https://doi.org/10.1016/j.exger.2014.12.010.

25. Perridon, Bernard W., et al., "The Role of Hydrogen Sulfide in Aging and Age-Related Pathologies," *Aging*, Impact Journals LLC, September 27, 2016. https://www.ncbi.nlm.nih.gov/pmc/articles/PMC5115888.

26. Li, Shuanshuang, and Guandong Yang, "Hydrogen Sulfide Maintains Mitochondrial DNA Replication via Demethylation of TFAM," *Antioxidants & Redox Signaling*, U.S. National Library of Medicine, May 14, 2015. https://pubmed.ncbi.nlm.nih.gov/25758951.

27. Zhang, Hongbo, Keir J. Menzies, and Johan Auwerx, "The Role of Mitochondria in Stem Cell Fate and Aging," *Development* 145, no. 8 (2018). https://doi.org/10.1242/dev.143420.

28. Ruiz, Atenodoro R., "Carbohydrate Intolerance—Gastrointestinal Disorders," Merck Manuals Professional Edition, Merck Manuals. Content last modified October 2019. Accessed September 13, 2020. https://www.merckmanuals.com/professional/gastrointestinal-disorders/malabsorption-syndromes/carbohydrate-intolerance.

29. Greenhill, Claire, "Ketogenic Diet Affects Immune Cells in Mice," *Nature Reviews Endocrinology* 16, no. 4 (2020): 196–97. https://doi.org/10.1038/s41574-020-0328-x.

30. Goldberg, Emily L., et al., "Ketogenesis Activates Metabolically Protective γδT Cells in Visceral Adipose Tissue," *Nature Metabolism* 2, no. 1 (2020): 50–61. https://www.nature.com/articles/s42255-019-0160-6.

31. Edwards, Lindsay M., et al., "Short-Term Consumption of a High-Fat Diet Impairs Whole-Body Efficiency and Cognitive Function in Sedentary Men," *FASEB Journal* 25, no. 3 (2010): 1088–96. https://doi.org/10.1096/fj.10-171983.

32. Miller, Vincent J., Frederick A. Villamena, and Jeff S. Volek, "Nutritional Ketosis and Mitohormesis: Potential Implications for Mitochondrial Function and Human Health," *Journal of Nutrition and Metabolism* 2018: 1–27. https://doi.org/10.1155/2018/5157645.

33. Bak, Ann Mosegaard, et al., "Prolonged Fasting-Induced Metabolic Signatures in Human Skeletal Muscle of Lean and Obese Men," *PLOS ONE* 13, no. 9 (2018). https://doi.org/10.1371/journal.pone.0200817.

34. Groennebaek, Thomas, and Kristian Vissing, "Impact of Resistance Training on Skeletal Muscle Mitochondrial Biogenesis, Content, and Function," *Frontiers in Physiology* 8 (2017). https://doi.org/10.3389/fphys.2017.00713.

35. Van Proeyen, Karen, et al., "Training in the Fasted State Improves Glucose Tolerance during Fat-Rich Diet," *Journal of Physiology*, U.S. National Library of Medicine, November 2010. https://pubmed.ncbi.nlm.nih.gov/20837645/.

36. Contrepois, Kévin, et al., "Molecular Choreography of Acute Exercise," *Cell* 181, no. 5 (2020). https://doi.org/10.1016/j.cell.2020.04.043.

37. Liu, Yan, et al., "Gut Microbiome Fermentation Determines the Efficacy of Exercise for Diabetes Prevention," *Cell Metabolism* 31, no. 1 (2020). https://doi.org/10.1016/j.cmet.2019.11.001.

38. Glynn, Erin L., et al., "Impact of Combined Resistance and Aerobic Exercise Training on Branched-Chain Amino Acid Turnover, Glycine Metabolism and Insulin Sensitivity in Overweight Humans," *Diabetologia* 58, no. 10 (October 2015): 2324–35. https://doi.org/10.1007/s00125-015-3705-6.

39. Tyagi, V., et al., "Revisiting the Role of Testosterone: Are We Missing Something?: Semantic Scholar," January 1, 1970. https://www.semanticscholar.org/paper/Revisiting-the-role-of-testosterone:-Are-we-missing-Tyagi-Scordo/fc3fcc2587271aa7a3c0b3775bda0134e1948221.

40. Neuman, H., et al., "Antibiotics in Early Life: Dysbiosis and the Damage Done," *FEMS Microbiology Reviews*, U.S. National Library of Medicine, July 2018. https://pubmed.ncbi.nlm.nih.gov/29945240/.

41. McLaren, Rodney A., Fouad Atallah, and Howard Minkoff, "Antibiotic Prophylaxis Trials in Obstetrics: A Call for Pediatric Collaboration," *AJP Reports*, U.S. National Library of Medicine, April 2020. https://pubmed.ncbi.nlm.nih.gov/32309017/.

42. Kalghatgi, Sameer, et al., "Bactericidal Antibiotics Induce Mitochondrial Dysfunction and Oxidative Damage in Mammalian Cells," *Science Translational Medicine*, U.S. National Library of Medicine, July 2013. https://pubmed.ncbi.nlm.nih.gov/23825301/.

43. "Ciprofloxacin Has Dramatic Effects on the Mitochondrial Genome," *ScienceDaily*, October 1, 2018. https://www.sciencedaily.com/releases/2018/10/181001101943.htm.

44. Stefano, George B., Joshua Samuel, and Richard M. Kream, "Antibiotics May Trigger Mitochondrial Dysfunction Inducing Psychiatric Disorders," *American Journal of Case Reports*, International Scientific Information, Inc., January 7, 2017. https://www.amjcaserep.com/abstract/index/idArt/899478/act/2.

45. Shan, Jiang, et al., "Antibiotic Drug Piperacillin Induces Neuron Cell Death through Mitochondrial Dysfunction and Oxidative Damage," *Canadian Journal of Physiology and Pharmacology*, U.S. National Library of Medicine, July 31, 2017. https://pubmed.ncbi.nlm.nih.gov/28759731/.

46. Liu, Zhigang, et al., "Gut Microbiota Mediates Intermittent-Fasting Alleviation of Diabetes-Induced Cognitive Impairment," *Nature News*, Nature Publishing Group, February 18, 2020. https://www.nature.com/articles/s41467-020-14676-4.

47. Manyi-Loh, Christy, et al., "Antibiotic Use in Agriculture and Its Consequential Resistance in Environmental Sources: Potential Public Health Implications," *Multidisciplinary Digital Publishing Institute*, March 30, 2018. https://www.mdpi.com/1420-3049/23/4/795.

48. Becattini, Simone, et al., "Antibiotic-Induced Changes in the Intestinal Microbiota and Disease," *Trends in Molecular Medicine* 22, no. 6 (2016): 458–78. doi:10.1016/j .molmed.2016.04.003.
49. Samsel, Anthony, and Stephanie Seneff, "Glyphosate, Pathways to Modern Diseases III: Manganese, Neurological Diseases, and Associated Pathologies," *Surgical Neurology International*, Medknow Publications & Media Pvt Ltd, March 24, 2015. https://www .ncbi.nlm.nih.gov/pmc/articles/PMC4392553/.
50. Mesnage, Robin, et al., "Shotgun Metagenomics and Metabolomics Reveal Glyphosate Alters the Gut Microbiome of Sprague-Dawley Rats by Inhibiting the Shikimate Pathway," *bioRxiv*, Cold Spring Harbor Laboratory, January 1, 2019. https://www.biorxiv .org/content/10.1101/870105v1.
51. "Global Glyphosate Study by The Ramazzini Institute." Accessed September 13, 2020. https://glyphosatestudy.org/.
52. Martinez, Adriana, and Abraham Jacob Al-Ahmad, "Effects of Glyphosate and Aminomethylphosphonic Acid on an Isogeneic Model of the Human Blood-Brain Barrier," *Toxicology Letters*, U.S. National Library of Medicine. Accessed September 13, 2020. https://pubmed.ncbi.nlm.nih.gov/30605748/.
53. Peixoto, Francisco, "Comparative Effects of the Roundup and Glyphosate on Mitochondrial Oxidative Phosphorylation," *Chemosphere*, January 2006. Accessed September 13, 2020. https://www.researchgate.net/publication/7504567_Comparative _effects_of_the_Roundup_and_glyphosate_on_mitochondrial_oxidative_phosphory lation.
54. Juo, Chang-Hung, et al., "Immunomodulatory Effects of Environmental Endocrine Disrupting Chemicals," *Kaohsiung Journal of Medical Sciences*, U.S. National Library of Medicine. Accessed September 13, 2020. https://pubmed.ncbi.nlm.nih.gov/2287 1600/.
55. Petersen, Kate S., "Microplastics in Farm Soils: a Growing Concern," *EHN*, August 31, 2020. https://www.ehn.org/plastic-in-farm-soil-and-food-2647384684.html.
56. Juo, Chang-Hung, et al., "Immunomodulatory Effects."
57. "EWG's 2020 Guide to Safer Sunscreens," EWG. Accessed September 13, 2020. https:// www.ewg.org/sunscreen/report/the-trouble-with-sunscreen-chemicals/.
58. Bosman, Else S., et al., "Skin Exposure to Narrow Band Ultraviolet (UVB) Light Modulates the Human Intestinal Microbiome," *Frontiers*, October 7, 2019. https://www .frontiersin.org/articles/10.3389/fmicb.2019.02410/full.
59. Oliveira, Karen Jesus, et al., "Thyroid Function Disruptors: from Nature to Chemicals," *Journal of Molecular Endocrinology*, Bioscientifica Ltd, January 1, 2019. https:// jme.bioscientifica.com/view/journals/jme/62/1/JME-18-0081.xml.
60. Mikulic, Matej, "OTC Drug U.S. Retail Revenue 1965[en dash]2019," *Statista*, July 22, 2020. https://www.statista.com/statistics/307237/otc-sales-in-theus/.
61. Welu, Jenna, et al., "Pump Inhibitor Use and Risk of Dementia in the Veteran Population," *Federal Practitioner*, June 2019. https://www.researchgate.net/publication /334446750_Proton_Pump_Inhibitor_Use_and_Risk_of_Dementia_in_the_Veteran _Population. https://www.ncbi.nlm.nih.gov/pmc/articles/PMC6604981/.
62. Stoker, Megan L., et al., "Impact of Pharmacological Agents on Mitochondrial Function: A Growing Opportunity?" *Biochemical Society Transactions* 47, no. 6 (2019): 1757– 72. https://doi.org/10.1042/bst20190280.
63. Lukić, Iva, et al., "Antidepressants Affect Gut Microbiota and Ruminococcus Flavefaciens Is Able to Abolish Their Effects on Depressive-like Behavior," *Nature News*, Nature Publishing Group, April 9, 2019. https://www.nature.com/articles/s41398 -019-0466-x.
64. "News from #AAIC19: Surprising Differences Found in How Sleep Medications

Increase Dementia Risk for Some, Protect Others," AAIC. https://www.alz.org/aaic/releases_2019/monSLEEP-jul15.asp.

65. Hochuli, Michel, et al., "Sugar-Sweetened Beverages with Moderate Amounts of Fructose, but Not Sucrose, Induce Fatty Acid Synthesis in Healthy Young Men: A Randomized Crossover Study," *OUP Academic*, Oxford University Press, June 1, 2014. https://academic.oup.com/jcem/article/99/6/2164/2537861.

66. Jaiswal, N., et al., "Fructose Induces Mitochondrial Dysfunction and Triggers Apoptosis in Skeletal Muscle Cells by Provoking Oxidative Stress," *Apoptosis* 20 (2015): 930–47. https://doi.org/10.1007/s10495-015-1128-y.

67. *The Lifestylist Podcast*, "The Deep Science of Blue Light Toxicity, and Why LED Trashes Your Health with Dr. Alexander Wunsch," Episode 278. https://www.lukestorey.com/lifestylistpodcast/the-deep-science-of-blue-light-toxicity-why-led-trashes-your-health-with-dr-alexander-wunsch-278.

68. Pannala, Venkat R., Amadou K. S. Camara, and Ranjan K. Dash. "Modeling the Detailed Kinetics of Mitochondrial Cytochrome c Oxidase: Catalytic Mechanism and Nitric Oxide Inhibition." *Journal of Applied Physiology* 121, no. 5 (2016): 1196–1207. https://doi.org/10.1152/japplphysiol.00524.2016.

69. Russell, Cindy L., "5 G Wireless Telecommunications Expansion: Public Health and Environmental Implications," *Environmental Research*. U.S. National Library of Medicine, April 11, 2018. https://pubmed.ncbi.nlm.nih.gov/29655646/.

70. Bandara, Priyanka, et al., "Planetary Electromagnetic Pollution: It Is Time to Assess Its Impact," *Lancet Planetary Health* 2, no. 12 (December 2018): e512–14. doi:10.1016/S2542-5196(18)30221-3.

第七章　能量悖论饮食计划

1. Rosenbaum, Michael, et al., "Glucose and Lipid Homeostasis and Inflammation in Humans Following an Isocaloric Ketogenic Diet," *Obesity* (Silver Springs, MD), U.S. National Library of Medicine, June 2019. https://www.ncbi.nlm.nih.gov/pmc/articles/PMC6922028/.

2. Walton, Chase M., et al., "Ketones Elicit Distinct Alterations in Adipose Mitochondrial Bioenergetics," *MDPI*, August 29, 2020. https://www.mdpi.com/1422-0067/21/17/6255/htm.

3. Zhang, C., "The Gut Flora-Centric Theory Based on the New Medical Hypothesis of 'Hunger Sensation Comes from Gut Flora': A New Model for Understanding the Etiology of Chronic Diseases in Human Beings," *Austin Internal Medicine* 3, no. 3 (2018). https://doi.org/10.26420/austin-intern-med.2018.1030.

4. Zhang, Chenggang, et al., "Research Progress of Gut Flora in Improving Human Wellness," *Food Science and Human Wellness*, Elsevier, March 21, 2019. https://www.sciencedirect.com/science/article/pii/S2213453019300278.

5. Ma, Linqiang, et al., "Indole Alleviates Diet-Induced Hepatic Steatosis and Inflammation in a Manner Involving Myeloid Cell 6-Phosphofructo-2-Kinase/Fructose-2,6-Biphosphatase 3," *AASLD*, John Wiley & Sons, Ltd, June 29, 2020. https://aasldpubs.onlinelibrary.wiley.com/doi/abs/10.1002/hep.31115.

6. Wang, Dong D., et al., "Plasma Ceramides, Mediterranean Diet, and Incident Cardiovascular Disease in the PREDIMED Trial (Prevención Con Dieta Mediterránea)," *Circulation*, March 9, 2017. https://www.ahajournals.org/doi/10.1161/CIRCULATIONAHA.116.024261.

7. Meng, Xiao, et al., "Dietary Sources and Bioactivities of Melatonin," *Nutrients*, MDPI, April 7, 2017. https://www.ncbi.nlm.nih.gov/pmc/articles/PMC5409706/.

8. Murray, Andrew J., et al., "Dietary Long-Chain, but Not Medium-Chain, Triglycerides Impair Exercise Performance and Uncouple Cardiac Mitochondria in Rats," *Nutri-*

tion & Metabolism, BioMed Central, January 1, 1999. https://nutritionandmetabolism.biomedcentral.com/articles/10.1186/1743-7075-8-55.

9. Bian, Xiaoming, et al., "Gut Microbiome Response to Sucralose and Its Potential Role in Inducing Liver Inflammation in Mice," *Frontiers in Physiology*, Frontiers Media S.A., July 24, 2017. https://www.ncbi.nlm.nih.gov/pmc/articles/PMC5522834/.

10. Yao, C. K., J. G. Muir, and P. R. Gibson, "Review Article: Insights into Colonic Protein Fermentation, Its Modulation and Potential Health Implications," Wiley Online Library, John Wiley & Sons, Ltd, November 2, 2015. https://onlinelibrary.wiley.com/doi/pdf/10.1111/apt.13456.

11. David, Lawrence A., et al., "Diet Rapidly and Reproducibly Alters the Human Gut Microbiome," *Nature*, U.S. National Library of Medicine, January 2014. https://pubmed.ncbi.nlm.nih.gov/24336217/.

12. Yao, C. K., et al., "Insights into Colonic Protein Fermentation."

13. Teigen, Levi M., et al., "Dietary Factors in Sulfur Metabolism and Pathogenesis of Ulcerative Colitis," *Nutrients*, MDPI, April 25, 2019. https://www.ncbi.nlm.nih.gov/pmc/articles/PMC6521024/.

14. Murray, Andrew J., et al., "Dietary Long-Chain, but Not Medium-Chain, Triglycerides Impair Exercise Performance."

15. Pinget, Gabriela, et al., "Impact of the Food Additive Titanium Dioxide (E171) on Gut Microbiota-Host Interaction," *Frontiers in Nutrition* 6 (2019). doi:10.3389/fnut.2019.00057.

16. Peh, Meng Teng, et al., "Effect of Feeding a High Fat Diet on Hydrogen Sulfide (H_2S) Metabolism in the Mouse," *Nitric Oxide* 41 (2014): 138–45. https://doi.org/10.1016/j.niox.2014.03.002.

17. Park, Seonhye, and Yongsoon Park, "Effects of Dietary Fish Oil and Trans Fat on Rat Aorta Histopathology and Cardiovascular Risk Markers," *Nutrition Research and Practice*, Korean Nutrition Society and Korean Society of Community Nutrition, 2009. https://www.ncbi.nlm.nih.gov/pmc/articles/PMC2788173/.

18. Farajbakhsh, Ali, et al., "Sesame Oil and Vitamin E Co-Administration May Improve Cardiometabolic Risk Factors in Patients with Metabolic Syndrome: A Randomized Clinical Trial," *Nature News*, Nature Publishing Group, May 14, 2019. https://www.nature.com/articles/s41430-019-0438-5.

19. Marzook, Ebtisam A., et al., "Protective Role of Sesame Oil against Mobile Base Station-Induced Oxidative Stress," *Journal of Radiation Research and Applied Sciences*, No longer published by Elsevier, October 29, 2013. https://www.sciencedirect.com/science/article/pii/S1687850713000125.

20. Cienfuegos, Sofia, et al., "Effects of 4- and 6-h Time-Restricted Feeding on Weight and Cardiometabolic Health: A Randomized Controlled Trial in Adults with Obesity," *Cell Metabolism*, Cell Press, July 15, 2020. https://www.sciencedirect.com/science/article/pii/S1550413120303193.

21. Hara, Fumihiko, et al., "Molecular Hydrogen Alleviates Cellular Senescence in Endothelial Cells," *Circulation Journal*, Japanese Circulation Society, August 25, 2016. https://www.jstage.jst.go.jp/article/circj/80/9/80_CJ-16-0227/_html.

22. Phinney, Stephen, and Jeff Volek, "Sodium, Nutritional Ketosis, and Adrenal Function," *Virta Health*, January 2, 2020. https://www.virtahealth.com/blog/sodium-nutritional-ketosis-keto-flu-adrenal-function.

23. Abdelmalek, Manal F., et al., "Higher Dietary Fructose Is Associated with Impaired Hepatic Adenosine Triphosphate Homeostasis in Obese Individuals with Type 2 Diabetes," *Hepatology* (Baltimore, MD), U.S. National Library of Medicine, September 2012. https://www.ncbi.nlm.nih.gov/pubmed/22467259/.

24. Dewdney, Brittany, et al., "A Sweet Connection? Fructose's Role in Hepatocellular

Carcinoma," *Biomolecules*, U.S. National Library of Medicine, March 25, 2020. https://pubmed.ncbi.nlm.nih.gov/32218179/.

25. Baumeier, Christian, et al., "Caloric Restriction and Intermittent Fasting Alter Hepatic Lipid Droplet Proteome and Diacylglycerol Species and Prevent Diabetes in NZO Mice," *Biochimica et Biophysica Acta (BBA)—Molecular and Cell Biology of Lipids*, Elsevier, January 31, 2015. https://www.sciencedirect.com/science/article/pii/S1388198115000293.

26. Greenhill, Claire, "Benefits of Time-Restricted Feeding," *Nature News*, Nature Publishing Group, September 14, 2018. https://www.nature.com/articles/s41574-018-0093-2.

27. Cienfuegos, Sofia, et al., "Effects of 4- and 6-h Time-Restricted Feeding."

第八章　能量悖论生活方式

1. Levine, James A., "Energy Expenditure of Nonexercise Activity," *American Journal of Clinical Nutrition* 72, no. 6 (2000): 1451–54. https://doi.org/10.1093/ajcn/72.6.1451.

2. Kline, Christopher E., "The Bidirectional Relationship between Exercise and Sleep: Implications for Exercise Adherence and Sleep Improvement," *American Journal of Lifestyle Medicine*, U.S. National Library of Medicine, 2014. https://www.ncbi.nlm.nih.gov/pmc/articles/PMC4341978/.

3. Carter, Heather N., Chris C. W. Chen, and David A. Hood, "Mitochondria, Muscle Health, and Exercise with Advancing Age," *Physiology*, May 1, 2015. https://journals.physiology.org/doi/full/10.1152/physiol.00039.2014.

4. Memme, Jonathan M., et al., "Leg Exercise Is Critical to Brain and Nervous System Health," *ScienceDaily*, May 23, 2018. https://www.sciencedaily.com/releases/2018/05/180523080214.htm.

5. Memme, Jonathan M., et al., "Exercise and Mitochondrial Health," The Physiological Society, John Wiley & Sons, Ltd., December 9, 2019. https://physoc.onlinelibrary.wiley.com/doi/abs/10.1113/JP278853.

6. Severinsen, Mai Charlotte Krogh, and Bente Klarlund Pedersen, "Muscle-Organ Crosstalk: The Emerging Roles of Myokines," *OUP Academic*, Oxford University Press, May 11, 2020. https://academic.oup.com/edrv/article/41/4/594/5835999.

7. Schmidt, W. D., C. J. Biwer, and L. K. Kalscheuer, "Effects of Long versus Short Bout Exercise on Fitness and Weight Loss in Overweight Females," *Journal of the American College of Nutrition*, U.S. National Library of Medicine, October 2001. https://pubmed.ncbi.nlm.nih.gov/11601564/.

8. Murphy, M. H., and A. E. Hardman, "Training Effects of Short and Long Bouts of Brisk Walking in Sedentary Women," *Medicine and Science in Sports and Exercise*, U.S. National Library of Medicine, January 1998. https://pubmed.ncbi.nlm.nih.gov/9475657/.

9. Hu, F. B., et al., "Walking Compared with Vigorous Physical Activity and Risk of Type 2 Diabetes in Women: A Prospective Study," *JAMA* 282, no. 15 (October 20, 1999): 1433–39.

10. Reynolds, Andrew N., "Advice to Walk after Meals Is More Effective for Lowering Postprandial Glycaemia in Type 2 Diabetes Mellitus than Advice That Does Not Specify Timing: a Randomised Crossover Study," *Diabetologia*, Springer Berlin Heidelberg, January 1, 1970. https://link.springer.com/article/10.1007/s00125-016-4085-2.

11. Kramer, Caroline K., Sadia Mehmood, and Renée S. Suen, "Dog Ownership and Survival," *Circulation: Cardiovascular Quality and Outcomes*, October 8, 2019. https://www.ahajournals.org/doi/10.1161/CIRCOUTCOMES.119.005554.

12. Allison, Mary K., et al., "Brief Intense Stair Climbing Improves Cardiorespiratory Fitness," *Medicine & Science in Sports & Exercise* 49, no. 2 (February 2017). https://journals.lww.com/acsm-msse/fulltext/2017/02000/brief_intense_stair_climbing_improves.10.aspx.

13. Bartholomae, Eric, et al., "Reducing Glycemic Indicators with Moderate Intensity

Stepping of Varied, Short Durations in People with Pre-Diabetes," *Journal of Sports Science & Medicine*, Uludag University, November 20, 2018. https://www.ncbi.nlm.nih.gov/pmc/articles/PMC6243616/.

14. Van Proeyen, K., et al., "Training in the Fasted State Improves Glucose Tolerance during Fat-Rich Diet," *Journal of Physiology*, U.S. National Library of Medicine, November 2010. https://pubmed.ncbi.nlm.nih.gov/20837645/.

15. Jeong, Jae Hoon, et al., "Activation of Temperature-Sensitive TRPV1-like Receptors in ARC POMC Neurons Reduces Food Intake," *PLOS Biology*, Public Library of Science, April 24, 2018. https://journals.plos.org/plosbiology/article?id=10.1371%2Fjournal.pbio.2004399.

16. Jeong, Jae Hoon, et al., "Activation of Temperature-Sensitive TRPV1-like Receptors."

17. Karimi, Sara, et al., "The Effects of Two Vitamin D Regimens on Ulcerative Colitis Activity Index, Quality of Life and Oxidant/Anti-Oxidant Status," *Nutrition Journal*, BioMed Central, January 1, 1970. https://nutritionj.biomedcentral.com/articles/10.1186/s12937-019-0441-7.

18. Bosman, Else S., et al., "Skin Exposure to Narrow Band Ultraviolet (UVB) Light Modulates the Human Intestinal Microbiome," *Frontiers*, October 7, 2019. https://www.frontiersin.org/articles/10.3389/fmicb.2019.02410/full.

19. Maruca, Matt, "Matt Maruca on Using Light to Improve Health: Wellness Mama Podcast," *Wellness Mama*, February 11, 2020. https://wellnessmama.com/podcast/matt-maruca/.

20. Wunsch, Alexander, "Video: Why the Sun Is Necessary for Optimal Health," UCTV, University of California Television, University of California, March 2, 2015. https://www.uctv.tv/shows/Why-the-Sun-is-Necessary-for-Optimal-Health-29076.

21. Talalay, Paul, et al., "Sulforaphane Mobilizes Cellular Defenses That Protect Skin against Damage by UV Radiation," *Proceedings of the National Academy of Sciences*, U.S. National Library of Medicine, October 30, 2007. https://pubmed.ncbi.nlm.nih.gov/17956979/.

22. Pullar, Juliet M., et al., "The Roles of Vitamin C in Skin Health," *Nutrients*, MDPI, August 12, 2017. www.ncbi.nlm.nih.gov/pmc/articles/PMC5579659/.

23. Society for the Study of Ingestive Behavior, "Blue Light at Night Increases the Consumption of Sweets in Rats," *ScienceDaily*. Accessed September 28, 2020. www.sciencedaily.com/releases/2019/07/190709091120.htm.

24. Hauglund, Natalie L., Chiara Pavan, and Maiken Nedergaard, "Cleaning the Sleeping Brain—the Potential Restorative Function of the Glymphatic System," *Current Opinion in Physiology*, Elsevier, November 6, 2019. https://www.sciencedirect.com/science/article/pii/S2468867319301609.

25. Allison, Kelly C., and Namni Goel, "Timing of Eating in Adults across the Weight Spectrum: Metabolic Factors and Potential Circadian Mechanisms," *Physiology & Behavior*, U.S. National Library of Medicine, August 1, 2018. www.ncbi.nlm.nih.gov/pmc/articles/PMC6019166/.

26. Martinez-Lopez, Nuria, et al., "Autophagy in the CNS and Periphery Coordinate Lipophagy and Lipolysis in the Brown Adipose Tissue and Liver," *Cell Metabolism* 23, no. 1 (2016). http://www.sciencedirect.com/science/article/pii/S1550413115005240.

27. Hussain, Joy, and Marc Cohen, "Clinical Effects of Regular Dry Sauna Bathing: A Systematic Review," *Evidence-Based Complementary and Alternative Medicine*, Hindawi, April 24, 2018. https://www.hindawi.com/journals/ecam/2018/1857413/.

28. Masuda, A. et al., "The Effects of Repeated Thermal Therapy for Two Patients with Chronic Fatigue Syndrome," *Journal of Psychosomatic Research* 58, no. 4 (April 2005): 383–87. doi:10.1016/j.jpsychores.2004.11.005, https://pubmed.ncbi.nlm.nih.gov/1599 2574/.

29. Naumann, Johannes, et al., "Effects of Hyperthermic Baths on Depression, Sleep and Heart Rate Variability in Patients with Depressive Disorder: A Randomized Clinical Pilot Trial," *BMC Complementary and Alternative Medicine*, 1027, 17(1), 172. https://doi.org/10.1186/s12906-017-1676-5.

30. Househam A. M., et al., "The Effects of Stress and Meditation on the Immune System, Human Microbiota, and Epigenetics," *Adv Mind Body Med*, Fall 2017. https://pubmed.ncbi.nlm.nih.gov/29306937/.

第十章　能量悖论之补充剂

1. Bannai, Makoto, and Nobuhiro Kawai, "New Therapeutic Strategy for Amino Acid Medicine: Glycine Improves the Quality of Sleep," *Journal of Pharmacological Sciences*, 2012. https://pubmed.ncbi.nlm.nih.gov/22293292/.

2. Nicolson, Garth L., et al., "Clinical Uses of Membrane Lipid Replacement Supplements in Restoring Membrane Function and Reducing Fatigue in Chronic Diseases and Cancer," *Discoveries (Craiova, Romania)*, Applied Systems Srl, February 18, 2016. www.ncbi.nlm.nih.gov/pmc/articles/PMC6941554/.

3. Park, Jung Eun, P. B. Tirupathi Pichiah, and Youn-Soo Cha, "Vitamin D and Metabolic Diseases: Growing Roles of Vitamin D," *Journal of Obesity & Metabolic Syndrome*, Korean Society for the Study of Obesity, December 2018. https://www.ncbi.nlm.nih.gov/pmc/articles/PMC6513299/.

4. Hathcock, John N., et al., "Risk Assessment for Vitamin D," *OUP Academic*, Oxford University Press, January 1, 2007. https://academic.oup.com/ajcn/article/85/1/6/4649294.